肖相如医学丛书

发现肾虚

（第二版）

主　编　肖相如

副主编　乐　艳

编　委　（按姓氏笔画排序）

　　　　王竹兰　田　甜　刘忠第　吴培培

全国百佳图书出版单位
中国中医药出版社
·北京·

图书在版编目（CIP）数据

发现肾虚 / 肖相如主编 . —2 版 . —北京：中国
中医药出版社，2022.1
（肖相如医学丛书）
ISBN 978-7-5132-6663-5

Ⅰ . ①发… Ⅱ . ①肖… Ⅲ . ①肾虚—中医治疗法
Ⅳ . ① R256.5

中国版本图书馆 CIP 数据核字（2021）第 007929 号

中国中医药出版社出版

北京经济技术开发区科创十三街 31 号院二区 8 号楼
邮政编码　100176
传真　010-64405721
廊坊市晶艺印务有限公司印刷
各地新华书店经销

开本 710×1000　1/16　印张 18.5　彩插 0.25　字数 295 千字
2022 年 1 月第 2 版　2022 年 1 月第 1 次印刷
书号　ISBN 978 - 7 - 5132 - 6663 -5

定价　80.00 元
网址　www.cptcm.com

服 务 热 线　010-64405510
购 书 热 线　010-89535836
维 权 打 假　010-64405753

微信服务号　zgzyycbs
微商城网址　https://kdt.im/LIdUGr
官 方 微 博　http://e.weibo.com/cptcm
天猫旗舰店网址　https://zgzyycbs.tmall.com

如有印装质量问题请与本社出版部联系（010-64405510）

《肖相如医学丛书》出版说明

有学者才会有学术，有学术才会有疗效。

所谓学者，就是有健全的人格，有自由的灵魂，为了学问而学问，不图名，不逐利，不媚权，不流俗，内心宁静，独立思考，坚持质疑的人。学术是有价值的，学术可以为学者带来名利，但学者不是为了名利而做学问。判断真假学者的根据，是看其在名利和学问之间的选择，在权势和真理之间的选择。

对中医而言，有学术才会有疗效，做学问就要静下心来。我的人生态度是健康、快乐、自由地学习、工作、生活。我享受读书、教书、临证、思考的生活状态。我的理想是成为北京中医药大学最好的老师和最好的医生。我要用我的行动告诉我的学生，做纯粹的中医也能活得自由自在，理直气壮。要做学问，要想成为真正的学者，不能执着于追名逐利。所以我没有任何职务，没有获过任何奖励，没有做过实验研究，我的身份就是老师和医生。我硕士研究生就读于湖北中医学院（今湖北中医药大学）的伤寒论专业，博士研究生就读于中国中医研究院（今中国中医科学院）的肾病学专业。这样的教育背景决定了我的学习和工作领域，即《伤寒论》和肾病学，我的主要工作就是教《伤寒论》，看肾病。

经典是中医的基本功，临床思维能力和疗效的好坏，都取决于经典的水平。经典之中，重中之重是《黄帝内经》和《伤寒论》。幸运的是，我系统地上过三次经典课，而且是湖北中医学院最好的老师给我们上的四大经典。其中《伤寒论》我专门学了六年，工作以后主要从事《伤寒论》的教学，要想教好《伤寒论》，不熟悉《黄帝内经》《金匮要略》和温病学是不可能的，当然，我也教过《黄帝内经》和温病学。同时，我也十分热爱老师这个职业，我主要的时间和精力都用于教学，就是备好课和上好课，上好课的前提是备好课，备好课就是读书，特别是读经典，起码要自己先读明白了，才可能教给学生。我是一个很敬业的老师，因为我很享受备课和上课的过程。这也意味着我比绝大多数的中医拥有更好的学习经典的条件，我的工作要求我必须学习经典。正因如此，与很多不重视经典的中医相比，我可能对经典更熟悉一点，临床疗效也可能要好一点。

肾病学，是我攻读博士研究生的专业，也是我临床研究的方向。医学的发展越来越快，范围越来越广，分科越来越细。这就要求医生有坚实的医学基础知识，包括中西医的基础知识，在医学院的理论课学习阶段就要打牢基础；从临床实习开始到主治医师的阶段要广泛地学习、了解各科的知识，具备大内科医生的能力；成为主治医师以后，要确定相对固定的专业方向，并进行深入的学习和研究。很多人认为中医是不分科的，也是不能分科的，必须什么病都会看，否则就是水平不够。这不是事实，也不利于医学的发展。医学分科古代就有，如疾医、疡医、食医、大方脉、小方脉、带下医、哑科，等等。现在的中医，不仅要分科，而且还应该参考西医的分科，并学习西医的专科知识，否则容易误诊误治。来找我治疗的肾病患者中，就经常有人是被所谓的"铁杆中医""纯中医"治坏了的。比如，一位肾功能损害的患者，找一位"铁杆"的老中医治疗，他老人家也不要患者做相关的检查，当然也看不懂，结果越治越重，患者实在扛不住了，去医院一查，都到尿毒症了；有一次，碰到一位老中医，他知道我是肾病科的医生，他跟我说，中医治疗尿毒症就是小菜一碟，把我听得直冒冷汗。这位估计连什么是尿毒症都不清楚，尿毒症的治疗哪有容易的？

所以，我认为，医生要根据自己的兴趣，选择相对固定的领域，持之以恒地学习、研究、思考，进行学术积累，即"术业有专攻"。这次出版的这些小册子，就是我在《伤寒论》和肾病这两个领域学习过程的一些记录。

写作是一种有效的学习方式，要想弄清楚一个问题，最好是就这个问题写一篇文章，写文章的目的并不是发表论文，而是让自己先弄明白这个问题。因为不阅读文献，不积累足够多的资料，没有思考清楚之前，是不可能写出一篇文章来的。把一个领域的主要问题都写成了论文，就可以出一本小册子了。虽然水平不一定高，但这是自己做过的事情，是自己的一些思考，无论对与错，或许对同道有些参考意义。

关于《伤寒论》，我于2009年11月出版了《肖相如论伤寒》，2016年7月出版了《肖相如伤寒论讲义》，还有就是这次将要一起出版的《特异性方证》。

《肖相如论伤寒》是我学习、运用、研究《伤寒论》的一些体会，也算是我学习《伤寒论》的小结。该书共有三部分，即专题论述、讲稿和医案。在专题论述部分，对一些概念进行了辨析，提出了我的理解，比如表证并不是六淫都有、解肌的实质是补脾胃、脾约不是麻子仁丸证、少阳不是半表半里、四逆汤不是少阴病的主方、寒厥不会有厥热胜复、第326条不能作为厥阴的提纲、乌梅丸不是厥阴病的主方等，这是全书的重点；讲稿部分是对我上课讲稿的整理；医案部分是我运用《伤寒论》方的验案。

《肖相如伤寒论讲义》是因为现行的教材中错误的概念太多，还有就是表述不规范，这严重影响了中医的传承和交流，我认为教材应该在规范概念的基础上，用学术语言进行规范、平实、准确地表述，这就是我做的尝试。因为《肖相如论伤寒》中的主要内容融入到了《肖相如伤寒论讲义》中，为了避免重复，这次的丛书"伤寒论"部分只选了《肖相如伤寒论讲义》，而没有将《肖相如论伤寒》一并再版。《肖相如伤寒论讲义》的再版修订有以下几方面：一是对错别字进行了校勘；二是加了张仲景的原序；三是加了条文索引；四是加了方剂索引；五是将讲义中没有讲到的原文作为备考条文附后。

《特异性方证》是这次要一起出版的新书。"特异性方证"是我根据《伤寒论》的实际内容引申提出的一个新概念。"特异性方证"，就是方和证之间具有特异性的关联，可以达到药到病除的特效，具有精准、快捷、高效的特征。

现行的以教材为代表的主流观点认为，《伤寒论》的核心是辨证论治，但《伤寒论》的实际内容并不支持这一观点。《伤寒论》的核心是方证，主要讨论的是方和证之间的关联程度，有的是"主之"，有的是"宜"，有的是"可与"，有的是"不可与"。其中，只有"主之"的方证之间关联程度最高，可以达到药到病除的特效，属于"特异性方证"。所以，"特异性方证"是方证中的精华，是医学的最高境界。

同时，"特异性方证"也是中医的标准化体系，具有确定性和可重复性。辨证论治背离了张仲景的正确方向，使中医失去了确定性和可重复性。

《外感病初期辨治体系重构》于2015年10月出版。《伤寒论》主要讨论的是外感病，实际内容以外感寒邪为主。治疗外感病是中医的基本功，但外感病的误治很严重，究其原因，在于现行教材关于外感病初期辨治的理论基本上是错误的，对外感病初期的辨治体系进行重构是刻不容缓的，所以在困惑了几十年之后，我花了十年的时间进行研究和思考，出版了《外感病初期辨治体系重构》。从研究范围来说，算是对《伤寒论》的一点延伸。这次纳入丛书再版，对错别字进行了校勘，其他内容不做大的修改。

《阳痿治疗集锦》于1992年8月由山西科学技术出版社出版，是一本关于阳痿治疗的资料性小册子。1991年我在西苑医院出诊，应邀在《北京晚报》的"科技长廊"发表了一组中成药治疗阳痿的科普文章，导致就诊的阳痿患者急剧增加，于是就将收集到的关于阳痿治疗方法的资料整理成册，出版了《阳痿治疗集锦》。阳痿是最常见的性功能障碍，其他的性功能障碍也不少，为了适应临床治疗的需要，又对常见的性功能障碍的治疗方法进行了学习和研究，由中国医药科技出版社于1995年4月出版了《中西医结合性治疗学》。也就是说，关于性功能障碍，我出版了《阳痿治疗集锦》和《中西医结合性治疗学》两本小册子。山西科学技术出版社于1998年7月将《阳痿治疗集锦》更名为《阳痿病防治》再版。这次将《阳痿治疗集锦》更名为《阳痿治法集锦》，纳入丛书再版，对错别字进行了校勘，其他内容不做大的修改。

《肖相如论治肾病》于2005年10月出版。主要内容有我对导师时振声先生治疗肾病学术经验的学习和总结，中医治疗肾病基本理论问题，我对常见肾病的学习、治疗、研究的心得，还有就是我对慢性肾功能衰竭治疗研究的专题，特别是我提出的"慢性肾功能衰竭的整体功能代偿疗法"，最后是我的博士学位论文的内容，关于慢性肾炎气阴两虚的研究。其中的主要内容我都发表过学术论文，所以，也算是我学习、治疗、研究肾病的小结。虽然关于肾病的书很多，但个人的专著却很少，因为我的这本小册子主要是个人的思考、心得，比较贴近临床，所以还比较受欢迎，2017年4月修订后再版，再版时第一版脱销已久。这次纳入丛书再版，对错别字进行了校勘，其他内容不做大的修改。

《发现肾虚》于2010年4月出版。肾虚证广泛存在，肾虚是中医学的重要概念，也是一个近乎家喻户晓的概念，以慢性疲劳综合征为代表的肾虚证患者主要就诊于肾病科。但是，关于肾虚证，并没有规范、完整的体系。在肾病科，肾虚证的患者很多，因为临床治疗的需要，我着手对这一专题进行学习、研究，以《黄帝内经》关于肾的功能和肾虚的记载为基础，对肾虚证进行了较为系统的整理，基本构建了肾虚证的理论框架。因为肾虚证是一个大众关注度很高的话题，我于2011年1月在中国轻工业出版社出版了科普版《养生肾为本》，2014年4月出版了《肾虚吗》。在北京卫视《养生堂》、江苏卫视《万家灯火》、中央人民广播电台中国之声《养生大讲堂》等很多栏目也做过关于肾虚的科普节目。《发现肾虚》此次纳入丛书再版，对错别字进行了校勘，其他内容不做大的修改。

《阳痿治法集锦》《肖相如论治肾病》《发现肾虚》，算是我在肾病这个领域学习过程的小结。

《西医不治之症的中医治疗验案》于2008年4月出版，是一次意外事件引出的应景之作。2006年，有人发起了取消中医的网上签名，中医的存废又成了热点，很多人跟我说，您应该就此发出一些声音。为此发声的人很多，不如做点实际工作，用事实告诉大家，仅仅有西医是不够的，很多疾病在西医的体系内是没有治疗方法的。当时，在校的研究生也在热议这件事，我把我的想法告诉了他们，得到了他们的积极响应和支持。于是，在侯中伟和陈松鹤两位博士的带领下，通过各位编委的辛勤工作，这本小书得以问世，出版之后很受欢迎。这本书是全体编委的集体成果，此次纳入丛书再版，就是为了让我们的这本小书能够影响更多的人。除了对错别字进行校勘外，其他内容不做大的修改。

概括而言，《肖相如伤寒论讲义》《特异性方证》和《外感病初期辨治体系重构》，是我学习《伤寒论》和外感病的一些心得体会；《阳痿治法集锦》《肖相如论治肾病》和《发现肾虚》，是我学习肾病的一些心得体会；《西医不治之症的中医治疗验案》则是对中西医关系的思考。需要说明的是，出版较早的书中有的观点可能和出版较晚的书中的观点有矛盾之处，说明我的认识在变化。

这次将这些小册子呈现给大家，只是想以此说明，医生需要放弃名利，独善其身，静下心来读书、临证、思考、总结，给真正想学中医而又困惑的人一点借鉴。若能对大家有所启迪，则已幸甚！一家之言，一己之见，难免有错误和偏颇，欢迎讨论，欢迎赐教，欢迎批评！

肖相如

2021年11月2日于北京花家地

第一版前言

中国人有着极其深厚的补肾情结，这是众所周知的，而这并不是空穴来风。肾为先天之本，肾气的盛衰决定着人体的盛衰与寿夭，人体衰老的本质是肾虚，人的一生之中肾虚是不可避免的，延缓衰老的根本途径是补肾。

对医生而言，就是要研究有效的补肾方法。

对每一位公众而言，最迫切、最现实的问题是怎么及时发现肾虚，只有发现了肾虚，才有可能采取有效的补肾方法，而补肾的事是可以交给医生去做的。但是，如果因为生病而到医院就诊的时候才发现肾虚，显然为时已晚，我们将失去最佳的治疗时机，甚至失去治疗的机会。

中医补肾的方法是成熟的，肾虚是可以预防的，也是可以治疗的。现实的问题是关于肾虚很难做到早期发现，因此，绝大部分肾虚的患者没有得到及时的补肾治疗。要想及时发现肾虚，就必须普及肾虚的知识，让大众知道肾虚的表现，一旦发现了肾虚的蛛丝马迹，及时寻求医生的帮助，这样就可以得到及时正确的补肾治疗。

《发现肾虚》的首要目的就是要让大家知道什么是肾虚，及时发现肾虚，及时得到医生的帮助，因为这是得到补肾治疗的前提。

也因为如此，本书的第二篇"及时发现肾虚的蛛丝马迹"是全书的重点所在。该篇共有五章：第一章是肾虚的常见症状和体征，第二章是肾虚的舌象，第三章是肾虚的脉象，第四章是肾虚的关联因素，第五章是肾虚的常见病证。大家可以参照上述各章的内容进行自查，如果发现自己有相关的表现，应及时到医院就诊，以免耽误治疗时机。

第一篇"肾的功能"，旨在告诉大家肾在人体中的重要地位，以及肾的基本功能和相关的理论知识；第三篇"肾虚的分类和治疗方法"，介绍了肾虚的辨证分类方法和肾虚的常用治疗方法，使大家对补肾方法有一个大致的了解，对不太严重的肾虚，可以根据书中介绍的方法进行自我调治；附篇是《黄帝内经》对肾的论述，《黄帝内经》是我国现存最早的医学经典，距今已有2000多年的历史，于此可以看出中国医学关于肾的理论和补肾方法是多么的源远流长，丰富多彩。

我从20世纪80年代开始致力于肾病的治疗与研究，涉及的范围包括以下几个方面：

（1）以慢性疲劳综合征为代表的各种肾虚证。

（2）以急慢性肾炎、肾功能衰竭为代表的各种泌尿系统疾病。

（3）以男性阳痿、早泄、女性性欲减退、性高潮障碍为代表的各种性功能障碍。

（4）以急慢性前列腺炎、前列腺肥大为代表的前列腺疾病。

国内慢性疲劳综合征的患者增多，始于20世纪后半叶。经常有患者到肾病科就诊，表现主要是长期不能解除的疲劳，伴有腰痛、性欲减退、记忆力减退、注意力不能集中、心态衰老、力不从心等，是典型的肾虚征象，我据此提出"益肾抗疲劳"的治疗方法，并研制出了"益肾抗疲劳胶囊"，治疗患者数以万计，疗效满意。现在，在我的肾病专科门诊，慢性疲劳综合征的患者大约占了1/3。根据中医的理论，疲劳的本质是衰老，衰老的本质是肾虚。

1987 年，我考入中国中医研究院（现在更名为中国中医科学院），跟随我国肾病学科的创始人、当代最著名的肾病学家时振声教授攻读肾病学博士学位。在此期间，我系统学习了中西医的肾病学知识，1989 年我到北京医科大学第一医院（现在更名为北京大学第一医院）肾病科学习半年。在导师时振声教授的指导下，我对常见肾病（如急慢性肾炎、慢性肾功能衰竭、IgA 肾病、糖尿病肾病、高血压肾病、紫癜性肾炎、狼疮性肾炎等）以及肾病的常见表现（水肿、蛋白尿、血尿、高血压等）进行了规范性研究，制定了治疗常规。特别是对慢性肾功能衰竭进行了全面的研究，提出了慢性肾功能衰竭的治疗新体系"慢性肾功能衰竭的整体功能代偿疗法"，使慢性肾功能衰竭的内科非透析治疗效果显著提高，对已经透析的患者经过治疗可以减少透析数次，部分患者可以脱离透析。从 1997 年开始，以这一技术为依托，我利用双休日帮助位于太行山革命老区的河北省沙河市中医院建设肾病专科，经过努力，使沙河市中医院的肾病专科从无到有，初具规模，患者遍及全国各地。2002 年，沙河市中医院的肾病专科被国家中医药管理局评定为全国重点肾病专科建设单位。全国的重点肾病专科建设单位只有 12家，其中只有沙河市中医院是县级医院，其他 11 家都是国家级或省市级的大医院。2005 年，我对以前治疗肾病的经验进行了总结，出版了个人专著《肖相如论治肾病》。

1991 年，我在西苑医院肾病科出诊，因为阳痿病人较多，在北京晚报上发表了一组中医治疗阳痿的科普文章，导致就诊的阳痿患者络绎不绝，于是导师时振声教授要我对此进行总结研究，我提出了阳痿的通茎振痿疗法，并研制了"通茎振痿胶囊"，使阳痿的治疗效果明显提高，并将研究资料整理成册，出版了《阳痿治疗集锦》；之后由于性功能障碍的患者越来越多，又出版了《中西医结合性治疗学》。现在，在我的肾病专科门诊，性功能障碍的患者也占了将近1/3的比例。

急慢性前列腺炎是男性的多发病，也是肾病科的常见病种，在就诊患者中所占的比例也很高。急性前列腺炎若治疗得不及时、不彻底，很容易成为慢性前列腺炎，慢性前列腺炎的治疗十分困难。我根据大量的临床实践，结合中医的理论，提出了益肾清利、活血通络的治疗方法，标本兼顾，可使尿频、尿不畅、尿不尽、尿等待等症状很快解除，疗效稳定而持久。

上述疾病无疑是与肾虚相关的，但肾虚的范围并不仅仅是这些疾病。更为重要的是，肾虚是可以更早发现的。早期发现肾虚，及时进行补肾治疗，可以避免许多疾病的形成，增进健康，延缓衰老，这才是补肾的实际意义。

2010 年 3 月 1 日于北京

目　录

第一篇

肾的功能

第一章 肾在生命中的地位：先天之本

人的生命来源于父母，精子和卵子相遇，形成受精卵，在母体内经过10个月的孕育，从胚胎发育成胎儿，离开母体就形成了新的个体。对人的整个生命过程而言，从受精卵形成到降生之前的阶段为先天，降生之后的阶段为后天。在先天阶段最重要的是肾，肾是先天的根本，所以，肾为先天之本。

对于肾为先天之本，我们可以从以下几个方面来理解：

一是形成胚胎的精卵来源于父母的肾气，只有在女子二七，即十四岁的时候，肾气充盛，天癸至，月经来潮，才具备了生殖能力；男子在二八，即十六岁的时候，肾气充盛，天癸至，精气溢泻，才具备了生殖能力。受精卵的形成，源于父母肾气的充盛。

二是从父母的肾气中继承来的生命物质和信息在新的生命体中是藏于肾的。因为肾的功能是藏精，肾中所藏之精分为先天之精和后天之精。先天之精来源于父母的肾气，是肾精中最重要、最原始的部分，是人体生命活动的原始动力，也是新的生命个体发育到一定年龄，肾气充盛，天癸至后，创造新生命的物质，成为新生命的先天之本。

因为如此，父母的肾气虚弱，会导致下一代先天不足，先天不足主要是肾气的不足。影响生长发育的因素主要是肾气虚弱，先天不足的治疗以补肾为主。要使自身的身体强壮，以补肾为主；要使下一代的身体强壮，也以补肾为主。补肾是强壮体质、强壮种族的根本措施。

第二章 肾在生命过程中的环节：主藏

生命过程是一个生、长、化、收、藏循环往复的过程。这一过程与人体的五脏相对应，其中，肝主生，心主长，脾主化，肺主收，肾主藏。这一过程也与人体所处的时空相关联，方位中的东主生，南主长，中主化，西主收，北主藏；季节中的春主生，夏主长，长夏主化，秋主收，冬主藏；一天之中，清晨主生，日中主长，日西主收，夜半主藏。

生命过程的本质是阳气运动规律的体现。春天自然界阳气生发，气候变得温暖，植物开始发芽，就有了生机，我们感受到了盎然的春意；夏天自然界阳气旺盛，气候变得炎热，植物生长茂盛；长夏是夏季的持续，植物在这一时期将从大自然吸收能量（如阳光、雨露、大地中的养分等），然后转化成果实；秋季自然界的阳气开始收敛，气候变得凉爽，植物的果实成熟；冬天自然界的阳气潜藏，气候变得寒冷，植物的能量必须深藏起来，防止散失，比如在冬天，树的叶子掉了，枝子枯了，表皮枯了，所有的生命物质和能量都聚集到了根部，为下一个生命周期的发动贮备能量。一棵树在下一个春天能否发芽生长，生长得是否旺盛，与冬天贮藏的能量是否充足，是否能保存得住直接相关。树的根越多、越粗、越深，地下部分越多，其生命力才会越旺盛，反之，生命力就弱，甚至会消亡。凡是根须暴露的树木都容易死亡。由此可见，在生命过程中，藏的过程尤为重要，而在人体，这一过程是由肾所主的。

肾的藏关系到人体的健康和寿命，关系到整个生命过程能否顺利完成，所以在中医的养生理论中，养肾是重中之重，而养肾的关键是养"藏"。

一年之中，冬季是藏的季节，所以冬季是养肾的关键时期。《素问·四气调神大论》中说："冬三月，此谓闭藏，水冰地坼，无扰乎阳，早卧晚起，必待日光，使志若伏若匿，若有私意，若已有得，去寒就温，无泄皮肤，使气亟夺，此冬气之应，养藏之道也。逆之则伤肾，春为痿厥，奉生者少。"

冬天，阳气由秋天的收敛转入潜藏，因为阳气深藏，地表失去了阳气温暖而变得寒冷。"钻井取水"的百姓都知道，井水冬天是温暖的，而夏天是冰凉的，这就是阳气深藏和出于地表所致。冬季的自然景象是北风呼啸，冰天雪地，寒冷冰冽，植物的地上部分枯萎，生命和能量都向下藏伏于地下根部；动物也不活动了，开始冬眠，蛰伏于地下的洞穴之中。毛泽东有一首很著名的词《沁园春·雪》，其中有"北国风光，千里冰封，万里雪飘"，描述的就是冬天的景象。冬天时阳气开始潜降藏伏运动，控制并主导着万物的生命活动，故冬季是生命闭藏的季节，人类应顺应冬三月阳气闭藏的运动规律，即《素问》所谓的"冬气之应，养藏之道也"。

冬三月养藏之道的核心是"无扰乎阳"。冬三月阳气闭藏的目的是为了使阳气得到蓄积补充，即蓄养阳气，到春季的时候有充足的阳气供给生命生发，所以不能打扰、干扰阳气闭藏。在一天的小周期中，夜晚就是阳气闭藏的时段，人体的阳气要通过睡眠得到蓄积补充。如果在深夜熟睡的时候老有人打扰你，你将会是一种什么感觉呢？你会觉得特别难受，而且第二天会无精打采，大家都知道这种情况是最伤身体的，其原因就是伤了肾，伤了藏。这就是阳气不能闭藏的结果，长此以往，身体就会垮掉。长期上夜班的人容易出现黑眼圈，黑眼圈就是肾虚的表现，因为五行理论中与肾相应的颜色就是黑色。如果你将树根刨出来，暴露在地面，阳气就会散失，生命就会消亡，到来年的春天，这棵树就不能发芽生长，这就是"无扰乎阳"的原因。"无扰乎阳"的具体措施有以下几个方面：第一是"早卧晚起，必待日光"。冬天夜长昼短，是为了让阳气得到充分的闭藏，生命得到充分的休养。冬天不要辜负漫漫长夜，天黑睡觉，一直要睡到太阳出来了再起床，这是保证我们阳气闭藏充分的时间标准，也是我们冬天养藏的时间标准。其实，冬三月遵循的是"日出而作，日入而息"的基本规律。第二是"使志若伏若匿，若有私意，若已有得"。将自己的心事、情志藏匿隐伏起来，不要暴露，不要让别人发现，不要被外人看出来；就像有什么私心似的，就像已经得到了自己渴望已久的东西，暗暗高兴，不要再到外面去寻觅了，冬三月就是要玩深沉。第三是"去寒就温"。冬三月养藏之道的目的是为了使阳气得到蓄积补充，使阳气闭藏得越严密越好。房屋要关严实，睡觉要多盖被子，出门要多穿衣服，甚至戴上帽子、口罩、手套等，这样做就可以去寒就温，可以达到藏的目的。第四是"无泄皮肤，使气亟夺"。"无泄皮肤"就是不要使皮肤开泄出汗，因为出汗可使阳气外泄，阳气就不能藏了。所以，冬三月尽量不要运动，不要出汗。治疗的时候也要尽量少用发汗的药，少用汗法。虽然现在有人强调生命在于运动，但是，不同的季节运动的方式是不一样的，按照《黄帝内经》的要求，冬三月要以静为主，以藏为主。这些措施的目的就是要从形体到动作，甚至到心灵都处于闭藏的状态，顺应冬三月藏气。

如果我们反其道而行之，天黑了不睡觉，晚上睡觉也不安宁，处世待人态度轻浮，口无遮拦，胸无城府，什么事都唯恐外人不知道，有事没事都想往外跑，而且不愿意穿厚衣服，甚至袒胸露背，穿超短裙，喝冰镇饮料，吃冰淇淋，经常剧烈运动，导致大汗淋漓，这就违背了冬藏之气，就会损害身体，特别是容易伤害人体的肾脏。肾在五行中属水，与方位中的北方、四季中的冬季相通。《素问·金匮真言论》中有"北方黑色，入通于肾，开窍于二阴，藏精于肾"。《素问·阴阳应象大论》中有"北方生寒，寒生水。水生咸，咸生肾，肾生骨髓，髓生肝，肾主耳。其在天为寒，在地为水，在体为骨，在脏为肾"。《素问·六节藏象论》中有"肾者，主蛰，封藏之本，精之处也，其华在发，其充在骨，为阴中之少阴，通于冬气"。《素问·脏气法时论》中有"肾主冬，足少阴太阳主治"。所以说，"逆之则伤肾，春为痿厥，奉生者少"，"逆冬气，则少阴不藏，肾气独沉"。

《灵枢·顺气一日分为四时》说："春生夏长，秋收冬藏，是气之常也，人亦应之，以一日分为四时，朝则为春，日中为夏，日入为秋，夜半为冬。"

《素问·金匮真言论》曰："平旦至日中，天之阳，阳中之阳也；日中至黄昏，天之阳，阳中之阴也；合夜至鸡鸣，天之阴，阴中之阴也；鸡鸣至平旦，天之阴，阴中之阳也。故人亦应之。"

在一天之中，夜半相当于四季中的冬季，夜半是主藏的。于人体而言，夜半藏的方式就是睡眠，通过睡眠使阳气贮藏于肾，使阳气得到蓄养。

由于太阳和地球的视运动，自然界呈现白天和黑夜的交替。随着太阳超过地平线，地球上有了光线，有了阳光，有了温暖，有了生机，所有的生命都从睡眠状态转入清醒状态，从静止状态转入活动状态，动物开始觅食，人类开始劳动，可以用热火朝天和生机盎然来形容白天。白天自然为人类提供了劳动的基本条件，即光线和热量，在劳动的过程中人类的身体得到了运动和锻炼，白天是一个能量释放的过程，通过能量释放的劳动，人类获得劳动成果，创造生活条件。随着太阳进入地平线，自然界的阳气开始潜藏，地球上光线变暗，地表的温度下降，整个环境变得安静，所有的生命体也都要顺应自然界阳气潜藏的趋势，使阳气藏于肾，从清醒状态转入睡眠状态，从活动状态转入静止状态，动物和人类都要通过睡眠而得到休息，人们常用夜深人静来形容黑夜。黑夜自然为人类提供了适合休息的环境，没有光照的刺激，没有声音的干扰，通过睡眠补充白天劳动过程中消耗的能量，消除白天劳动过程中产生的疲劳，为下一个白天的劳动创造条件。

就人体兴奋和抑制的过程来看，二者互相依赖，互相影响，互为因果。白天的兴奋必须达到一定的程度，夜晚才能转入抑制，才能有正常的睡眠；夜晚必须有一定程度的抑制，有高质量的睡眠，白天才能有正常的兴奋，才能有旺盛的精力从事劳动生产。白天的兴奋不够，运动不够，晚上也就达不到正常的抑制，就会发生睡眠障碍；晚上抑制不够，睡眠障碍，白天就没有足够的精力从事劳动生产。现在的许多疾病就是由于违背了这个昼夜交替的规律而引发的。

中医认为，人的睡眠和觉醒与阴阳的运动相关。阳入于阴则睡，阳出于阴则醒。而人体阴阳的运动是与自然界的阴阳运动相协调的，白天自然界的阳气旺盛，阳气的运动是向上、向外的，人的阳气也随之向上、向外，即所谓的"阳出于阴"，人处于醒觉状态，以利于工作、学习；黑夜则自然界阴气盛，阳气的运动是向下、向内的，人体的阳气也随之向下、向内，即所谓的"阳入于阴"，人处于睡眠状态，以利于恢复体能。所以，"白天劳动，晚上休息"是顺应自然的生活方式，是顺水推舟式的生活方式，是最节能的生活方式。如果你非要"白天睡觉，黑夜工作"不可，那你的身体就必须付出额外的能量（消耗人体的精气）来抵抗自然界的影响，并且要破坏人体已经形成的调节机制。所以，"白天睡觉，晚上劳动"是违背自然规律的生活方式，是逆水行舟式的生活方式，是最耗能的生活方式。其结果就是伤肾和干扰"藏"的生命过程，导致疾病的产生，或早衰、早逝。

现在的研究认为，哺乳动物的睡眠与松果体分泌的褪黑素有关，而褪黑素的分泌受昼夜的光照调节，白天的光照使褪黑素的分泌减少，黑夜的黑暗使褪黑素的分泌增多。所以，黑夜才是睡觉的时候，白天即使睡觉也达不到真正的效果。现在的人夜生活太丰富，晚上睡觉太少是许多疾病发生的原因，是导致早衰、早逝的重要原因。曾经有医生报道说，经常开灯睡觉的人，免疫功能会下降，松果体老化得快，而且这样的人得癌症的概率特别高。可想而知，经常晚上不睡觉而白天睡觉的人后果有多严重，因为这样扰乱了生命中"藏"的过程，扰乱了肾脏"藏"的过程。

第三章　肾的经脉

《灵枢·经脉》云："肾足少阴之脉，起于小趾之下，邪走足心，出于然骨之下，循内踝之后，别入跟中，以上端内，出腘内廉，上股内后廉，贯脊，属肾，络膀胱；其直者，从肾上贯肝膈，入肺中，循喉咙，挟舌本；其支者，从肺出络心，注胸中。"

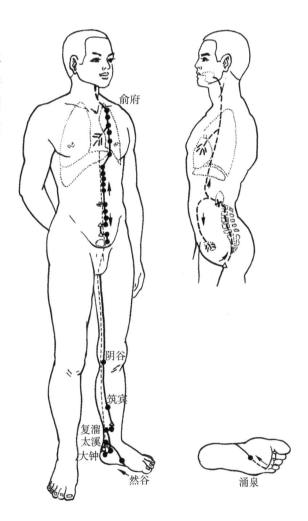

俞府

阴谷

筑宾

复溜
太溪
大钟

然谷

涌泉

第四章 肾的具体功能

一、肾主藏精

《素问·六节藏象论》："肾者主蛰，封藏之本，精之处也。"

《素问·金匮真言论》："夫精者，生之本也。"

《素问·上古天真论》："肾者主水，受五脏六腑之精而藏之。"

藏，有贮藏、封藏、闭藏的意思。

精，是构成人体、维持人体生命活动的基本物质。

肾主藏精的意思是说，人体的精是藏在肾中的。同时，人体的精是应该珍藏并保存好的，不能失散，不能流失。肾可以使精封藏住，不流失，不失散，更好地为人体所用，更好地发挥生理功能。

肾所藏的精包括两大部分，即先天之精和后天之精。

先天之精是禀受于父母的生殖之精，与生俱来，是构成胚胎发育的原始物质，也是产生新生命的物质基础。

后天之精是出生以后，来源于摄入的饮食营养，经过脾胃的消化吸收，转化成能被人体利用的精微物质，所以也将其称为水谷精微，或水谷精气。水谷精微经过脾胃吸收以后，进入各脏腑，被各脏腑利用、代谢以后，分成两部分，一部分成为代谢废物被排出体外，一部分成为更加精微的物质，即后天之精，藏于肾中，对先天之精进行不断地补充，维持肾中精气的充盛。

先天之精和后天之精，互相滋生，互相促进。先天之精旺盛，可以使人体生命活动旺盛，摄取水谷精微的能力强大，后天之精的来源充足；后天之精的来源充足，可以不断地对先天之精进行补充，使先天之精更加充盛。

二、肾主性与生殖

性功能由肾所主，肾中所藏的先天之精随着年龄的增长而逐渐充实。男子至十六岁、女子至十四岁的时候，"天癸"至，性功能发育成熟。"天癸"是一种具有和性激素类似的物质，在肾气充实的前提下激发和维持性功能，"天癸"和肾气是维持性功能的物质基础。《黄帝内经》认为，肾为"作强之官"，出"技巧"，《黄帝内经》所说的"作强"和"技巧"指的就是性功能。所以现在大家都知道，性功能有问题的时候，是肾出现了问题。

因为肾中藏有先天之精，即生殖之精，是生殖的物质基础；肾又主性功能，而性功能正常，有正常的性生活是生殖的前提。所以，人类的生殖功能是由肾所主的。肾中所藏的精充沛，由满而溢，则人体的性功能旺盛，生殖功能旺盛，所生的后代也就健壮。如果肾中所藏的精不足，则人体的性功能低下，生殖功能也低下，所生的后代也就虚弱。

三、肾主生长发育

肾中所藏的精气也是激发、推动人体生命过程的原始动力。生命的形成源于父母的先天之精，新的生命诞生之后，在先天之精的激发、推动下，生理功能不断壮大，不断摄取后天之精，对先天之精进行补充。随着肾中精气的不断充盛，身体不断长大，生理功能逐渐发育成熟。如孩子出生以后，三个月会爬，六个月会坐，一岁会走，七岁左右换牙。女孩十四岁左右月经来潮，开始长阴毛，乳房发育，皮下脂肪增加，第二性征发育，女性的体态形成，卵巢开始定期排卵，具备了生育功能，到二十一岁的时候，身体完全发育成熟，到二十八岁的时候，身体功能最强盛，也是女性最成熟、最具有女性魅力的时期；男孩在十六岁左右会出现遗精，长胡须、阴毛、喉结，声音变粗，肌肉发达，第二性征发育，男性的体态形成，睾丸可以产生精子，具备了生育能力，到二十四岁的时候，身体完全发育成熟，到三十二岁的时候，身体功能最强盛，也是男性最成熟、最具有男性魅力的时期。

四、肾主骨

《素问·阴阳应象大论》中有"肾之合骨也""肾生骨髓"的记载，《素问·宣明五气》有"肾主骨"，《素问·六节藏象论》认为肾"其充在骨"。所以，人体的骨骼是由肾所主的。

前面讲到肾主生长发育，生长发育包括两个方面，即形体和生理功能的发育。二者之中，生理功能的发育以形体的发育为基础，而形体的发育是以骨骼的生长为标志的，骨骼的生长发育也是由肾所主的。肾主精，精生骨髓，骨髓提供骨骼生长发育的营养，肾精充足，骨髓旺盛，骨骼的营养丰富，其生长发育才能正常。

现在西医学的研究已经证实，肾脏可以合成分泌与骨骼形成密切相关的激素。如在肾脏皮质的微粒体内含有 1α-羟化酶，其可使 $25\text{-}(OH)D_3$ 转化成维生素 D 的活性形式 $1,25\text{-}(OH)_2D_3$，$1,25\text{-}(OH)_2D_3$ 可促进小肠钙磷吸收，促进钙盐在骨的沉积，还可刺激成骨细胞分泌胶原蛋白，促进骨有机质的形成，从而有利于骨骼形成。另外，肾脏是生成促红细胞生成素（EPO）的重要场所，其 90% 在肾脏的组织产生，如肾脏的远曲小管、肾脏皮质、髓质小管周围的内皮细胞都可产生促红细胞生成素。促红细胞生成素可以促进原始红细胞的增生分化成熟，促进骨髓内网织红细胞的释放，促进骨髓对铁的吸收，有利于红细胞的生成，为骨骼的生长发育提供物质基础。

中医认为，人的生殖能力及生长发育和衰老过程主要由肾的精气盛衰所决定，肾的精气盛衰能决定骨骼的强弱，影响骨的代谢。在中老年时期，随着年龄的增长，肾脏的重量逐渐下降。研究发现，肾脏中的 1α-羟化酶在老年人的减少程度和肾脏重量下降的程度是一致的，血浆 $1,25\text{-}(OH)_2D_3$ 水平也随着年龄的增长而逐渐下降。有人测定了男女不同年龄组桡骨骨矿含量、骨宽度、骨密度，数据结果与《素问·上古天真论》中肾气变化规律的论述一致。按照《素问·上古天真论》中女子 7 岁、男子 8 岁进行分段观察，女性 14 岁、男性 16 岁以前，骨钙含量迅速增长，男女之间的增长速度没有显著差异，这正是"女子二七，男子二八，肾气盛，天癸至"，是人生骨骼发育成长的关键时期，开始性成熟。骨钙含量迅速增长，有助于骨骼的致密、坚硬。女性 21 岁、男性 24 岁时，骨钙含量增长更多，这正是"女子三七，男子三八，肾气平均，筋骨劲强"。女性 28 岁，男性 32 岁，骨钙含量达到一生的高峰值，这与"女子四七，筋骨坚，发长极，身体盛壮"，"丈夫四八，筋骨隆盛，肌肉满壮"的描述基本吻合。女性 36 ～ 42 岁（平均 39岁），男性 41 ～ 48 岁（平均 45 岁），骨钙含量开始下降，这与"女子六七，男子六八"以后肾气始衰、面皆焦、发始白的描述基本吻合。女性 49 岁、男性 56 岁以后，骨钙含量下降逐渐加快，这正是"女子七七，男子七八"以后，肾气、肝气皆虚，故筋骨衰，天癸竭。这些研究结果表明，骨钙含量的变化、体质强弱的变化与肾中精气的盛衰相一致。

由于肾主骨，所以肾虚会导致骨的病变，临床上慢性肾功能衰竭的患者会出现肾性骨病，容易出现骨痛，甚至骨折。其原因就是肾精亏损，不能生骨髓，骨骼失去营养。西医的研究发现，骨组织的钙化与钙磷代谢有直接关系，肾脏可调节钙磷代谢。在肾脏合成的 $1,25\text{-}(OH)_2D_3$ 可促进钙离子（Ca^{2+}）在肠道的吸收，抑制甲状旁腺激素（PTH）的分泌，直接促使骨钙沉积。骨骼、肾脏中有 PTH 受体，PTH 与受体结合后可抑制肾小管对磷的吸收，减少肾对钙离子的排泄。慢性肾衰时，$1,25\text{-}(OH)_2D_3$ 的合成减少，引起血钙降低，刺激 PTH 分泌，PTH 通过与成骨细胞上受体相结合而间接升高破骨细胞的数量及活性，引起骨组织溶解脱钙，使钙释放到血中以提高血钙浓度。慢性肾衰的严重程度和血 PTH 升高的程度相一致，血 PTH 升高的程度和肾性骨病的严重程度相一致。

"齿为骨之余"，齿与骨同出一源，牙齿也由肾中的精气所充养，牙齿的生长与脱落，与肾中精气的盛衰密切相关，肾中精气充沛，则牙齿坚固不易脱落；肾中精气不足，则牙齿易于松动，甚至早期脱落。所以，老年人随着肾精的逐渐虚弱，牙齿得不到肾精的营养而脱落。

五、肾主水

肾主水，是指肾具有主持水液代谢的功能。

水是构成人体和维持生命活动的基本物质，人体的水分占体重的60% ～ 70%，"没有水便没有生命"的说法是毫不夸张的。从水的摄入到水的排出，其在人体的代谢过程相当复杂，而这个复杂的水液代谢过程是由肾所主持的。

首先，水性属阴，其性本寒，主静，趋下。而人体利用水的过程是水必须动的过程，使水动起来，输布到全身，发挥滋养机体的作用，其动力来源于肾，即肾中的阳气。肾为先天之本，肾中所藏的真阴真阳是人体阳气和阴液的根本，肾阳也是人体水液代谢的原始动力。在水液代谢的过程中，几乎所有的脏腑都参与，而所有脏腑参与水液代谢的动力都来源于肾阳。水进入人体的途径是经口、食道入胃。经胃吸收后，在脾的转输、升清作用下上输至肺。到肺的水液分为清、浊两部分，其中，清的部分经过肺的宣发输布到全身，以滋养五脏六腑、四肢百骸，并有一部分经过代谢以后，连同人体的一些废物一起排出人体；浊的部分在肺的肃降作用下经三焦到膀胱。到膀胱的水液又分成两部分，即浊中之清和浊中之浊，浊中之清在肾阳的气化作用下经三焦上升到肺，经肺的宣发而输布全身；浊中之浊则经肾的气化而成为尿液排出体外。

其次，肾主水还表现在对人体水液代谢平衡的维持。维持水液代谢平衡的关键是水液的摄入和排泄，特别是水液的排泄尤为重要。人体排泄水液的途径有尿、汗、呼吸、肠道等，其中起决定作用的是尿量，而尿量的变化是由肾调控的。人体排尿，一方面是排泄机体内必须清除的代谢废物，另一方面是为了排泄体内多余的水分，而后者正是肾调节维持体内水液代谢平衡的功能。当机体因摄水较多或天冷少汗、无汗而致体内剩余水液增加时，肾通过气化作用，将剩余之水液输注膀胱而排出体外，故此时表现出尿量多而尿色淡；当机体因摄水少或天暑多汗等而致体内剩余水液减少时，肾则能有效控制可利用水液的排泄，故此时表现出尿量少而尿色浓。肾的这一调节功能，在通常情况下维持了体内水液代谢的平衡，也能在一定程度上有效地缓解因大汗、吐、泻等对水液代谢平衡带来的不良影响。

肾脏的泌尿功能是人体排泄代谢废物的主要渠道，能够将人体每天产生的代谢废物彻底清除的最少尿量是1500毫升，这也是人体每天的正常尿量，少于1500毫升将不能彻底清除体内的代谢废物，应该引起注意。

六、肾主纳气

纳，即固摄、受纳的意思。肾主纳气，是指肾有摄纳肺所吸入之气，防止呼吸表浅，保证体内外气体有效交换的作用。人体的呼吸功能虽然为肺所主，但是肺所吸入之气，必须依赖于肾的纳气功能，才能达到足够的深度。因为肾位于人体的下焦，肾是主藏的，人体所有的生命物质能固摄而不流失，都与肾主藏的作用有关。肾主纳气，其实质是肾主藏的作用在呼吸功能上的具体体现。肾的纳气功能正常，才能保证呼吸的均匀和呼吸的深度。如果肾的纳气功能减退，就会出现呼吸表浅、动则气喘、呼多吸少等症状，这些表现中医称为"肾不纳气"。有时候形容病人呼吸表浅时说只有出气，没有进气，就是肾虚不能纳气、呼吸衰竭的表现。练气功的时候强调意守丹田，调气息时要气沉丹田，就是要使吸气达到丹田，练的就是肾的纳气功能。

七、肾生髓通脑

《素问·阴阳应象大论》说"肾生骨髓"，《素问·痿论》说"肾主身之骨髓"，可见，髓由肾精所化生，可以营养骨骼。髓由于聚集的部位不同，可以分为骨髓、脊髓和脑髓，骨、脊、脑都是由骨骼构成的腔体，其髓互通。因为脑是最大的骨骼腔体，脊髓直接通于脑，所以将脑称为"髓海"。脑与人体的智力活动相关，脑髓是否充足，关系到人的智力水平，所以先天不足的小儿多有智力障碍，老年人的常见疾病老年性痴呆，也是由于肾精亏虚，髓海不足，脑失所养所致。所以，《灵枢·海论》说："髓海有余，则轻劲多力，自过其度；髓海不足，则脑转耳鸣，胫痠眩冒，目无所见，懈怠安卧。"由此可见，肾的功能关系到人体的智力，肾虚会导致智力障碍，补肾可以益智。现在临床上常见到，慢性疲劳综合征的病人主要表现为肾虚、记忆力减退、注意力不能集中、思维迟钝等症状，这些症状都是与智力相关的。

八、肾藏志

《素问·宣明五气》说："五脏所藏……肾藏志。"

《灵枢·本神》说："意之所存谓之志……肾盛怒而不止则伤志，志伤则喜忘前言……肾藏精，精舍志。"

志为神志活动，相当于记忆力，与肾的藏精生髓通于脑的功能密切相关。肾精充足，髓海得养，则记忆力强；若肾精亏虚，髓海不足，脑失所养，则记忆力减退，临床上肾虚的患者多有记忆力减退。志，还有志向的意思，人的志向也由肾所主，肾气充足的人志向高远，肾气虚弱的人则胸无大志，意志消沉。

九、其华在发

头发的生长，靠肾精的滋养，故发为肾之华，即头发是肾精是否充足的外在征象。头发浓密、乌黑、顺滑是肾精充足、肾气旺盛的表现；反之，头发稀疏、焦黄、脱落、变白等则是肾精亏虚、肾气不足的表现。当然，中医还认为，发为血之余，就是头发也需要血液的滋养，血液也是与肾精相关的，因为肾精是化生血液的重要途径，所以肾虚的人容易导致血虚，而肾虚和血虚的共同结果都可以表现为头发的异常。

十、肾开窍于耳及二阴

《灵枢·脉度》说："肾气通于耳，肾和则耳能闻五音矣。"人体的听觉功能属肾所主，肾精充盈，能不断地产生骨髓，脑髓充足，则听觉灵敏。反之，肾虚精亏，髓海空虚，脑失所养，则听力减退。所以，老年人随着肾精的亏虚，听力会逐渐减退。

二阴，即前阴（外生殖器）和后阴（肛门）。前阴是排尿和生殖的器官，后阴是排泄粪便的通道。因为肾主水，所以尿液的排泄虽在膀胱，但须依赖肾的气化才能完成。因此，凡是尿频、遗尿、尿失禁、尿少或尿闭等，均与肾的主水功能失常有关。因为肾主性与生殖，所以与生殖和性功能相关的疾病，都与肾有关。粪便的排泄本是大肠传化糟粕的功能，但亦与肾的气化有关，肾虚会出现大便异常，老年人的便秘需要补肾，顽固性的泄泻也与肾虚不藏有关，也需要补肾固摄以止泻。所以说，肾开窍于二阴。

第五章　肾的连属关系

一、通于冬季

《素问·六节藏象论》说："肾者，为阴中之少阴，通于冬气。"《素问·诊要经终论》说："十一月、十二月，冰复，地气合，人气在肾。"《素问·脏气法时论》说："肾主冬。"上述记载强烈提示，肾与冬季具有特殊的关系，即四季中的冬季和五脏中的肾都是主"藏"的。冬季时地面温度降低是因为自然界阳气的运动趋势是下降、潜伏的，此时人体的阳气也和自然界阳气的运动趋势保持一致，使人体的阳气内敛、下降，藏于肾，在五脏中，肾的藏在冬季是主导，因此，冬季是藏的季节，是养肾的季节。如果冬季藏得不够，肾没有养好，到来年的春季就会得温病。所以，《素问·生气通天论》说："冬伤于寒，春必温病。"《素问·金匮真言论》说："夫精者，身之本也，故藏于精者，春不病温。"

季节与五行的配属为：春属木，夏属火，长夏属土，秋属金，冬属水。五脏与五行的配属为：肝属木，心属火，脾属土，肺属金，肾属水。冬季和肾同属于水。

二、在天为寒

肾在天为寒，与肾通于冬季一脉相承。冬为季节，寒为冬季的气候特征，寒为冬季的主气。冬季气候的寒冷是因为阳气藏伏所导致的，所以自然界的寒冷是有助于人体肾藏的。

五气与五行的配属为：风为木，热为火，湿为土，燥为金，寒为水。寒和肾同属于水。

三、通于北方

从方位而言，北方的气候总是比南方寒冷。而气候的寒冷则是阳气藏伏的征象，自然界的寒冷有助于人体肾的藏。

方位与五行的配属为：东方为木，南方为火，中央为土，西方为金，北方为水。北方和肾同属于水。

四、在地为水

"肾在地为水"的理解有以下几个方面：

一是水的运动方向总是向下的，人们常说"人往高处走，水往低处流"，水性趋下的特性与肾在人体的位置偏下，位于人体的下焦，以及肾在生命过程中主藏的特征是相符合的，藏的过程就是趋下向内的，向上向外当然就藏不了了。《尚书·洪范》对五行特征的描述为："火曰炎上，木曰曲直，土曰稼穑，金曰从革，水曰润下。"

二是水性本寒，而寒的属性与肾的藏是相类从的。寒代表了阳气藏伏的趋向，寒的环境也有利于阳气的藏，有利于肾的藏。

五、其味咸

《素问·五脏生成》说："色味当五脏……黑当肾，咸。"《素问·金匮真言论》说："北方黑色，入通于肾……其味咸。"《素问·阴阳应象大论》说："其在天为寒……在脏为肾……在味为咸。"以上都说明咸为肾之味。酸、苦、甘、辛、咸五味与五行的配属为：酸属木，苦属心，甘属脾，辛属金，咸属水。五脏之中，肾亦属水，故咸与肾同类相属。五味中的咸和五脏中的肾具有特殊的亲和性，凡是咸味的食物都入肾，具有补肾的作用；凡是咸味的药物都肾。人们在日常生活中最重要的调味品是盐，盐的作用就是使食物具有咸味，如果盐的摄入量不够，就会感觉身体软弱无力。在种猪场要给种猪喂盐，就是因为喂盐能提高种猪的交配能力。中医补肾也要选择咸味的药物和食物。

六、其色黑

《素问·五运行大论》说："北方生寒，寒生水，水生咸，咸生肾……在脏为肾……其色为黑。"《素问·五脏生成》说："色味当五脏……黑当肾。"《素问·金匮真言论》说："北方黑色，入通于肾。"五色与五行的配属为：青为木，赤为火，黄为土，白为金，黑为水。五脏之中，肾属水，故黑与肾同类相属，黑为肾色。其意义在于，凡是肾病患者，面色多发黑；补肾的药物和食物也多为黑色，如地黄、何首乌、黑芝麻之类。

七、其臭腐

《素问·金匮真言论》说："北方黑色，入通于肾……其臭腐。"五臭中的腐与肾具有特殊的关系，凡是身体散发出腐臭味的，多是比较严重的肾病，如尿毒症的患者口中会有腐臭味。

八、其音羽

《素问·阴阳应象大论》说："其在天为寒……在脏为肾……在音为羽。"《素问·金匮真言论》说："北方黑色，入通于肾……其音羽。"羽，为五音之一。其声音特征是发音低沉而细软无力。在中医的理论中，角、徵、宫、商、羽五音分别与肝、心、脾、肺、肾五脏相配。肝应角，其声呼以长；心应徵，其声雄以明；脾应宫，其声漫而缓；肺应商，其声促以清；肾应羽，其声沉以细。其中，羽属肾。羽音除了发音低沉细软无力以外，还有明显的下降趋势，有如水之下行。因为五脏中的肾和五音中的羽，在五行中同属于水，《尚书·洪范》中的"水曰润下"，就是我们常说的"水往低处流"。

九、其声呻

《素问·阴阳应象大论》说："其在天为寒……在脏为肾……在声为呻。"呻，即呻吟。在中医的理论中，呼、笑、歌、哭、呻为五声，分别与肝、心、脾、肺、肾相配，其中，呻属肾。

十、其变动为栗

《素问·阴阳应象大论》："北方生寒……在脏为肾……在变动为栗。"

栗，即战栗，指身体不自主地颤抖。

在中医的理论中，将身体的五种变动，即握、忧、哕、咳、栗与肝、心、脾、肺、肾五脏相配，其中，栗属肾。因为肾在五行中属水，水性本寒，所以凡是与寒有关的病变，都是肾虚所导致的；另一方面，在五志之中，恐属肾，凡是病人有恐惧感觉的，都与肾有关。人在寒冷的时候会不自主地颤抖，人在恐惧的时候也会不自主地颤抖，而寒冷和恐惧都与肾相关。

十一、其液为唾

《素问·宣明五气》："五脏化液：心为汗，肺为涕，肝为泪，脾为涎，肾为唾。"

唾，即口中的津液，也称为唾液。在中医的理论中，将汗、涕、泪、涎、唾称为五液，并与心、肺、肝、脾、肾相互配属，其中，唾属肾。

十二、在志为恐

《素问·阴阳应象大论》："在脏为肾……在志为恐。恐伤肾。"《灵枢·经脉》："肾足少阴之脉……气不足则善恐。"

恐，指恐惧的感觉。

在中医的理论中，将喜、怒、思、忧、恐五志与心、肝、脾、肺、肾五脏相互配属，其中，恐属肾。

十三、其谷豆

《素问·金匮真言论》中有："北方色黑，入通于肾，开窍于二阴，藏精于肾，故病在溪，其味咸，其类水，其畜彘，其谷豆，其应四时，上为辰星，是以知病之在骨也，其音羽，其数六，其臭腐。"

《素问·金匮真言论》是讨论五脏与方位、季节、五味、五谷、五畜、五音、五臭、五体、五官九窍之间关系的专篇，上述经文讨论的是肾，其中提到了"肾谷豆"。《黄帝内经》认为，五脏中的肾和五谷中的豆具有特殊的关系，豆对肾脏具有保护作用，肾病时宜食豆。

但是，西医却在相当长的时间内让慢性肾病患者，特别是慢性肾功能衰竭的患者禁食豆类食品。其理由是，蛋白质是由各种氨基酸组成的，组成蛋白质的氨基酸可分成两大类，即必需氨基酸（EAA）和非必需氨基酸（NEAA）。蛋白质被人体消化吸收利用后会产生含氮的代谢废物，含氮的代谢废物是尿毒症毒素的主要成分，堆积于体内会对人体产生毒害作用。一般来说，EAA 生物利用度好，产生的代谢废物少，NEAA 生物效价低，产生的代谢废物多。从蛋白质的来源划分，动物蛋白质 EAA 含量高，植物蛋白质 NEAA 含量高。慢性肾功能衰竭（CRF）时，肾脏排泄代谢废物的功能减退或丧失，以蛋白质代谢产物为主的尿毒症毒素堆积于体内，如果进食 NEAA 含量高的植物蛋白质，会加重尿毒症。既往的观点认为，豆类食物属于植物蛋白质，NEAA 含量高，所以 CRF 患者应禁食。

直至近年，关于饮食蛋白质来源的研究才有了新的进展。有学者研究发现，以植物性蛋白质为主的膳食对健康人增加肾小球滤过率（GFR）的作用低于肉类蛋白质，提示前者增加 GFR 的作用低于后者。据认为，这可能与肉类蛋白质内的甘氨酸、丙氨酸、精氨酸、脯氨酸的含量有关，因为这些氨基酸有增加 GFR 和肾小球血流量的作用。而 GFR 和肾小球血流量的增加（这一作用也叫高滤过）是促进肾小球硬化、加速肾功能损害的重要机理。这一结果提示，虽然植物蛋白质的 EAA 含量低于动物蛋白质，但是产生高滤过作用较弱，因而可能对肾功能有保护作用。国外有学者以浓度相同的大豆蛋白和酪蛋白喂养慢性肾衰大鼠模型，结果发现，喂养大豆蛋白的一组，生存时间长，蛋白尿减少，无蛋白营养不良，肾组织损害程度轻，血脂水平改善。

近几年，大豆对肾病的作用已经引起人们广泛关注。除了大豆蛋白质对肾脏的保护作用外，更加激动人心的是，大豆中含有以大豆异黄酮为主的植物雌激素，其对肾脏具有广泛的保护治疗作用。如大豆异黄酮可以降低血脂、提高肾脏抗氧化能力、减缓肾小管硬化进程等。

虽然现在对大豆蛋白和大豆异黄酮治疗肾病的研究让人振奋，但《黄帝内经》关于"肾谷豆"的论断更让我们惊叹不已！

十四、其畜彘

《素问·五常政大论》："静顺之纪……其脏肾……其畜彘。"彘为大猪，小猪为豚。五畜与五行的配属关系为：犬属木，羊属火，牛属土，鸡属金，彘属水。五脏之中肾属水，肾与彘同类相属，彘为水畜，入肾，猪肉有补肾的作用，肾病者宜食猪肉。猪肉性寒，可养阴，对于肾阴虚者尤宜。

十五、其果栗

《素问·五常政大论》："静顺之纪……其脏肾……其果栗。"五果与五行的配属关系为：李属木，杏属火，枣属土，桃属金，栗属水。五脏之中肾属水，栗与肾同类相属，栗可以补肾，肾病者宜食栗。

栗，即栗子，又名大栗、板栗。性温，味甘，入肾经和脾胃经。具有补肾气、强筋骨的作用，可治疗肾虚所致的腰膝酸软、小便频数等症；还可健脾止泻，用于治疗脾胃虚寒所致的泄泻。外用可活血消肿，治疗骨折或筋骨痛。

《本草纲目》载："有人内寒，暴泄如注，令食煨栗二三十枚顿愈。肾主大便，栗能通于肾，于此可验。《经验方》治肾虚腰脚无力，以袋盛生栗悬干，每旦吃十余颗，次吃猪肾粥助之，久必强健。"

十六、其菜藿

藿，即豆类作物的叶子。五菜与五行的配属关系为：韭属木，薤属火，葵属土，葱属金，藿属水。五脏之中，肾属水，藿与肾同类相属，藿为肾菜，藿可补肾，肾病者宜食藿。

十七、其数六

《素问·五常政大论》："静顺之纪……其脏肾……其数六。"

唐代孔颖达的《尚书正义》有："天一生水，地二生火，天三生木，地四生金，天五生土，此其生数也，如此则阳无匹，阴无偶。故地六成水，天七成火，地八成木，天九成金，地十成土。于阴阳各有匹偶，而物得成焉，故谓之成数。五行之体，水最微为一，火渐著为二，木形实为三，金体固为四，土质大为五……水火木金得土数而成，水成数六，火成数七，木成数八，金成数九，土成数十。"

在十个自然数中，一、二、三、四、五是生数，其与五行的配属关系为：水为一，火为二，木为三，金为四，土为五；六、七、八、九、十为成数，其与五行的配属关系为：水为六，火为七，木为八，金为九，土为十。五脏之中，肾属水，所以肾的生数为一，成数为六，一和六是水数，也是肾的数。

十八、上应辰星

《素问·金匮真言论》："北方黑色，入通于肾……其应四时，上为辰星。"星辰与五行的配属关系为：岁星属木，荧惑星属火，镇星属土，太白星属金，辰星属水。五脏之中，肾属水，辰星和肾同类相属。自然气候的变化是天体的运动结果，太阳与地球的运动导致白天和黑夜的更替和四季的变化，这是主要的影响因素。其他星体的运动变化也对自然气候产生影响，在方位中的北方，在四季中的冬季，在水运太过的年份，如丙寅、丙子、丙戌、丙申、丙午、丙辰等，则辰星的影响增强，辰星的亮度增加，光线增强，气候表现为寒冷。气候的寒冷是阳气藏伏的征象，有利于肾的藏。

十九、肾脉石

《素问·宣明五气》说："五脉应象……肾脉石。"

石，是沉的意思。肾脉石，就是肾脉沉。中医的脉诊是三部九候，三部是指寸、关、尺，九候是指在寸、关、尺三部各有浮取、中取、沉取三种诊脉的指力，即九种诊脉的方法。在寸、关、尺三部之中，尺部是候肾的部位，也就是说，尺部是肾脉。正常而言，尺部的肾脉较其他部位的脉要沉一些，这是与肾的部位和功能相适应的，因为肾在人体的部位偏下，在下焦，肾的功能是主藏，所以肾的脉象也相应沉一些。另外一层意思是，肾与冬季相应，冬季是肾所主的季节，人体在冬季脉象也相应要沉一些。

二十、腰为肾之府

《素问·脉要精微论》中有："腰者肾之府，转摇不能，肾将惫矣。"肾位于腰部，腰部是肾的住所，腰部的病变都是与肾有关的，腰部的酸软疼痛等都是肾虚的征象，所以应引起重视。

第二篇

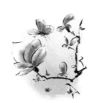

发现肾虚的蛛丝马迹

第一章 肾虚的常见症状和体征

一、口咸

（一）概念

口咸，指口中自觉有咸味，有时伴有咸味痰涎排出。

（二）理论根据

参见第一篇第五章之五。

（三）证候类型

肾阴虚证：口咸，或吐少量咸涎，伴咽干口燥，头晕耳鸣，腰膝酸软，五心烦热，失眠多梦，舌质红，苔薄，脉沉细而数，尺脉无力。治法宜用滋阴降火法，方剂可选用大补阴丸，或知柏地黄丸等。

肾阳虚证：口咸，全身倦怠，气短乏力，畏寒肢冷，腰膝冷痛，腿软无力，夜间尿频，舌质淡胖，舌边有齿印，脉沉细无力。治法宜用温补肾阳法，方剂可选用金匮肾气丸合五味子丸。

（四）鉴别

口咸主要是肾虚所致，故无须与其他证候进行鉴别。但肾阴虚和肾阳虚二证之间应进行鉴别。

（五）重要提示

凡是口咸，都是肾虚的表现。

（六）《黄帝内经》参阅原文

《素问·五脏生成》
《素问·金匮真言论》
《素问·阴阳应象大论》

二、善恐

（一）概念

善恐，指未遇恐惧之事而产生恐惧的感觉，终日神志不安，如人将捕之的症状。

（二）理论根据

在中医的理论中，将喜、怒、思、忧、恐五志与心、肝、脾、肺、肾五脏相互配属，其中，恐属肾。恐属肾有两种意思，一是恐可以伤肾，比如极度的恐惧会出现尿裤子，就是恐伤肾的表现；二是恐惧为肾虚的表现，如果一个人无缘无故地出现恐惧的感觉，那就是肾虚的征象。

（三）证候类型

肾虚导致的善恐，可同时伴有腰膝酸软、头脑发空、健忘等肾虚的症状。肾虚善恐可以分为肾阳虚和肾阴虚两种。

肾阳虚证：病人在恐惧的同时还可以见到怕冷，四肢发凉，疲惫乏力，舌质淡嫩，苔白，脉沉细弱。治法宜用益肾填精、温补肾阳法，方剂可用金匮肾气丸加鹿角、巴戟天等。

肾阴虚证：病人在恐惧的同时还可见到手足心热，遗精盗汗，心烦失眠，舌质红，苔少而干，脉细数。治法宜用益肾填精、滋补肾阴法，方剂可用六味地黄丸加远志、枸杞子、酸枣仁等。

（四）鉴别

与肝胆气虚导致的善恐鉴别：肝胆气虚的病人在善恐的同时，还伴有提心吊胆，如人将捕之，遇事优柔寡断，犹豫不决，两侧胁下疼痛或者胀满不舒，舌质淡，苔薄白，脉虚弦。治法宜用补肝壮胆法，方剂可用补胆防风汤。

与气血两虚所致善恐的鉴别：遇事善恐，面色无华，身倦乏力，气短自汗，心悸，舌质淡，舌苔白，脉虚弱。治法宜用补益气血法，方剂可选用远志丸合八珍汤。

与惊鉴别：恐与惊相似，二者应进行区别。惊为不自知，事出突然而受惊；恐为自知，俗称胆怯。

（五）重要提示

如果一个人无缘无故地出现恐惧的感觉，那就是肾虚的征象。

（六）《黄帝内经》参阅原文

《素问·阴阳应象大论》
《灵枢·经脉》

三、与水相关的梦

（一）概念

经常做与水相关的梦，如梦见溺水、沉船等。

（二）理论依据

梦是人在睡眠过程中大脑的一种活动形式。正常人睡眠时偶尔都会有梦，但不影响正常的工作和生活。

中医文献中有很多关于梦的记载，《杂病源流犀烛》曰："梦者，神与魂魄病也……凡人形接则为事，神遇则为梦。"神魂不安，则多梦。《黄帝内经》认为，肝气虚，则梦见茵香生草，实则梦伏树下不敢起。心气虚，则梦救火阳物，实则梦燔灼。脾气虚，则梦饮食不足，实则梦筑垣盖屋。肺气虚，则梦白物，见人斩血藉藉，实则梦兵战。肾气虚，则梦舟船溺人，实则梦伏水中。从中可以看出，五脏之气有虚实，则会产生不同的梦境。同气相求，则应五行属性，肝病多梦及草木一类，心病则易梦火与热之类，脾病则多见与土相关之事物，肺病则梦见金革兵器战争，肾病则梦境多与水相关。然实则有余，虚则不足，脏气实则梦中多见有余之象，脏气虚则多见不足之象。

（三）证候类型

肾阳虚证：夜睡多梦，梦境多与溺水、沉船等有关，伴有怕冷，手脚不温，腰痛腿软，疲乏无力，大便偏稀，小便清长，舌质淡，舌苔白，脉沉无力。治法宜用温补肾阳、益火消阴法，方剂可选用附子汤加龙骨、牡蛎、鹿茸、巴戟天、淫羊藿等。

（四）鉴别

本证候无须鉴别。

（五）重要提示

凡梦见与水相关的事物或活动多与肾相关，若为不足之象则多与肾虚相关。

（六）《黄帝内经》参阅原文

《素问·方盛衰论》
《灵枢·淫邪发梦》

四、畏寒

（一）概念

畏寒即怕冷，是指自己感觉怕冷或身体发冷，但加衣被或近火取暖可以缓解的一种症状，也称为畏冷。

（二）理论依据

人体体温的维持和对寒冷的抵抗，依赖阳气的功能。人体阳气充足，则能够抵御寒冷，维持正常的体温，不会产生怕冷的感觉。如果人体阳气虚弱，不能抵御寒冷、温煦机体，则人体会产生寒冷的感觉，即畏寒。人体的阳气分布全身，无处不在，各个脏腑都有阳气，但从本质上说，阳气的根源在肾。肾为先天之本，内藏真阴、真阳，亦叫元阴、元阳，亦叫肾水、肾火，亦叫肾阴、肾阳。肾中所藏的真阴真阳是人体生命活动的原始物质，肾阴是人体阴液的根本，凡是阴虚都与肾阴虚有关，阴虚最终会导致肾阴虚；肾阳是人体阳气的根本，凡是阳虚都与肾阳虚有关，阳虚最终会导致肾阳虚。畏寒是阳虚的表现，阳虚的根源在肾阳虚，所以畏寒的根源在肾。虽然其他脏腑的阳虚也可以导致畏寒，但其都与肾阳虚相关，所以治疗所有的畏寒都要涉及温补肾阳，剩下的只是兼顾其他脏腑的特性而已。

（三）证候类型

肾阳虚证：肾阳虚所致的畏寒，症见精神不振，畏寒肢冷，腰膝酸软冷痛，面色黧黑，小便清长频数，男子阳痿，滑精，早泄，女子白带清稀，或胎动易滑，宫寒不孕，舌质淡嫩，舌苔白滑，脉沉无力。治法宜用温补肾阳法，方剂可选用右归丸加仙茅、淫羊藿、鹿茸等。

（四）鉴别

与心阳虚畏寒的鉴别：畏寒肢冷，精神不振，舌质淡白，舌苔白，脉沉，因其病位在心，故还见心悸气短，心胸憋闷或疼痛，舌淡紫暗，脉细弱或结代等心阳痹阻、血凝失运的表现。治法宜用温阳通脉法，方剂可选用桂枝加附子汤或炙甘草汤加减。

与脾阳虚畏寒的鉴别：畏寒肢冷，精神不振，舌质淡白，舌苔白，脉沉，因其病位在脾，故还可见纳减腹胀，脘腹冷痛，喜温喜按，大便稀溏，甚至完谷不化等脾运无权的表现。治法宜用温中健脾法，方剂可选用理中汤加味。

与恶寒的鉴别：恶寒是指病人怕冷，虽加衣被或近火取暖不能缓解者。恶寒是由于外界的寒邪侵袭人体，束缚人体的卫气，使卫气不能温煦肌表所致。除了恶寒以外，还同时伴有发烧，无汗，头痛，身体疼痛，或咳嗽气喘，舌质淡，苔薄白，脉浮紧等。治法宜用解表散寒法，方剂可选用麻黄汤之类。

（五）重要提示

若见畏寒，同时伴有如上所述的肾阳虚的症状，则可判断其为肾阳虚导致的畏寒。

（六）《黄帝内经》参阅原文

《素问·阴阳应象大论》
《素问·逆调论》
《素问·至真要大论》

五、欠

（一）概念

欠，即哈欠，又称呵欠，张口舒气为欠。

一般在疲倦欲睡时或乍醒时发作，属正常的生理现象。若不拘时间，又不在困倦时频频哈欠，则属病态。

（二）理论依据

肾为先天之本，肾中的精气是人体生命活动的原始动力，肾精充足，精神形体得以充养，则人体体力充沛，精神健旺。若先天禀赋不足，或者久病体虚，或是纵欲过度，肾中精气不足，不足以充养形体，支撑精神，则使人体萎靡不振，哈欠连连，同时可伴见神疲乏力，形寒怕冷，四肢不温，脉沉细无力等表现。

（三）证候类型

肾阳虚证：精神疲惫，呵欠连连，伴见面色白而无华，形寒肢冷，食少腹胀，大便溏泻，夜尿增多，或小便清长，舌质淡，苔白，口唇青紫，脉沉细弱。治法宜用补肾壮阳祛寒法，方剂可选用麻黄附子细辛汤加味。

（四）鉴别

与肝郁气滞证鉴别：时时呵欠，抑郁少欢，精神不振，表情淡漠，胸闷胁痛，嗳气腹胀，或咽中如有物梗阻，或精神恍惚，善悲喜哭，脉弦细。治法宜用疏肝理气，解郁散结法，方剂可选用柴胡疏肝散加川楝子、郁金；若精神恍惚，善悲喜哭，睡眠不安者，可选用甘麦大枣汤加合欢皮、酸枣仁、龙齿。

与气滞血瘀证鉴别：呵欠频频，胸部憋闷，或心前区疼痛，心悸气短，头晕耳鸣，记忆力减退，性情急躁，舌质红或紫暗，脉多沉涩，或见结代。治法宜用理气活血法，方剂可选用血府逐瘀汤加减。

（五）重要提示

哈欠频频，经久不愈者，为肾虚的表现。

（六）《黄帝内经》参阅原文

《素问·宣明五气》
《灵枢·九针论》

六、嚏

（一）概念

嚏，即喷嚏，或称打喷嚏。

（二）理论依据

卫气是人体抵御外邪的主要力量，但卫气根源于下焦肾，滋养于中焦脾，宣发于上焦肺。

喷嚏有两种情况，一种是急性的，多和感冒的症状同时并见，感冒痊愈了，喷嚏也就止了。这种喷嚏属于实证，病位主要在肺，多发于气候突然变凉之时，或者在感冒流行的时候，这是因为邪气太甚，侵袭人体所致，病机是肺气被郁，不能宣发卫气。

另一种情况是，喷嚏频频，长年不愈，同时伴有疲乏无力、腰膝酸软或疼痛、面色无华、怕冷、手足不温等症状，常见于过敏性鼻炎的患者。这种喷嚏是由于肾气虚弱，卫气不能固护肌表，抵抗外邪的能力下降所致，是肾虚的表现。对于这种喷嚏，仅仅祛邪是无效的，必须补肾以固根本，只有肾气强壮，卫气充盛，抵抗外邪的能力增强，才能抵御外邪的侵袭，喷嚏得以根治。

（三）证候类型

肾阳虚证：喷嚏频作，日久不愈，鼻塞，流清鼻涕不止，早晚较重，伴四肢不温，畏寒，面色白而无华，腰膝酸软，舌质淡，舌苔白，脉沉细。治法宜用温补元阳法，方剂可选用桂附地黄汤合麻黄细辛附子汤加减。

肾阴虚证：喷嚏频作，日久不愈，鼻痒，流浊鼻涕，咽干咽痛，伴有头晕耳鸣，五心烦热，舌质红，舌苔少，脉沉细数。治法宜用滋补肾阴法，方剂可选用知柏地黄汤加减。

（四）鉴别

与寒邪袭肺喷嚏的鉴别：喷嚏时作，鼻塞，流清涕，鼻音较重，伴发热，恶寒，头痛，无汗，舌质淡，舌苔薄白，脉浮紧。治法宜用解表散寒宣肺法，方剂可选用葱豉汤加味。

与热邪犯肺喷嚏的鉴别：喷嚏，鼻痒，鼻塞时轻时重，流黄稠鼻涕，伴发热，咽痛，咳嗽，口渴，汗出，舌质红，舌苔薄黄，脉浮数。治法宜用清宣肺热法，方剂可选用苍耳子散加减。

与肺气虚寒喷嚏的鉴别：突然发生鼻痒，喷嚏连连，流出大量清水样鼻涕，鼻塞，嗅觉减退，伴怕风，气短懒言，舌质淡，舌苔薄白，脉虚弱。治法宜用益气补肺、祛风散寒法，方剂可选用温肺止流丹加减。

与脾气虚弱喷嚏的鉴别：喷嚏，鼻塞较重，流清稀白黏鼻涕，伴面色苍白，头重头昏，四肢困倦，纳呆（不想吃饭），便溏，舌质淡，舌边有齿印，脉细弱。治法宜用健脾益气、渗湿通窍法，方剂可选用四君子汤加辛夷、苍耳子、薏苡仁。

（五）重要提示

凡是喷嚏频频，经久不愈者，为肾虚的表现。

（六）《黄帝内经》参阅原文

《素问·宣明五气》

七、足跟痛

（一）概念

足跟痛，是指一侧或双侧足跟部发生疼痛。

（二）理论依据

足少阴肾经的经脉循行过足跟，如果肾虚，经脉失养，则会在肾经循行的部位出现疼痛。因为足跟是人体的负重点，所承受的重量最大，所以足跟要比其他部位的疼痛出现得早或明显。

中医认为，"痛则不通，通则不痛"，如果某经的气血流通不畅，就会在该经脉循行所过的部位出现疼痛等不适。另外，尚有"不荣则痛"的说法，即气血亏虚，机体正常组织得不到濡养也会出现疼痛。由于病因不一样，两者疼痛的性质也不一样。气血流通不畅可由瘀血痹阻引起，也可由风寒湿等外邪所致。前者表现为刺痛，活动后会有所缓解，晚上疼得厉害；后者疼痛的特点则为肿胀酸痛，遇阴雨天加重，并且伴有其他关节疼痛；而"不荣则痛"则多表现为隐隐作痛，时痛时止。

（三）证候类型

肾阴虚证：足跟疼痛，表现为立久或行久后疼痛，局部皮肤不红肿，同时伴有腰膝酸软，头晕耳鸣，两眼昏花，五心烦热，或潮热盗汗，舌质红，脉细数，或者有纵欲过度的历史。治法宜用滋补肾阴法，方剂可选用左归丸加木瓜、白芍、炙甘草。

肾阳虚证：足跟疼痛，表现为立久或行久后疼痛，局部皮肤不红肿，同时伴有腰膝酸软发凉，手脚不温，头晕耳鸣，两眼昏花，舌质淡，舌苔白，脉沉细无力，或有强力劳伤的病史。治法宜用温补肾阳法，方剂可选用右归丸加怀牛膝、桑寄生。

（四）鉴别

与气血亏虚所致足跟痛的鉴别：足跟疼痛，历时久渐，皮肤不红不肿，白天活动疼痛减轻，夜间疼痛加重，神疲肢倦，面色苍白，畏风自汗，舌质淡，舌苔白，脉细弱。多见于大病久病之后，或大失血后。治法宜用益气养血法，方剂可选用十全大补汤。

与风寒湿邪阻滞所致足跟痛的鉴别：足跟疼痛，同时伴有足部或其他关节疼痛，局部肿胀，下肢困重，遇阴天下雨或受寒则加重，舌质淡，舌苔白，脉濡缓。治法宜用散寒除湿、祛风通络止痛法，方剂可选用乌头汤加减。

与外伤所致足跟痛的鉴别：有外伤史，局部时有红肿，以刺痛为主，拒按，行走时加重，舌质紫暗或有瘀斑、瘀点，脉涩。治法宜用活血化瘀止痛法，方剂可选用身痛逐瘀汤加减。

（五）重要提示

凡是足跟疼痛，都要考虑肾虚的可能。

（六）《黄帝内经》参阅原文

《灵枢·经脉》
《灵枢·经筋》

八、足心（涌泉）感觉异常

（一）概念

涌泉位于足底（去趾）前 1/3 处，即足心凹陷处，是足少阴肾经的井穴。涌泉感觉异常有疼痛、酸胀、麻木等。

涌泉穴又被称为长寿穴，经常按摩它可以疏通肾经的气血，有保健益寿的功效。

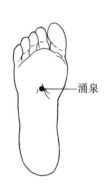

涌泉

（二）理论依据

涌泉穴为肾经的井穴，为五输穴之一。中医理论将十二经穴分布在肘、膝关节以下的井、荥、输、经、合五类腧穴简称为五输穴。古人将经脉之气流注运行的情况，比作自然界水流由小到大，由浅入深，最后注于海洋的动向，用以说明经气在运行中因所过部位的浅深不同而具有不同的作用。《灵枢·九针十二原》："所出为井，所溜为荥，所注为输，所行为经，所入为合。"若肾脏有病变，就会在其经脉所过之处表现出来。

（三）证候类型

肾阴虚证：涌泉穴处出现疼痛，或酸胀，或麻木，或烦热等异常感觉，并有腰膝酸软或疼痛，五心烦热，失眠多梦，潮热盗汗，口燥咽干，小便发黄，大便偏干，舌质红，舌苔少，脉细数。治法宜用滋阴补肾通络法，方剂可选用六味地黄丸合五子衍宗丸加减。

（四）鉴别

与瘀血所致涌泉穴疼痛的鉴别：疼痛为刺痛，或有外伤史，舌质紫暗，脉细涩。治法宜用活血化瘀法，方剂可选用血府逐瘀汤加减。

（五）重要提示

凡是在足心涌泉穴部位出现疼痛或异常感觉者，都要考虑肾虚的可能。

（六）《黄帝内经》参阅原文

《灵枢·本输》
《灵枢·经脉》

九、肾俞穴感觉异常

（一）概念

俞，即背俞穴，肾俞为肾脏的背俞穴，位于膀胱经上，在第1腰椎棘突下旁开1.5寸的位置。

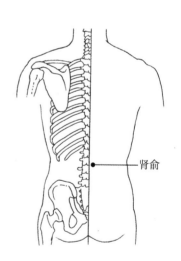

肾俞

肾俞穴感觉异常，是指肾俞穴的部位有疼痛，或有酸、胀、麻等感觉。

（二）理论依据

俞，是脏腑之气输注于背部的腧穴。俞为阳，五脏的俞穴均分布在背部的膀胱经上，为阴病行阳的重要位置。与俞穴相对的是募穴，募为阴，分布在胸腹部，是阳病行阴的重要处所，每一脏腑均有各自所属的募穴和俞穴。在临床上、每一脏或腑发生病变时，常在所属的募穴或俞穴出现疼痛或过敏等，因此，当肾俞穴处发生疼痛（特点为绵绵作痛，时痛时止）等异常感觉时，多为肾经气虚或血虚不荣出现的虚证疼痛。

（三）证候类型

肾俞穴部位的感觉异常，应根据全身的证候表现进行判断。

（四）鉴别

肾俞穴部位出现的感觉异常主要为肾虚的表现，无须鉴别。

（五）重要提示

凡是在肾俞穴部位出现异常的感觉和变化，首先要考虑肾虚的可能。

（六）《黄帝内经》参阅原文

《灵枢·背腧》

十、京门穴感觉异常

（一）概念

京门穴为肾的募穴，为胆经的穴位，位于第12肋骨游离端的下方。

京门穴部位的感觉异常，是指京门穴部位出现疼痛或酸、麻、胀等异常感觉。

（二）理论根据

参考"肾俞穴感觉异常"。

（三）证候类型

参考"肾俞穴感觉异常"。

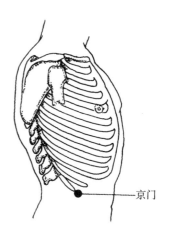

京门

（四）鉴别

参考"肾俞穴感觉异常"。

（五）重要提示

凡京门穴部位出现疼痛或酸、麻、胀等感觉异常，都要考虑肾虚的可能。

十一、股阴痛

（一）概念

股，即大腿；股阴，即大腿内侧。若以内外分阴阳，则内为阴，外为阳。股阴痛，系指大腿内侧发生疼痛的症状，可为单侧或双侧，由于经脉连同关系，常可罹及外阴。

（二）理论依据

肾足少阴的经筋循股阴，若肾之精气虚损，经筋失养，则可出现循行部位疼痛。

（三）证候类型

肾阳虚证：病人多见股阴部位疼痛发凉，日久不愈，伴全身怕冷，四肢不温，腰酸腰痛，足膝无力，或股阴部抽掣冷痛，常可连及阴囊，有时遗尿或脱肛，重则下肢无力或肌肉瘦削，耳鸣失聪，尺脉弱。治法宜用温阳通络法，方剂可选用金匮肾气丸加鸡血藤、丹参、红花、地龙等。

（四）鉴别

与湿热浸淫所致股阴痛的鉴别：股阴部切割样疼痛，并有灼热感，常可波及外阴，兼见身热不扬，四肢困重，面黄虚浮，妇女可见带下赤黄，亦可兼见痛处红肿或外阴渗出黄水，常伴有肌肤不仁。如为双侧则形成马鞍形疼痛及麻木区，舌质红，舌体胖大，舌苔黄腻，脉滑数。日久可见足下肢痿软，尿涩痛或淋沥。治法宜用清热燥湿活络法，方剂可选用四妙散加萆薢、鸡血藤、丹参、川芎、地龙、泽泻、茯苓等。

与寒湿浸淫所致股阴痛的鉴别：股阴部抽掣或拘急冷痛，兼见头部如裹，四肢困重，面色晦暗，颜面浮肿，手足苍白而冷，妇女尚可见带下清稀，可伴见肌肤麻木不仁，少数人可于股内侧形成阴疽，亦可罹及双侧股阴，麻木疼痛，日久可见足跗肿，两下肢无力，舌体胖大，舌质淡白，或晦滞，舌苔白厚腻，脉沉滑缓。治法宜用温经利湿活络法，方剂可选用胃苓汤或除湿汤加桂枝、附子、地龙等。

与气虚血瘀所致股阴痛的鉴别：平素气虚，面色苍白，口唇、指甲淡白，舌质淡白，畏风自汗，少气懒言，精神疲惫，股阴刺痛，或麻木疼痛，肌肤苍白，汗毛脱落，或可见肌肤暗红、粗糙，可伴尿失禁，脉细涩。治法宜用补气活血化瘀法，方剂可选用黄芪桂枝五物汤加桃仁、红花、丹参、鸡血藤、川芎、地龙等。

（五）重要提示

凡是股阴痛要考虑肾虚的可能。

（六）《黄帝内经》参阅原文

《灵枢·经筋》

十二、胫酸

（一）概念

胫酸，指小腿酸软无力。

（二）理论根据

《黄帝内经》认为，胫酸为"髓海不足"所致，肾主骨生髓，通于脑，肾虚则髓海不足，不能充养于骨，故可致胫骨酸软无力。

（三）证候类型

肾气虚证：两胫发酸，局部有风吹样凉感，腰膝软而无力，伴面色黧黑，气短，小便频数，尿有余沥，或伴有阳痿，脉沉弱，舌质淡红，苔薄白。治法宜用益气补肾法，方剂可选用大菟丝子丸。

肾阴虚证：两胫发酸且有灼热感，五心烦热，头晕耳鸣，伴面色潮红，口咽发干，夜梦遗精，脉细数，舌红少苔。治法宜用育阴补肾，佐以清泻相火法，方剂可选用知柏地黄汤。

（四）鉴别

与湿热下注所致胫酸的鉴别：两胫发酸且有郁胀疼痛感，扪之发热，伴有面色萎黄，浮有油垢，小便短赤，脉濡数，舌苔黄腻。治法宜用清利湿热，佐以益气活血法，方剂可选用当归拈痛汤。

（五）重要提示

凡胫酸者，要考虑肾虚的可能。

（六）《黄帝内经》参阅原文

《灵枢·决气》
《灵枢·海论》

十三、面色黧黑

（一）概念

面部颜色发黑而且晦暗无光泽。

（二）理论根据

参见第一篇第五章之六。

（三）证候类型

肾阳虚型：面色黧黑而晦暗，腰膝酸软，耳鸣耳聋，全身怕冷，四肢发凉，小便清长（即量多，颜色清白），大便溏泻（即大便偏稀，不成形），或者尿量减少（24 小时尿量少于 1500 毫升），水肿腰以下明显，男子会出现阳痿，女子会出现宫寒不孕（即因为子宫寒冷造成的不孕，同时会出现腰痛发凉，白带清稀，性欲减退等症状），舌体胖大，舌质淡嫩，舌苔白，脉沉细无力，两尺部的脉尤其明显。治法可选用温补肾阳法，方剂可选用右归丸加减；有水肿者，治法可选用温肾利水法，方剂可选用真武汤合济生肾气丸加减。

肾精亏虚型：面色黧黑，耳轮焦枯，腰膝酸软，头晕耳鸣，遗精早泄，发脱齿摇（头发脱落，牙齿松动），健忘，精神恍惚，足痿无力，舌质红，脉细弱。治法可选用益肾填精法，方剂可选用左归丸加紫河车等。

（四）鉴别

与瘀血内阻所致面色黧黑的鉴别：面色黧黑，肌肤甲错（皮肤粗糙增厚，或如鱼鳞状），口干但欲漱水不欲咽，毛发不荣，妇女兼有月经不调，月经颜色发黑或有血块，小腹刺痛，或有肿块疼痛拒按，口唇青紫，舌质紫暗，或有瘀斑、瘀点，脉细涩或弦涩。治法宜用活血化瘀法，方剂可选用大黄蟅虫丸或膈下逐瘀汤加减。

与生理性面色发黑的鉴别：面色黑有正常与异常之分。如果面色偏黑，与生俱来，但是很有光泽，黑里透红，则是肾气充足的标志，在《黄帝内经》中将其形容为"黑如乌羽"，"如以缟裹紫"。乌羽，就是黑色的鸟的羽毛；以缟裹紫，就是用白色的绢缎包裹紫色的玉石的感觉，看上去很有光泽，很细嫩，很有弹性。如果面色黑而晦暗，毫无光泽，则是肾气虚弱或衰竭的表现，《黄帝内经》将其形容为"黑如炲"。所谓"黑如炲"，就是黑得如烟熏，或如煤炭，看上去有一种不干净、污垢、粗糙的感觉。《医原·望病须察神气论》中指出："不论何色，均要有神气。神气云者，有光有体是也。光者，外面明朗；体者，里面润泽。"

（五）重要提示

凡是面色发黑，或者比以前明显变黑且晦暗无光泽者，要考虑肾虚的可能。

（六）《黄帝内经》参阅原文

《素问·金匮真言论》
《素问·阴阳应象大论》
《素问·五脏生成》
《灵枢·五阅五使》

十四、眼圈发黑

（一）概念

眼睛周围发黑，严重者状如熊猫，所以也有人将其称为熊猫眼。

（二）理论根据

参考"面色黧黑"。

（三）证候类型

参考"面色黧黑"。

（四）鉴别

眼圈发黑也有与生俱来的，即生下来就有黑眼圈，是先天就肾虚的表现。经常熬夜的人，纵欲过度、性生活无节制的人，也会出现黑眼圈，还有患肾病的人，也会出现黑眼圈。所以，眼圈发黑，无论是与生俱来的，还是后来出现的，都是肾虚的表现。

（五）重要提示

凡是眼圈发黑，都是肾虚的表现。

（六）《黄帝内经》参阅原文

参考"面色黧黑"。

十五、全身皮肤发黑

（一）概念

全身皮肤明显发黑，或者比原来明显变黑，而且黑而晦暗，没有光泽。

（二）理论根据

参考"面色黧黑"。

（三）证候类型

参考"面色黧黑"。

（四）鉴别

与生理性皮肤发黑的鉴别：全身皮肤发黑有正常与肾虚的区别。如果天生的皮肤较黑，皮肤很有光泽，有弹性，黑里透红，身体也没有其他异常的表现，属于正常范围。如果皮肤发黑，而且很晦暗，没有光泽，粗糙，没有弹性；或者是原来皮肤不黑，后来变黑，就要考虑肾虚的可能。

与瘀血所致皮肤发黑的鉴别：参考"面色黧黑"。

（五）重要提示

凡是皮肤发黑，或者比原来明显变黑者，都要考虑肾虚的可能。

（六）《黄帝内经》参阅原文

参考"面色黧黑"。

十六、老年斑

（一）概念

老年斑，指皮肤上出现色素沉着，形成深色的斑块。因为多见于老年人，所以称为老年斑。

（二）理论根据

老年斑的实质是皮肤颜色加深变黑，而黑是属于肾的颜色，所以老年斑的意义和面色黧黑、皮肤发黑相同。

（三）证候类型

参考"面色黧黑"。

（四）鉴别

参考"面色黧黑"。

（五）重要提示

老年斑是衰老的征象，而衰老是肾虚的表现，因而老年斑是肾虚的标志。

（六）《黄帝内经》参阅原文

参考"面色黧黑"。

十七、呻

（一）概念

呻，即呻吟。

（二）理论根据

参见第一篇第五章之九。

（三）证候类型

呻吟往往和其他疾病同时存在，应针对其他疾病进行辨证治疗，呻吟本身不构成证候。

（四）鉴别

呻吟本身无须鉴别。

（五）重要提示

凡是爱呻吟的病人都与肾虚有关。

（六）《黄帝内经》参阅原文

《素问·阴阳应象大论》

十八、羽

（一）概念

羽，为五音之一。其声音特征是发音低沉而细软无力。

（二）理论根据

参见第一篇第五章之八。

（三）证候类型

肾阳虚衰型：病人声音低沉，细软无力，并且越来越小，越来越低，同时伴有少气无力，全身怕冷，腰膝酸软，舌质淡，舌苔白，脉沉细无力。治法宜用温肾壮阳法，方剂可选用右归丸加鹿茸、仙茅、淫羊藿等。

（四）鉴别

羽是指发音特征而言，本身无须鉴别。

（五）重要提示

凡是声音低沉而细软无力，并且越来越小、越来越低者，都是肾虚的表现。

（六）《黄帝内经》参阅原文

《素问·阴阳应象大论》
《灵枢·邪客》

十九、栗

（一）概念

栗，即战栗，指身体不自主的颤抖。

（二）理论根据

参见第一篇第五章之十。

（三）证候类型

肾阳虚衰型：身体不自主地颤抖，怕冷，四肢不温，得暖则症状缓解，口淡不渴，小便清长，大便溏泻，舌质淡，舌苔白，脉沉微。治法可用温肾回阳法，方剂可用四逆汤加生龙骨、生牡蛎、山茱萸等。

（四）鉴别

与寒邪外束寒战的鉴别：恶寒战栗，高热无汗，头痛，身体疼痛，舌质淡，舌苔薄白，脉浮紧。治法宜用辛温发汗解表法，方剂可选用麻黄汤。

（五）重要提示

凡是身体不自主的颤抖，都是肾虚的表现。

（六）《黄帝内经》参阅原文

《素问·阴阳应象大论》

二十、多唾与少唾

（一）概念

唾，即口中的津液，也称为唾液。
正常情况下，口中的津液适中，既不觉口中干燥，也不会觉得口水多。
多唾，即自觉口中唾液较多，或有频频吐唾的表现。
少唾，即自觉口中唾液少，甚至没有唾液，有口、舌、咽、唇干燥的症状。

（二）理论根据

在中医的理论中，将汗、涕、泪、涎、唾称为五液，并与心、肺、肝、脾、肾相互配属，其中唾属肾。
肾为先天之本，人体所有的生命物质都来源于肾并贮藏于肾。肾阴、肾阳，又称为元阴、元阳，或真阴、真阳，是人体阴液和阳气的根本。人体所有的阴液都来源于肾，并贮藏于肾，以滋养人体。肾脏位于人体的下焦，在五脏之中部位最低，在五行之中属水，所以全身的津液都会下行而流入肾中，犹如百川归海，所以《素问·上古天真论》说："肾者主水，受五脏六腑之津液而藏之。"肾中的津液在肾阳的蒸化作用下，以经络为通道而输布于全身，滋养四肢百骸和脏腑组织。《灵枢·经脉》："肾足少阴之脉，起于小趾之下，邪走足心，出于然骨之下，循内踝之后，别入跟中，以上腨内，出腘内廉，上股内后廉，贯脊，属肾，络膀胱；其直者，从肾上贯肝膈，入肺中，循喉咙，挟舌本。"肾所藏的津液经过经脉，从肾到肝、膈、肺、喉，开口于舌下金津、玉液穴，以滋润口舌。由于唾为肾精所化，对人体具有滋养作用，练习气功时，都要舌抵上腭，通过呼吸意念的导引，使舌下津液缓缓泌出，待津液满口时咽之以养精，达到强身壮体、延年益寿的目的。

（三）证候类型

肾阳虚水泛型多唾：在口水多的同时，伴有头晕目眩，心悸气短，动则加重，甚至脐下有跳动的感觉，面色发黑，舌质淡嫩，苔白滑，脉沉弦等症，属于肾阳虚弱的多唾。治疗方法是温肾化气、固摄津液，方药可用金匮肾气丸加芡实、五味子、益智仁等。

肾阴虚损型少唾：除了口中干燥少唾以外，还可伴有心烦失眠，眩晕耳鸣，形体消瘦，手足心发热，骨蒸潮热，大便秘结，小便短黄，舌质红绛，苔少或无苔而干燥，脉细数。治疗方法是补肾养阴生津，方药可用六味地黄丸合增液汤。

（四）鉴别

与脾阳虚多涎的鉴别：在五液之中，涎和唾都是口中的津液，其区别是，比较清稀的部分为涎，比较黏稠的部分为唾。多涎和多唾都是口水多，但是多涎表现为口水清稀，甚至流口水，其发生机理是脾阳虚，不能运化水湿，上泛于口所致；多唾则表现为口水多而比较黏稠，多为吐唾，其发生机理是肾阳虚，不能温化水液，上泛于口所致。如果多涎和多唾难以从口水的清稀和黏稠进行区分的时候，还可以从伴随的全身症状进行区别。

如果在口水多的同时，伴有脘腹胀满，食欲不振，少气懒言，倦怠乏力，大便稀溏，面色发黄，舌质淡胖，苔白腻，脉濡弱，则属于脾阳虚弱的多涎。治疗方法是温中健脾，益气摄涎，方药可用六君子汤合甘草干姜汤。

与胃阴虚口燥的鉴别：胃阴虚的病人也可表现为口中津液减少，口燥咽干，同时有胃阴虚的表现，如胃脘隐痛，饥不欲食，或胃脘痞闷不舒，或干呕呃逆，大便干结，舌质红，舌苔少津而干，脉细数。治法宜用养胃生津法，方剂可用沙参麦冬汤加减。

（五）重要提示

无论是多唾还是少唾，都是肾虚的表现。

（六）《黄帝内经》参阅原文

《素问·宣明五气》

二十一、腐

（一）概念

腐，五臭之一，即腐烂的臭味。

（二）理论根据

参见第一篇第五章之七。

（三）证候类型

如果病人身体散发出腐烂的臭味，多为严重的肾病，需根据病人的具体情况进行辨证论治。

（四）鉴别

腐无须鉴别。

（五）重要提示

凡是身体散发出腐臭味的，多与肾病有关。

（六）《黄帝内经》参阅原文

《素问·金匮真言论》

二十二、耳轮焦黑

（一）概念

耳轮颜色发黑，枯槁粗糙，晦暗无光泽，看上去有污垢、不干净的感觉。

（二）理论依据

耳朵，为人体的听力器官，为"肾之外窍"，其功能由肾气所主。在中医理论中，人体的五官目、舌、口、鼻、耳，分别与五脏肝、心、脾、肺、肾相配属，耳属肾。不仅耳的听觉功能与肾的精气盛衰有密切的关系，耳轮的荣枯也与肾精的盛衰密切相关。所以，耳轮是肾精是否充足的外在征象，耳轮的变化可以作为诊断肾虚的指标。正常人的耳轮应该红活饱满而有光泽。在相术中十分注重耳轮，认为耳轮红活饱满，耳垂大而长者，为长寿之相，其理论实则来源于中医"肾开窍于耳"，肾精充足，则耳轮外形大而红活，当然就长寿了。

（三）证候类型

肾阴虚证：耳郭焦枯发黑，伴有头晕目眩，失眠遗精，口咽发干，五心烦热，盗汗，腰膝酸痛，舌质红，舌苔少，脉细数。治法宜用滋补肾阴法，方剂可选用左归丸合二至丸。

肾阳虚证：耳郭焦枯发黑，伴有畏寒肢冷，腰膝酸软，遗精阳痿，尿多清长，倦怠乏力，纳少，面色㿠白，舌质淡，苔薄白，脉沉弱。治法宜用温补肾阳法，方剂可选用右归丸合五子衍宗丸。

（四）鉴别

与瘀血内阻所致耳轮焦黑的鉴别：在耳轮焦黑的同时，可伴面色黧黑，肌肤甲错，舌质紫暗，或有瘀斑、瘀点，脉细涩等。治法宜用活血化瘀法，方剂可选用桃红四物汤加减。

（五）重要提示

凡耳轮焦黑，都要考虑肾虚的可能。

（六）《黄帝内经》参阅原文

《素问·阴阳应象大论》
《灵枢·五阅五使》
《灵枢·本脏》
《灵枢·卫气失常》
《灵枢·脉度》
《灵枢·决气》
《灵枢·海论》

二十三、牙齿松动

（一）概念

牙齿松动，也叫牙齿浮动，或牙齿动摇。牙齿松动多与牙龈萎缩并见。

（二）理论根据

肾主骨，齿为骨之余，肾虚则骨失所养，可见齿根不固而牙齿动摇。

牙齿包裹于牙龈之中，牙龈对牙齿有固定的作用，所以牙龈萎缩也可以导致牙齿松动。因为足阳明胃经入上齿中，手阳明大肠经入下齿中，牙龈主要靠阳明经气血的滋养，所以牙龈萎缩是阳明经的问题，多从胃、大肠治疗。

（三）证候类型

肾阴虚证：牙齿松动而干燥，牙齿隐痛，伴有腰酸，头晕，耳鸣，脱发，舌体瘦薄，舌质嫩红，舌苔少或无苔，脉细数。病人多有房事过度史，或素有遗精病史。治法宜用滋阴补肾固齿法，方剂可选用六味地黄丸加骨碎补，或用滋阴清胃固齿丸。

肾气虚证：牙齿松动，牙龈淡红，伴有咀嚼无力，少气懒言，舌质淡，舌苔白，脉沉弱无力。治法宜用补肾固齿法，方剂可选用还少丹。

（四）鉴别

与胃火燔灼致牙齿松动的鉴别：牙齿松动，伴有牙齿红肿疼痛，口臭，便秘，舌质红，舌苔黄白腻偏干，脉滑数。患者多有嗜酒或嗜食辛辣的习惯。治法宜用清胃泻火固齿法，方剂可选用清胃散或甘露饮。

（五）重要提示

凡是牙齿松动，都要考虑肾虚的可能。

（六）《黄帝内经》参阅原文

《素问·六节藏象论》
《灵枢·经脉》
《灵枢·终始》

第二章　肾虚的舌象

中医的诊断方法有望、闻、问、切，即四诊。舌诊属于望诊的范畴，是中医诊断学的重要内容。

一、舌诊原理

舌和各脏腑通过经络互相联系，各脏腑的气血津液和功能状态都可以通过经络反映于舌。根据《黄帝内经》记载，手少阴心经之别系舌本；足太阴脾经连舌本，散舌下；足少阴肾经挟舌本；足厥阴肝经络舌本；足太阳之筋，其别者，别入结于舌本；足少阳之筋，入系舌本，上焦出于胃上口，上至舌，下足阳明等。这些都说明五脏六腑直接或间接地通过经络、经筋与舌相联系。脏腑的精气上荣于舌，脏腑的病变也必然影响精气的变化而反映于舌。

舌的味觉可影响食欲，与脾主运化和胃的受纳功能有关。而脾胃为后天之本，是气血之化源，对全身各部分有着举足轻重的影响。因此，舌象不仅仅反映了胃肠的功能状态，而且也代表了全身气血津液的盛衰。然而五脏六腑之精又都归藏于肾，肾为先天之本，其经脉系于舌，因此说五脏六腑之精气，通过后天脾胃和先天肾而与舌相联系，所以五脏六腑的病变都可以反映于舌象。

二、舌诊内容

中医舌诊的内容包括舌质、舌苔、舌动态等。舌质，又称舌体，是舌的肌肉脉络组织。舌苔，是舌体上附着的一层苔状物。望舌质分为神、色、形、态四方面；望舌苔则分为苔质、苔色两方面。

舌诊还应参考脏腑在舌面的定位。舌尖属心、肺，舌中属脾、胃，舌根属肾，舌边属肝、胆。

三、正常舌象

正常的舌象是：舌体胖瘦适中，转动灵活；舌质淡红润泽；舌苔薄白，颗粒均匀，干湿适中，薄薄地铺于舌面，揩之不去。（彩图见附录）

四、肾虚的常见舌象

肾的经脉挟舌本，当肾的气血阴阳发生异常时，就可能在舌上表现出来。与肾虚有关的舌象变化有如下几个方面：

1. 舌体比正常舌瘦小，舌质比正常舌红，呈绛红色，舌面无苔，为肾阴虚的表现。（彩图见附录）

2. 舌体比正常舌胖大，舌质比正常舌淡，娇嫩，舌边有牙齿印，舌苔白，为肾阳虚的表现。（彩图见附录）

3. 舌面没有舌苔，舌面光洁如镜，称为"光剥舌"，是肾阴虚损严重的表现。（彩图见附录）

4. 舌苔发黑，有两种情况：一是舌质红，舌苔发黑而干燥，甚至干裂，或生芒刺，为热邪极盛、肾阴枯竭的表现，为危重证候；二是舌质淡，舌苔黑而滑润，为肾阳虚衰的表现，也是危重证候。

5. 裂纹舌：舌面上有多少不等，深浅不一，各种形态明显的裂纹，称为"裂纹舌"。裂纹舌多为肾阴虚的表现。（彩图见附录）

6.舌根属肾，因此，舌根部位的变化反映肾脏的情况。比如，舌的其他部位有苔，而舌根部位没有苔，是肾阴虚的表现。

《黄帝内经》参阅原文

《灵枢·卫气》

《灵枢·经脉》

第三章　肾虚的脉象

一、脉诊的原理

脉搏是气推动血液在脉中运行所形成的。人体的经脉遍布全身，无处不到，内连脏腑，外达肌肤。气血通过经脉运行到全身，全身通过经脉得到气血的营养。全身各脏腑的功能状态也可以通过经脉反映到脉搏，这就是通过脉搏为什么可以诊断疾病的原理。

现在大家奇怪的是为什么中医诊脉的部位在手腕？我们现在诊的这个部位，中医叫"寸口"，或称"气口"。"寸口"是手太阴肺的动脉，是"脉之大会"，就是脉都会聚于此的意思。前面我们已经提到，脉是气推动血在脉中运行所形成的，也就是说，形成脉搏的主要因素是气血。气血是通过胃所消化吸收的水谷精微所化生的，水谷精微在胃吸收以后，经过脾输送到肺，经过肺输布到全身，所以中医认为"肺朝百脉"，也就是说，所有的脉都是经过肺向全身输送气血的，而"寸口"是肺的动脉，为"脉之大会"。所以，从"寸口"的脉搏变化可以诊断全身各脏腑的病变。

二、脉诊的方法

中医的诊脉方法共有三种，即遍诊法、三部诊法和寸口诊法。现在最常用的是寸口诊法。

寸口脉即桡动脉，在手掌掌横纹后的桡侧（拇指侧）的桡动脉搏动处。切脉部位以掌后高骨（即桡骨茎突）为标志，正当高骨的部位是关脉，关脉的前部（即靠手掌部）为寸脉，关脉的后部（即靠肘部）为尺脉。因为寸口脉分为寸、关、尺三部，切脉的指力分为浮（即轻取）、中（即中等指力）、沉（即重按）三候，所以也将这种诊脉方法称为"三部九候"脉法。

寸口诊法的脏腑定位是：

左手的寸脉——心与膻中

左手的关脉——肝、胆与膈

左手的尺脉——肾与小腹

右手的寸脉——肺与胸中

右手的关脉——脾与胃

右手的尺脉——肾与小腹

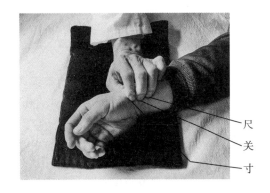

尺

关

寸

三、正常脉象

人体正常的脉象为三部均有脉搏，一息（一呼一吸）脉搏跳动四至五次，不浮不沉，不大不小，从容和缓，柔和有力，节律一致，尺脉沉取有力。因为人与自然是一个有机的整体，自然界的气候变化会对人体产生一定的影响，所以，人体的脉搏也可以随着季节的变化而稍有不同。一般而言，春天的脉稍弦，夏天的脉稍洪，秋天的脉稍浮，冬天的脉稍沉。

四、肾虚的脉象

（一）沉脉

肾虚的脉象总体来说是沉脉，特别是尺部的脉沉。

沉脉的脉象是：轻取不应，重按始得。

（二）沉细数

脉搏在沉的同时，脉体细，脉搏快（一呼一吸超过 5 次），为沉细数脉。

脉沉细数为肾阴虚的典型脉象。

（三）沉迟

脉搏在沉的同时，脉搏跳动慢（一呼一吸不到 4 次），为沉迟脉。脉沉迟为肾阳虚的典型脉象。

（四）沉微

脉搏在沉的同时，脉搏跳动微弱无力，甚至似有似无，这种脉象叫沉微，重的叫脉微欲绝，是肾阳虚脱的脉象。

（五）《黄帝内经》参阅原文

《素问·脉要精微论》
《素问·平人气象论》
《素问·玉机真脏论》
《素问·宣明五气》

第四章　肾虚的关联因素

一、北方

（一）概念

北方，为东、南、西、北、中五方之一，五行属水，即北方寒水。

（二）理论依据

北方寒冷，与水的特性相类，故归属于水，因此中医理论中有北方寒水的说法。按照五行学说的划分，自然界的五方东、南、西、北、中分别与人体的五脏肝、心、肺、肾、脾相配属，北方属肾，在文王八卦方位图中上南下北，左东右西，北方为坎卦。按全息理论，任何一个部位都可以看成一个独立的全息单元，若以面部为例，按其方位图来划分的话，则额为南方，离火属心，颐颏为北方，坎水属肾，则该部位能反映肾脏的情况。余以此类推。

方位是相对的概念，如果你一直生活在广州，出差到武汉期间生病，那生的病就与北方有关，应考虑肾的问题；如果你一直生活在哈尔滨，出差到武汉期间生病，那生的病与北方无关，而是与南方有关；如果你一直生活在哈尔滨，出差到莫斯科期间生病，那生的病就与北方有关，要考虑肾的问题。

（三）重要提示

凡是与方位中的北方相关的病证，都要考虑肾虚的可能。

（四）《黄帝内经》参阅原文

《素问·金匮真言论》
《素问·阴阳应象大论》
《灵枢·九宫八风》

二、冬季

（一）概念

冬，即冬季，为一年中最后的一个季节，气候寒冷，主收藏之令。

冬季，一般指农历十、十一（冬月）、十二（腊月）三个月，严格地讲，应该是二十四节气中的从立冬到立春之间的三个月。立冬一般在公历十一月的七日或八日，立春一般在公历二月的三日、四日或五日。

（二）理论依据

古人以五行中的木、火、金、水，配属春、夏、秋、冬四季，每季七十二天，分别与肝、心、肺、肾相应；又将每季之末的各十八日，配属于土，与脾相应。冬季，与五脏之肾相配，冬季是自然界的生物经过春生、夏长、秋收，最后进入藏的阶段。在自然界的冬季，表面上看不到生机，树木也枯萎了，动物也冬眠了，其实是生机都潜藏起来了，树木的地上部分枯萎了，但地下的根部充满了生机，动物的冬眠是为了减少能量消耗，保存住生命物质。所以，冬季的特征就是"藏"。在人体的五脏之中，肾的功能就是"藏"，人体的主要能量和生命物质都要藏于肾，如人体的精、阳气等，都应藏于肾，所以，《黄帝内经》认为"肾者，主蛰，封藏之本"。四季中的冬季和人体五脏中的肾具有特殊的关系。

冬季的气候特征就是寒冷，而寒冷在五行中属水，肾的五行属性也属水，所以冬季寒冷的气候也容易伤肾，如下节所述。

（三）重要提示

凡是与冬季相关的病证，都要考虑肾虚的可能。

（四）《黄帝内经》参阅原文

《素问·四气调神大论》
《素问·金匮真言论》
《素问·脏气法时论》
《素问·六节藏象论》

三、寒冷

（一）概念

寒冷，指气候环境的寒冷，如一年中的冬季，方位中的北方，或者是居住、工作的环境寒冷等。

（二）理论依据

寒冷是方位中北方的气候特征，是季节中冬季的气候特征，对应于生命过程的"藏"，对应于五脏中的肾，属于五行中的水。所以，寒冷的脏腑定位在肾，凡是寒冷皆与肾相关，所以冬季和北方容易产生寒冷伤肾的病变。

（三）重要提示

凡是在冬季、北方或寒冷的环境产生的病证，要考虑寒冷伤肾的可能。

（四）《黄帝内经》参阅原文

《素问·阴阳应象大论》
《素问·逆调论》
《素问·至真要大论》

四、壬癸日

（一）概念

壬癸日为十天干纪日的最后两日。

壬即"阳气任养于下也"，癸即"万物可揆度也"。也就是说，壬指阳气又妊养着新的生命（阳气怀妊），癸指生命又将开始，宿根待发（陈揆于癸）。

（二）理论依据

古人用十天干来计算天日演进的次序，是对万物生命发展过程的观察而得出的，它象征着万物由发生而少壮，而繁盛，而衰老，而死亡，而更始的顺序。后来由于五行学说的不断发展，分析这十干不仅具有阴阳两种性质，同时亦以之分别纳入五方、五行、五季、五脏了，在五行则甲乙日属木，丙丁日属火，戊己日属土，庚辛日属金，壬癸日属水，分别与肝、心、脾、肺、肾五脏相配属。

（三）重要提示

凡是在壬癸日产生的病证，要考虑与肾相关。

（四）《黄帝内经》参阅原文

《素问·脏气法时论》
《灵枢·顺气一日分为四时》

附：日干支推算方法

公历规定，公元 1601 年之后，能被 4 整除的为闰年，而整百之年只有能被 400 整除的才算是闰年。公元 1601 年 1 月 1 日的干支为"丁卯"，其后日干与日支的变化序列如下表：

数	1	2	3	4	5	6	7	8	9	10	11	12
干	丁	戊	己	庚	辛	壬	癸	甲	乙	丙	丁	戊
支	卯	辰	巳	午	未	申	酉	戌	亥	子	丑	寅

计算公式：

（5n+n/4−n/100+n/400+r）÷10= 余数（所求日天干）

（5n+n/4−n/100+n/400+r）÷12= 余数（所求日地支）

式中的 n/4、n/100、n/400，当 n 小于分母时，该项可省略不计；大于分母时，只取整数，小数部分不计。

例：求公元 2000 年 12 月 31 日的干支。

n=2000−1601=399

r=366

代入公式：

5÷399+399/4−399/100+399/400+366=5×399+99−3+366

$$=2457$$

日干 =2457 除以 10 余 7，7 对应的天干为"癸"；

日支 =2457 除以 12 余 9，9 对应的地支为"亥"；

因此，2000 年 12 月 31 日的干支为"癸亥"。

资料来源：李海燕.阴阳干支万年历［M］.3 版.石家庄：河北人民出版社，2005：814.

五、时辰

（一）概念

时辰即十二时辰，就是用十二地支对一天 24 小时进行计时，每个时辰相当于 2 小时。子时为 23 ～ 1 点，丑时为 1 ～ 3 点，寅时为 3 ～ 5 点，卯时为 5 ～ 7 点，辰时为 7 ～ 9 点，巳时为 9 ～ 11 点，午时为 11 ～ 13 点，未时为 13 ～ 15 点，申时为 15 ～ 17 点，酉时为 17 ～ 19 点，戌时为 19 ～ 21 点，亥时为 21 ～ 23 点。

（二）理论依据

在十二时辰中，与肾有关的有两种理论。

一种是子午流注的理论，认为酉时是肾经的时辰，所以在酉时得病，或者在酉时病证加重都与肾虚有关。

一种是与五行相关的理论。古人用十二地支纪一日十二时辰，即子、丑、寅、卯、辰、巳、午、未、申、酉、戌、亥，十二支的次第，与十天干具有同一意义，仍然是在说明事物生、长、壮、老、已反复变化发展的过程。在五行，寅、卯属木，巳、午属火，申、酉属金，亥、子属水，辰、戌、丑、未属土。五行的关系是土克水，辰、戌、丑、未四个时辰，都是土气的旺时，肾病在这时便可能加剧。所以，凡是上述四个时辰发病或加重的病证都可能与肾虚有关。

（三）重要提示

凡是在酉时或辰、戌、丑、未时发病或加重的，可能与肾虚有关。

（四）《黄帝内经》参阅原文

《素问·脏气法时论》

六、运气

（一）概念

运气，即五运六气的简称。五运，即指木、火、土、金、水五行的运行；六气，就是指太阳寒水、厥阴风木、少阴君火、少阳相火、太阴湿土、阳明燥金六气的变化。五运代表木、火、土、金、水地气的运行规律，六气代表风、寒、暑、湿、燥、火天气的变化规律，天气和地气的变化影响气候的变化，气候的变化影响脏腑的功能，进而影响人体的变化。

（二）理论依据

五运六气学说是古代一种研究天时气候规律及其对生物包括人体在内的影响的学说。其基本框架是天干化五运，并与脏腑配属，即甲己化土以配脾，乙庚化金以配肺，丙辛化水以配肾，丁壬化木以配肝，戊癸化火以配心；地支化六气并与三阴三阳六经配属，即子午少阴（二阴）君火（暑），寅申少阳（一阳）相火，丑未太阴（三阴）湿土，卯酉阳明（二阳）燥金，巳亥厥阴（一阴）风木，辰戌太阳（三阳）寒水。用天干与地支配合记年便是甲子六十周年，也称"花甲"，所以，运气规律呈现六十周年的规律性变化。运气的具体变化规律很复杂，但基本规律可分为太过、不及、平气三种。其中，平气年是运气正常的年份，对相应的脏腑和人体不会造成伤害；太过年可能对本气所克的脏腑造成伤害，比如土运太过的年份，可能克制水，水对应的脏腑是肾，就容易发生肾病；不及的年份容易自病或被所克之气相乘，比如水运不及的年份，肾脏容易自病或被土乘而病。所以，凡是在土运太过的年份，如甲子、甲戌、甲申、甲午、甲辰、甲寅年；水运不及的年份，如辛未、辛巳、辛卯、辛丑年，容易发生肾病。

（三）重要提示

凡是在甲子、甲戌、甲申、甲午、甲辰、甲寅、辛未、辛巳、辛卯、辛丑年发生的病证，要考虑肾虚的可能。

（四）《黄帝内经》参阅原文

《素问·气交变大论》

《素问·五常政大论》

《素问·至真要大论》

七、年龄（女 35 岁，男 40 岁）

（一）概念

人生是生、长、壮、老、死的过程，这一过程以肾气的盛衰为根据，以年龄为单位。女子以七岁、男子以八岁为一个阶段。女子 35 岁（即五七）、男子 40 岁（即五八），是肾气由盛转衰的年龄，也是身体开始衰老的年龄界限。

（二）理论依据

人的整个生命过程，是肾中精气由弱到强，再由盛转衰，直到消亡的过程。当女子年龄达到 35 岁（五七）左右，男子 40 岁（五八）左右，为由盛到衰的转折点。按照《黄帝内经》的记载，女子"五七，阳明脉衰，面始焦，发始堕"，即到五七（35 岁）的时候，面容开始变得憔悴，头发开始脱落；男子"五八，肾气衰，发堕齿槁"，即到五八（40 岁）的时候，头发开始脱落，牙齿变得枯槁，这是人体正常的生理过程。所以，女子 35 岁，男子 40 岁，是肾虚开始的年龄。当然，可以通过饮食、锻炼等健康的生活方式或某些具有补肾功能的药物来延缓这种变化。若过早出现这种情况，就属于病理状态了，即为肾虚导致的早衰。

（三）重要提示

凡是女子 35 岁，男子 40 岁，是肾虚开始的年龄界限，应该特别关注，并适当予以补肾。

（四）《黄帝内经》参阅原文

《素问·上古天真论》

第五章　肾虚的常见病证

一、阳痿

（一）概说

阳痿是指在有性欲要求时，阴茎不能勃起或勃起不坚，或者虽然有勃起且有一定程度的硬度，但不能保持性交的足够时间，因而妨碍性交或不能完成性交。

阳痿又称"阳事不举"等，是最常见的男子性功能障碍性疾病。偶尔1～2次性交失败，不能认为就是患了阳痿。一般在临床上来说，只有在性交失败率超过30%时才能诊断为阳痿。

据国外有关临床医学资料统计，阳痿患者约占全部男性性功能障碍的20%～30%。近五年来国内临床医学有关调查表明，在成年男性中有12%～25%的人发生阳痿，阳痿的发生率随年龄的增长而上升。男性在50岁以后，阳痿的发生率达到53%左右。到了65～70岁时，阳痿的发生进入高峰。但也因人而异，并非绝对。

阳痿多数属功能性，少数属器质性。其常见的原因有以下几方面：

1. 精神神经因素

如幼年时期性心理受到创伤，或新婚缺乏性知识，有紧张和焦虑的心理，或夫妻感情不和，家庭关系不融洽；或不良习惯，如自慰用力过度，导致阴茎的敏感度降低，精神紧张，思想负担过重而致阳痿；脑力或体力劳动过度，或不良精神刺激，如过度抑郁、悲伤、恐惧等，或恣情纵欲，性生活过度等，均可引起大脑皮层功能紊乱而出现阳痿。

2. 神经系统病变

下丘脑－垂体肿瘤或其他部位肿瘤、大脑局部性损害（如局限性癫痫、脑炎、脑出血压迫等）、脊髓损伤、脊髓肿瘤、慢性酒精中毒、多发性硬化症、盆腔手术损伤周围自主神经等，均可导致阳痿。

3. 内分泌病变

如糖尿病、垂体功能不全、睾丸损伤或功能低下、甲状腺功能减退或亢进、肾上腺功能不足等，均可导致阳痿。

4. 泌尿生殖器官病变

如前列腺炎、前列腺增生、附睾炎、精索静脉曲张等常可导致阳痿。部分中老年人患者多由于前列腺炎和慢性前列腺增生而引起阳痿。

5. 药物影响

临床上很多药物对性功能有抑制作用，如利血平、胍乙啶、地高辛、安定、速尿、胃复安等均可引起阳痿。

6. 慢性疲劳

疲劳之所以能引起阳痿，是因为肌肉过度疲劳或因过度用脑、忧郁不安、紧张等所致的心因性疲劳，干扰性欲的唤起，其中包括大脑功能降低抑制了性兴趣，皮层边缘系统情感中枢兴奋性降低，以及垂体的促性腺激素和睾丸的雄激素分泌减少而降低性兴奋。

（二）病因病机

中医学早在《黄帝内经》中就有关于阳痿病因的阐述，如《素问·痿论》说："思想无穷，所愿不得，意淫于外，入房太甚，宗筋弛纵，发为筋痿。"其明确指出，纵欲房劳是阳痿的主要病因。《素问·五常政大论》认为，阳痿与气虚有关，指出："气大衰而不起不用。"《诸病源候论·虚劳阴痿候》曰："劳伤于肾，肾虚不能荣于阴器，故痿弱也。"而论述最为精辟的是《类证治裁·阳痿论治》，它指出："男子二八而精通，八八而精绝。阳密则固，精旺则强，伤于内则不起。故阳之痿，多由色欲竭精，或思虑劳神，或恐惧伤肾，或先天禀弱，或后天食少。亦有湿热下注，宗筋弛纵，而致阳痿者。"总之，青壮年相火偏旺，恣情纵欲，或严重手淫，导致阴精耗损，肾气亏虚，宗筋失养，发生阳痿；老年人肾阳不足，命门火衰，精气虚惫，以致阳事痿软；思虑损伤心脾，郁怒伤肝，惊恐伤肾；湿热下注，宗筋弛纵；跌仆损伤，血脉瘀滞，皆可导致本病。

（三）证候表现

1. 肾气阴两虚证

主要表现：阴茎不能勃起或勃起而不坚，头晕健忘，耳鸣失聪，腰膝酸软，神疲乏力，短气自汗，盗汗，手足心热，舌质淡红，少苔，脉虚弱或细数。

2. 肾阳虚衰证

主要表现：阳痿势重，阴茎痿而不起，腰膝酸痛，眩晕，耳鸣，肢冷畏寒，小便清长，夜尿频作，舌质淡红，脉沉细迟。

（四）治疗方法

1. 辨证治疗

（1）肾气阴两虚证

治法：滋肾阴，益肾气，降肾火。

方药：知柏地黄丸加减。

知母 10 克，黄柏 15 克，山茱萸 12 克，熟地黄 15 克，泽泻 15 克，牡丹皮 15 克，怀山药 30 克，桑螵蛸 12 克，补骨脂 15 克，茯苓 18 克，西洋参 10 克，枸杞子 20 克，巴戟天 20 克。水煎服，每日 1 剂，日服 2 次。

若阴茎疲弱、腰膝酸软而痛者，加蜈蚣 2 条，杜仲 12 克，狗脊 12 克；自汗者，加麦冬 30 克；浮小麦 30 克，黄芪 30 克；头晕健忘、失眠多梦者，加炒酸枣仁 12 克，夜交藤 15 克。

（2）肾阳虚衰证

治法：温肾补虚，补阳振痿。

方药：右归丸加减。

熟地黄 30 克，山药、枸杞子、菟丝子、杜仲各 20 克，山茱萸、当归各 15 克，西洋参 10 克，巴戟天 25 克，制附片（先煎 1 小时）、肉桂各 10 克。水煎服，每日 1 剂，日服 2 次。

若早泄者，加龙骨 30 克（先煎），牡蛎 30 克（先煎）；腰膝痛甚、小便多者，加金樱子 20 克，益智仁 10 克；脾虚食少、体疲便溏者，加黄芪 30克，党参 20 克，白术 10 克。

2. 其他治法

（1）中成药

①无比山药丸，口服，每次 1 丸，每日 2 次，淡盐开水送服。

②知柏地黄丸，口服，每次 1 丸，每日 2 次，淡盐开水送服。

③补肾丸，口服，每次 1 丸，每日 2 次，淡盐开水送服。

④龟鹿补肾口服液，口服，每次 1 支，每日 2 次。

⑤右归丸，口服，每次 1 丸，每日 3 次，淡盐开水送服。

⑥附桂八味丸，口服，每次 1 丸，每日 3 次，淡盐开水送服。

（2）针灸

①体针

主穴：曲骨、次髎、阴廉、大敦、三阴交、足三里。

配穴：中极、关元、肾俞、命门、复溜、会阴、阳痿。

阳痿穴位置：肾俞穴上 2.5 寸，督脉旁开 1 寸处，共 2 穴。

操作：主穴均取，如果疗效不显著，可酌加配穴 1～3 个。曲骨、中极、关元、会阴，进针后以针感向尿道口放射为度。余穴要求局部酸胀。得气好的，用平补平泻手法，运针 5 分钟，留针 15 分钟；得气差的，用烧山火手法，运针 5 分钟，留针 20 分钟。

②艾灸

取穴：气海、肾俞、三阴交、足三里、关元、大敦。

操作：用陈艾做成中等艾炷，直接无瘢痕灸关元、气海、肾俞、三阴交、足三里穴，每次 100～200 壮，每周 1 次，3 次为 1 个疗程，之后停 1周。治疗期间禁同房。

③耳穴压丸

取穴：心、肾、皮质下、外生殖器、肝、脾。

操作：用王不留行子按压耳穴，用 0.7cm×0.7cm 胶布固定，每日按压 3次，每次 5 分钟，每周更换 2 次，5 周为 1 个疗程。

④穴位埋针

取穴：三阴交、关元、足三里、气海。

操作：酒精消毒穴位，先指压会阴5分钟，尽力吸气收肛，注意力集中于阴茎头。针从气海、三阴交、关元、足三里向上刺入，旋转揉动，使患者获得针感，三阴交、足三里二穴均埋针，之后用胶布固定，埋针3天，休息3天。

（3）验方

①补肾起痿汤

北黄芪20克，党参20克，当归15克，淫羊藿10克，巴戟天10克，肉苁蓉10克，五味子5克，枸杞子10克，菟丝子10克，仙茅10克，山茱萸10克，熟地黄10克，锁阳10克。水煎2次，分2次服，每日1剂。

②温肾振痿汤

淫羊藿30克，韭菜子、阳起石各20克，枸杞子12克，熟地黄15克，高丽参15克，蛤蚧1对，甘草10克。水煎服，每日1剂。15日为1个疗程，一般服1～3个疗程。

③壮腰兴阳汤

生黄芪30克，当归、山药、茯苓、韭菜子、淫羊藿、巴戟天、黄柏各15克，白芍20克，蜈蚣2条，鹿茸粉、胎盘粉各10克，海狗肾1条。水煎2次，分2次服，每日1剂。半个月为1个疗程。服药期间多饮水，戒房事。

④补天强阳汤

淫羊藿30克，肉桂7克，海马1对，仙茅15克，枸杞子15克，怀牛膝15克，韭菜子9克，蛇床子7克，补骨脂10克，高丽参15克，鹿茸12克，锁阳7克。水煎2次，分2次服，每日1剂。半个月为1个疗程。服药期间多饮水，戒房事。

⑤鹿龟蛇起汤

鹿茸15克，龟甲20克，蛇床子10克，淫羊藿30克，阳起石10克，远志10克，当归20克，桑螵蛸30克，五味子10克。

畏寒者，加肉桂5克，制附片5克，甘草10克；遗精、早泄者，加金樱子15克，牡蛎30克，龙骨30克。水煎2次，分2次服，每日1剂。

⑥五子强阳汤

金樱子 30 克，菟丝子 30 克，枸杞子 12 克，五味子 10 克，覆盆子 15 克，补骨脂 10 克，熟地黄 20 克，肉苁蓉 20 克，淫羊藿 10 克，续断 15 克，党参 15 克，金毛狗脊 15 克，仙茅 9 克。水煎 2 次，分 2 次服，每日 1 剂。

（4）食疗

①虫草炖鸡肉

冬虫夏草 4～5 枚，公鸡肉 300 克左右，共炖 3 小时后吃肉喝汤。

②麻雀猪肾粥

麻雀 3～5 只，去毛及内脏，切碎炒熟，与净猪肾 200 克、大米 500 克同煮粥，加葱、盐和调味品，空腹服食。

③虾肉炒韭菜

鲜虾肉 100 克，用水泡软。锅中放油加热后，与切好的韭菜 250 克、腰果 50 克同炒，炒熟后加盐等调味品食用。

④苁蓉羊肾汤

鲜羊肾 1 具，去筋膜洗净，加肉苁蓉、枸杞子、当归各 15 克，共煮汤。加入黄酒、葱白、盐、生姜等调味品，吃羊肉，饮汤。

⑤杞芪炖乳鸽

枸杞子 30 克，黄芪 50 克，杜仲 30 克，鸽子 1 只（去毛及内脏），放炖盅内加水适量，隔水炖熟 2 小时，吃肉饮汤。

⑥黑豆炖狗肉

狗肉 250 克，黑豆 50 克，淫羊藿 30 克，加大八角、小茴香、黄酒、桂皮、陈皮、草果、生姜、盐、味精等，同炖 3 小时。食狗肉，饮汤。

⑦虫草胎盘

冬虫夏草 10～15 克，鹿茸 15 克，胎盘 1 个，隔水炖熟吃。

⑧附茸炖猪腰

制附片 5 克，鹿茸 15 克，猪腰 2 个，洗净切开，去筋膜，切碎共炖，用精盐、味精调味，饮汤食猪腰。每天 1 次，连用 10 天为 1 个疗程。

⑨枸杞子仔鸡

枸杞子 30 克，鹿茸 15 克，500 克重以下的仔鸡 1 只，除去毛及内脏后洗净。用绍兴黄酒 50～100 毫升，加盐同炖 2 小时，食肉饮汤。

⑩归蓉羊肉粥

当归 20 克，肉苁蓉 20 克，洗净切薄片；精羊肉 125 克，洗净切碎；大米 500 克洗净。一同煮粥食用。

（五）预防与调摄

1. 消除心理因素

要对性知识有充分的了解，充分认识精神因素对性功能的影响。要正确对待"性欲"，不能看作是见不得人的事而厌恶和恐惧；不能因为一两次性交失败而沮丧担忧，缺乏信心；夫妻双方要增加感情交流，消除不和谐因素，默契配合，女方应关怀、爱抚、鼓励丈夫，尽量避免不满情绪流露，避免给丈夫造成精神压力；性交时思想要集中；特别是在达到性快感高峰，即将射精时，更要思想集中。

2. 节制房事

长期房事过度，沉浸于色情，是导致阳痿的原因之一。实践证明，夫妻分床，停止性生活一段时间，避免各种类型的性刺激，让大脑勃起中枢神经和性器官得到充分休息，是防治阳痿的有效措施。

3. 饮食调养

（1）多吃壮阳食物

壮阳食物主要有狗肉、羊肉、麻雀、核桃、牛鞭、羊肾等；动物内脏因为含有大量的性激素和肾上腺皮质激素，能增强精子活力，提高性欲，也属壮阳之品；此外，含锌食物如牡蛎、牛肉、鸡肝、蛋、花生米、猪肉、鸡肉等，含精氨酸食物如山药、银杏、冻豆腐、鳝鱼、海参、墨鱼、章鱼等，都有助于提高性功能。

（2）不必忌口

民间流传的一些说法，如吃丝瓜会得阳痿等，是没有科学根据的。预防阳痿、早泄不必忌口，避免处处设防，增加心理负担，同时也避免营养缺乏、身体虚弱。

4. 提高身体素质

身体虚弱、过度疲劳、睡眠不足、紧张持久的脑力劳动等，都是阳痿的发病因素，应当积极从事体育锻炼，增强体质，并且注意休息，防止过劳，调整中枢神经系统的功能失衡。

5. 谨慎用药

特别是防治心脑血管疾病的某些西药，如大剂量的镇静剂、降血压药、抗胆碱类药。长期服用时必须咨询一下医生。

6. 多做运动可以预防阳痿

体育运动的好处多多，除了能让人拥有好身材外，对心脑血管的帮助也很大。对于男士而言，运动还有一项妙不可言的好处：可以明显地增强性能力。根据美国多位临床医学专家所主持的一项大规模研究显示，一个每天通过运动至少消耗掉 2 千卡热能的男人，患阳痿的概率比那些不运动的男性要低许多。

此次研究选取了近 600 位男性为研究对象，耗时 9 年。这 600 位研究对象起初均无性功能障碍，然后多位临床医学专家追踪这些人的生活习惯，并把焦点放在一些传统上被认为与阳痿有关的因素上，如吸烟、酗酒、不运动及体重过重等，结果发现有运动习惯的男性患阳痿的概率较低。

体育运动可以明显地降低心血管疾病及阳痿的发生率，其实是基于同样的原理——这和是否有足够的血液流向需要的器官有关，而运动可使各类血管保持畅通。事实上，阳痿可以被视为是心血管疾病早期的警讯，因为当体内血液无法畅通时，阴茎勃起状态上的反应则更显不足。

很多男性步入中年之后，工作与家庭均很稳定，易沉溺于安逸之中，渐渐丧失了运动的兴趣；或是以为只有那些出现头痛脑热、腰酸腿疼等毛病的人才需要运动，反而不知道体育运动与性能力有紧密关联。有助于"壮阳"的运动类型很多，慢跑、打球、散步、游泳等有氧健身运动都不错。

二、早泄

（一）概说

早泄是指男性阴茎插入阴道后，女性尚未达到性高潮，而男性的性交时间短于 2 分钟，提早射精而出现的性交不和谐的病症。一般 28% 的男性均有此情况，问题虽小，但却使性生活质量不高，也可能引起阳痿等其他性功能障碍，后果严重，应引起重视和及早治疗。一般认为，早泄是指男子在阴茎勃起之后，未进入阴道之前，或正当纳入及刚刚进入而尚未抽动时便已射精，阴茎也自然随之疲软并进入相对不应期的现象。临床上对阴茎勃起未进入阴道即射精，诊断为早泄。而能进入阴道进行性交者，如果没有抽动 2 分钟就很快射精，也定义为早泄。

需要指出的是，如果仅仅因为自慰的时间太短，并不能算早泄。早泄必须是在性交的时候发生。自慰不是导致早泄的直接原因，适度的自慰是正常的，而过度的自慰会在一定程度上导致性能力下降。很多年轻人被误导，以为只要有过自慰就会导致早泄及阳痿等问题，这种认知是不全面的。事实是，即使停止自慰，早泄同样有可能发生。相反，自慰是可以治疗早泄的。如果养成习惯，每次自慰的时间都很短，形成条件反射，以后性交的时间也可能很短。从性心理－行为疗法上讲，在自慰的时候，应该相对地延长时间，在快要达到射精的时候，立刻停止，反复多次，就可以相对地延长射精时间，这样就可以控制性交的时间了。在性交前，也可先自慰，同样可以防止早泄。

国外临床医学专家认为，早泄是指性交时男方不能控制足够的时间而出现的射精，由于女方未达到性高潮，阴茎变软缩，致使性功能正常的女性至少在 40% 的正常性交中得不到满足，影响性生活的愉快、和谐。2008 年 11 月的最新调查显示，异性之间的性交时间一般为 3 ～ 13 分钟，3 ～ 7 分钟为可以接受的时间，理想的时间为 7 ～ 13 分钟。

正常男性偶尔出现这种现象，不足为怪，但经常早泄，不能完成性交的全过程，就是病态，可诊断为医学意义上的早泄。

许多人都把阳痿与早泄相提并论，甚至报刊及广告宣传上说某药既治阳痿又治早泄，实际上是既卖矛又卖盾。阳痿真正的学名是"阴茎勃起障碍"，它是指性交时阴茎不能勃起或虽能勃起但勃起不坚，或勃起不能维持，以致不能完成性交全过程的一种病症。因此，阳痿的治疗主要是解决勃起问题。而早泄又叫射精过快或早发性射精。有的人在阴茎插入阴道不到 1 分钟就射精，有的人则是阴茎未插入阴道就射精了。这与患者的大脑皮层兴奋性过高，射精阈值较低有关，也就是过于敏感，大脑皮层对射精中枢调控障碍。如果夫妻长时间没有性交，第一次性交的射精时间会比较快，阴茎比较敏感，较快达到射精阈值，出现早泄的现象，这是正常的。早泄患者有一部分是由于心理的因素，精神焦虑、紧张等都不容易控制射精这种反射作用。

容易发生早泄的情况有：

（1）在没有安全感的情况下行房。

（2）急于求成，或想速战速决，也容易导致早泄。

（3）大脑皮层的过度兴奋和冲动，难以自持，不懂如何控制射精的反射作用，导致早泄。

（4）有些女人不了解男人的早泄挫折感，反以言相讥，会加重男人的心理负担，使早泄愈演愈烈。

早泄的治疗主要是降低大脑皮层的兴奋性，打破射精原有的阈值。重新建立新的反射弧十分重要，主要用补肾安神的药物、针灸疗法加上性心理－行为疗法调节，会收到良好的效果。另外，包皮过长、慢性前列腺炎、慢性尿道炎等皆可导致射精过快，需找准病因，治疗原发病灶。相对来说，早泄病人是床第间的"快枪手"，而阳痿病人则是"一杆不能挺立的枪"，或者说"没有上阵就交了枪"。

早泄的分类：其一是习惯性早泄，指成年以后性交一贯早泄者，这种人的性生理功能正常，阴茎勃起有力，性欲旺盛，交媾时迫不及待，大多见于青壮年人；其二是年老性早泄，由性功能减退而引起，中年以后或老年人逐渐发生的射精时间提前，常伴有性欲减退与阴茎勃起无力；其三是偶见早泄，大多在身心疲惫、情绪波动时发生。另外，原本无早泄，在某种精神或躯体的应激情况之后急性发生的早泄，常伴勃起乏力。

目前国内外都比较推崇中医药、针灸和心理－行为治疗，特别是三者合一的综合治疗，认为疗效比较肯定。通过中医药的辨证论治，以针灸治疗作为基础，再加上个性化的性心理治疗，可向病人传授有关性知识，帮助病人解除顾虑，减少焦虑与紧张心理，并可以通过教会病人掌握肌肉松弛的方法来消除性交之前的恐惧、焦虑心理。在性心理－行为疗法中，俄罗斯多位性心理学家根据夫妻双方的特点和性心理－行为治疗原则，制定了一套家庭作业疗法，要求患者按质按量完成，共分7套：相互触摸性敏感区、建立女性器官的兴奋感、激发阴茎的感受、延长阴茎兴奋时间、性器官接触时的感受、阴茎进入阴道后对阴蒂刺激的感受、阴茎性兴奋－射精快感感受。

早泄的治疗是夫妻双方的事，尤其是妻子参与治疗十分重要。对于早泄的心理治疗，首先要取得病人妻子的配合，因为女方的误解或者埋怨，会使男方的紧张、焦虑感上升，加重心理负担。女方应持体谅、关怀的态度，给予言语及行为安慰，缓解男方的紧张心理，帮助其树立治愈的信心。

（二）病因病机

由于精囊的病位深在，中医认为，早泄的发生与心、脾、肝、肾等脏腑的功能失调有密切的关系。如元代著名医家朱丹溪说："主闭藏者肾也，司疏泄者肝也。二脏皆有相火，而其系上属于心。"指出了精液的封藏和疏泄与人体脏腑、经络有着非常密切的关系，它有赖于心、肝、脾、肾等脏器的共同作用。精液的疏泄与肾、肝、心相关，以肾为本。临床上，早泄的病因病机大致分为肝经湿热、阴虚火旺、肾气不固、心脾虚损四类。

1. 肝经湿热

平素性情急躁易怒，或精神抑郁，所愿不遂，气结日久，伤肝化火；兼内有湿浊，外阴不洁，感受湿邪，流于肝脉，酿生湿热，湿热交阻，下注精室，扰动精关，致精液闭藏无权而发生早泄。

2. 阴虚火旺

素体阴虚或热病伤阴，或劳倦过度，耗亏真阴，或欲念无穷，房事不节，纵欲竭精，均致阴精耗伤，阴虚阳亢，扰动精室，精随欲动而成早泄。

3. 肾气不固

先天禀赋不足，后天体弱多病，久劳伤气，累及肾脏；或过早婚育，房事太过，以致肾气虚衰，封藏失固，精液失守，每临房事，则见过早泄精。

4. 心脾虚损

饮食不节，劳倦伤脾；忧思过度，伤心耗血，心脾两虚，摄敛无权，精失闭藏而发生早泄。

总之，本病的发生多责之于肾，若其他脏腑发生病变、功能异常或虚损，最终多累及肾脏，导致肾脏功能失常，封藏失职，精液外泄而发生早泄。

（三）证候表现

1. 相火亢进

主要表现：性欲亢进，触阴即泄，腰膝酸软，五心烦热，目眩头昏，目赤耳鸣，面部烘热，口苦咽干，舌红苔黄，脉弦。

2. 肾气不固

主要表现：性欲减退，触阴即泄，不能持久，腰膝酸痛，面色晦暗，小腹拘急，大便稀溏，小便频数，溺后余沥，舌暗苔少，脉细弱。

3. 肾气阴两虚

主要表现：阴茎勃起不坚，触阴即泄，腰膝酸软，少寐健忘，头晕目眩，耳鸣耳聋，潮热盗汗，手足心热，舌红苔黄，脉细数。

（四）治疗方法

1. 辨证治疗

（1）相火亢进证

治法：补肾滋阴，降火固泄。

方药：知柏地黄汤加减。

熟地黄 15 克，山药 30 克，山茱萸 10 克，牡丹皮 10 克，茯苓 15 克，泽泻 10 克，黄柏 9 克，知母 9 克，金樱子 15 克，龙骨、牡蛎各 30 克（先煎）。水煎服，每日 1 剂，日服 2 次。

（2）肾阳不足证

治法：补肾壮阳，益气固泄。

方药：金匮肾气丸加减。

熟地黄 15 克，山茱萸 10 克，泽泻 10 克，牡丹皮 10 克，肉桂 9 克，制附片 9 克（先煎），山药 30 克，巴戟天 20 克，沙苑蒺藜 20 克，龙骨、牡蛎各 30 克（先煎）。水煎服，每日 1 剂，日服 2 次。

（3）肾气阴两虚证

治法：滋肾养阴，益气固泄。

方药：生脉饮合六味地黄丸加减。

麦冬 30 克，五味子 10 克，西洋参 10 克，黄芪 30 克，熟地黄 15 克，山茱萸 10 克，山药 30 克，泽泻 10 克，茯苓 15 克，牡丹皮 10 克，乌梅肉

30 克，金樱子 15 克。水煎服，每日 1 剂，日服 2 次。

2. 其他治法

（1）中成药

①知柏地黄丸，每次 9 克，每日 2 次，淡盐开水送服。

②大补阴丸，每次 9 克，每日 2 次，淡盐开水送服。

③金匮肾气丸，每次 9 克，每日 3 次，淡盐开水送服。

④金锁固精丸，每次 9 克，每日 3 次，淡盐开水送服。

（2）针灸

①体针

主穴：腰阳关、肾俞、气海、命门、三阴交、会阴。

配穴：关元、委中、血海、足三里、阳陵泉、太溪。

操作：患者取仰卧位，用毫针直刺 1～1.5 寸，平补平泻法，留针 30 分钟，中间行针 1 次，每日 1 次，10 次为 1 个疗程。

②灸法

取穴：气海、关元、中极、足三里、三阴交、天枢。

操作：温和灸。

（3）验方

①滋肾固阴方

女贞子 15 克，墨旱莲 15 克，五味子 10 克，乌梅肉 30 克，金樱子 15 克，巴戟天 20 克。每日 1 剂，分 2 次煎服。10 日为 1 个疗程，一般服 1～2 个疗程。

②强肾升龙方

生熟地各 15 克，牡丹皮 10 克，泽泻 10 克，茯苓 10 克，山茱萸 10 克，怀山药 12 克，黄柏 6 克，知母 12 克，淫羊藿 15 克，海马 1 对。每日 1 剂，分 2 次煎服。10 日为 1 个疗程，一般服 1～2 个疗程。

③五子固精方

五味子 10 克，菟丝子 20 克，覆盆子 15 克，枸杞子 15 克，车前子 10 克（包煎），当归 15 克，鹿茸 10 克。每日 1 剂，分 2 次煎服。

④补肾作强方

制附片 6 克，肉桂 6 克，熟地黄 30 克，补骨脂 15 克，制何首乌 30 克，五味子 10 克，鹿茸 10 克，肉苁蓉 20 克，蛇床子 10 克。每日 1 剂，分 2 次煎服。

（4）食疗

①桂圆杞芪液

将桂圆肉200克、枸杞子200克、黄芪500克放入玻璃瓶内，倒入25度绍兴黄酒500毫升，封闭瓶口，半个月后可饮用。每日2次，每次10～20毫升。

②熘炒韭菜猪腰

猪腰500克，韭菜50克，姜、葱、蒜佐料少许。猪腰切开，剔去筋膜臊腺，洗净，切成腰花块，韭菜洗净切段。炒锅中置花生油烧热，先放大葱、姜、蒜佐料煸炒，再爆炒猪腰，至变色熟透时，加韭菜、食盐、糖煸炒，再入芡粉和汤汁，炒出香味后起锅。

③腰虾炒韭菜

腰果50克，青虾250克，韭菜100克。青虾洗净，韭菜洗净切段。先以花生油炒青虾，放黄酒、酱油、姜丝等调料，再加腰果、韭菜煸炒，嫩熟即可。

④怀山圆肉苁蓉炖甲鱼

怀山药50克，肉苁蓉30克，桂圆肉20克，肥甲鱼1只。先用滚水烫甲鱼，使其排尿，再切开洗净，掏去内脏，然后将甲鱼肉、甲鱼壳、怀山药、桂圆肉一起放入炖盅内，加水适量，隔水炖熟服用。吃肉喝汤，每星期炖1次。

⑤虾鳅炖豆腐

泥鳅500克，豆腐250克，鲜海虾100克。泥鳅去鳃及内脏，洗净后放大锅中，加食盐少许及适量水、料酒，清炖至七成熟，加入海虾、豆腐，再炖至鱼熟烂即可，吃鱼、虾和豆腐，并饮汤。

（五）预防与调摄

1. 早泄的误区

（1）以不能引起女方性交快感高潮视作早泄

男女性功能发挥，有一个"男快女慢"的特点，男子表现为勃起迅速，很快进入性高潮而射精；相反，女子表现为性兴奋出现较慢，一般要经过十几分钟，甚至更长的时间。这是男女性生理的明显差别，所以，男子射精发生时，女方还未达到性高潮，这是可以理解的。相对而言，此种情况是一个性交配合上的性生活不和谐问题。

（2）新婚早泄就会一辈子早泄

新婚阶段容易发生早泄，这里有几个原因：第一，新婚阶段性兴奋会特别高涨，对性生活充满憧憬与向往，既新鲜又好奇，很容易性冲动而激发射精；第二，未婚阶段性器官中精液积蓄，可以产生饱胀性刺激，新婚恰逢性生活，容易较快射精；第三，刚开始性生活，夫妻之间尚未达到满意配合的境界，性功能的发挥也没有完全进入正常状态，易出现射精过早；第四，毕竟刚开始性生活，精神上多少有些负担，例如不知道自己行不行？是不是这样进行？女方是否满意？过去有手淫会不会碍事？这些精神因素会影响和干扰性功能的发挥，引起早泄也就情有可原了。

（3）久未性交，一旦性交就会发生早泄

久未性交，就会担心自己的性功能有问题。其实，射精时间出现的快与慢，与性交间隔时间的长短存在着反比关系。也就是说，性生活频繁，每次性生活之间的间隔时间短，大脑皮层的射精中枢阈值较高，性交时射精出现较慢。相反，性生活不多，在长久无性生活的"性饥饿"状况下，性兴奋骤增，大脑皮层的射精中枢阈值相对较低，一旦性交就会较快出现射精。所以，对于这种偶尔因久未性生活，一旦性交出现的早泄，不能视作是性功能障碍。

2. 早泄的预防和调护

（1）要加强性知识和性心理的教育，了解女性性高潮较男性出现得晚的生理性差异，若偶然发生早泄，不要埋怨男方。早泄较显著者，夫妻可以暂时分居一段时间，这样可以打破已经形成的病理条件反射，使性功能得到调整和重建射精条件反射。双方互相理解和密切配合，也能延长性交时间，使双方都能得到性的满足。

（2）性交时避免过分激动，男方感到快要射精时，停止阴茎在阴道内抽插，做深呼吸十下，并分散注意力，从性器官转移到非性器官上去。

（3）因纵欲过度或长期手淫而造成早泄者，适当节欲和戒除手淫，配合中医药、针灸治疗，调理身体，会逐渐减少早泄的发生。由器质性病变引起早泄者，应针对病因进行治疗。

三、遗精

（一）概说

遗精是指不因性交而精液自行泄出的病症，有生理性与病理性的不同。中医将精液自遗现象称为遗精或失精。有梦而遗者名为"梦遗"；无梦而遗，甚至清醒时精液自行滑出者为"滑精"。多由肾虚精关不固，或君相火旺，心肾不交，或湿热下注所致。西医可见于包茎、包皮过长、尿道炎、前列腺疾患等。有梦而遗往往是清醒滑精的初起阶段，梦遗、滑精是遗精轻重不同的两种证候。相对而言，男子遗精不等同于女子月经，所以，遗精是没有一定规律可言的。若是以前时有遗精，现在没有了，也是很正常的事情。特别是男性进入中年时期，就很少发生遗精了。

遗精与溢精不同。遗精与溢精均是在失去自控状态下精液排泄的现象。我们先对什么是"溢精"进行阐述。顾名思义，溢者"溢"也，盈满而溢出，指精液积存过多而引起遗精，属生理现象。正如《景岳全书·遗精》说："有壮年气盛，久节房欲而遗者，此满而溢者也。"又说："若满而溢者，则去者自去，生者自生，势出自然，无足为意也。"可见，溢精指的是生理性遗精，大可不足为虑。性行为得不到发泄、满足而遗精，有时也可以看作溢精。遗精一般指病理性遗精，与肾虚精关不固或湿热、痰火等因素而致精室受扰有关。溢精为生理现象，遗精为病理表现。生理性遗精与病理性遗精之不同在于：第一，年龄不同：生理性遗精多见于青壮年、未婚或婚后分居；病理性遗精多见于青少年手淫过度或先天不足者。第二，身体状况：生理性遗精者，见于身体健康，精力充沛，或遇事易激动，或劳累紧张的健康人；病理性遗精者，多见于面色无华，身体疲倦，大量吸烟，饮酒无度，过食肥甘，体形虚胖或手淫不节，疲弱之躯，房事过度，色欲不遂等。第三，遗精时的状态：生理性遗精，一般2周1次或1个月1次，遗精量多而精液黏稠，多有伴梦而遗，遗精时阴茎勃起功能正常，身体状况未见其他不适；病理性遗精则频频而作，有的入夜即遗，或清醒时精液自出，遗精量少而清稀，遗精时阴茎勃起不坚，或根本不能勃起，遗精后出现精神疲惫，腰膝酸软，耳鸣头晕，身体乏力等症。

（二）病因病机

明代著名医家张介宾在《景岳全书·杂证谟·遗精》中说："遗精之证有九：凡有所注恋而梦者，此精为神所动也，其因在心；有欲事不遂而梦者，此精失其位也，其因在肾；有值劳倦即遗者，此筋力有所不胜，肝脾气弱也；有因用心思索过度而遗者，此中气不足，心脾之虚陷也；有因湿热下流或相火妄动而遗者，此脾肾之火不清也；有无故而精滑不禁者，此下元之虚，肺肾之不固也；有素禀不足而精易滑者，此先天元气之单薄也；有久服冷利等剂，以致元阳失守而滑泄者，此误药之所致也；有壮年气盛，久节房欲而遗者，此满而溢者也。"这对本病的病因病机作了比较清晰、全面的认识和总结。遗精有虚有实，多有先实而后虚。病程日久，以虚证多见，或虚实夹杂，本虚标实。虚证又分阳虚与阴虚。病位主要在肾，肾阳虚则精关不固，多由先天不足、自慰过频、早婚、房事不节而致；肾阴虚，多因阴虚火旺，君相火旺，心肾不交，精室被扰而遗精。

古代多数医家认为："遗精不离肾病，但亦当责之于心君。"明代著名医家戴元礼在《证治要诀·遗精》中说："有用心过度，心不摄肾，以致失精者；有因思色欲不遂，精色失位，输泻而出者……"清代医家认为："有梦为心病，无梦为肾病。""梦之遗者，谓之梦遗；不梦而遗者，谓之滑精。"滑精又称"滑泄"，指男子夜间无梦而遗，甚至清醒时精液自动滑出的病症。滑精是遗精的一种，是遗精发展到了较重的阶段。隋唐以前，医家认为遗精是由虚劳所致，有"梦失精""梦泄精""精漏失"等不同病名。隋代巢元方的《诸病源候论·虚劳失精候》指出："肾气虚损，不能藏精，故精漏失。"认为精液滑泄是由肾虚精关不固所致。至元代朱丹溪除继承前人主虚之说外，认为滑精与湿热下注、扰动精室有关，并在其著作《丹溪心法·遗精》中说："精滑专主湿热，黄柏、知母降火，牡蛎粉、蛤粉燥湿。"指出了滑精又有实证的一面。临床上滑精以肾虚不能摄精为多见。治疗滑精以温阳补肾、固精止遗为正治。《景岳全书·杂证谟·遗精》中说："梦遗精滑，总皆失精之病，虽其证有不同，而所致之本则一。"说明二者在证候上虽有轻重区别，但发病的病因及诊治基本上是一致的。

总之，本病的发生，多由肾气虚损、阴虚火旺、心脾劳伤、湿热下注所致。遗精的发病机制，主要责之于心、肝、肾。但其中与心、肾关系最为密切。所以，由于早泄可因不论火旺、湿热、劳伤、酒色等不同病因引起，日久无不耗精伤肾。病变以阴虚火旺、心肾不交发展为肾虚不固者多见。正如《类证治裁·遗泄》所说："凡脏腑之精悉输于肾，而恒扰于火。火动则肾之封藏不固。心为君火，肝肾为相火，君火一动，相火随之，而梦泄矣。"

（三）证候表现

1. 相火亢进证

主要表现：少寐多梦，梦则遗精，性欲亢进，腰膝酸软，五心烦热，目眩头昏，目赤耳鸣，面部烘热，口苦咽干，舌红苔黄，脉弦。

2. 肾阳虚衰证

主要表现：久遗滑精，性欲减退，腰膝酸痛，面色晦暗，小腹拘急，大便溏泻，小便频数，溺后余沥，阳痿早泄，舌暗苔少，脉细弱。

3. 肾阴亏虚证

主要表现：梦遗频作，甚至滑精，阴茎勃起不坚，腰膝酸软，少寐健忘，头晕目眩，耳鸣耳聋，潮热盗汗，手足心热，舌红苔黄，脉细数。

（四）治疗方法

1. 辨证治疗

（1）相火亢进证

治法：滋阴降火，交通心肾。

方药：知柏地黄汤合三才封髓丹加减。

熟地黄15克，山药30克，山茱萸15克，牡丹皮10克，茯苓15克，泽泻10克，黄柏15克，知母10克，龙骨30克，牡蛎30克，天冬30克，西洋参15克，砂仁6克，远志10克。水煎服，每日1剂，日服2次。

（2）肾阳虚衰证

治法：温肾助阳，固涩止遗。

方药：右归丸加减。

熟地黄 15 克，山茱萸 15 克，泽泻 10 克，牡丹皮 10 克，桂枝 10 克，制附片 10 克（先煎），山药 30 克，鹿茸 10 克，杜仲 15 克，沙苑蒺藜 15 克，龙骨、牡蛎各 30 克（先煎）。水煎服，每日 1 剂，日服 2 次。

（3）肾阴亏虚证

治法：滋阴补肾，固涩止遗。

方药：六味地黄丸加减。

熟地黄 15 克，山茱萸 10 克，山药 30 克，泽泻 10 克，茯苓 15 克，牡丹皮 10 克，乌梅肉 30 克，枸杞子 15 克，怀牛膝 20 克，五味子 10 克，桑螵蛸 15 克。水煎服，每日 1 剂，日服 2 次。

2. 其他治法

（1）中成药

①知柏地黄丸，口服，每次 1 丸，每日 2 次，淡盐开水送服。

②河车大造丸，口服，每次 1 丸，每日 2 次，淡盐开水送服。

③知柏地黄丸，口服，每次 1 丸，每日 2 次，淡盐开水送服。

④大补阴丸，口服，每次 1 丸，每日 2 次，淡盐开水送服。

（2）针灸

主穴：气海、关元、百会、肾俞、大赫、志室。

配穴：梦遗，取心俞、神门、内关；滑精，取肾俞、太溪、足三里。

操作：梦遗以滋阴降火、交通心肾为主，毫针刺，用平补平泻法；滑精以补肾固摄为主，毫针刺，用补法，或针灸并用。

关元为足三阴与任脉之会，为人身元气的根本，用以振奋肾气（针尖略向下，使针感放射至阴茎部），配志室、大赫以固摄精关。梦遗配心俞、神门、内关，以滋阴降火而交通心肾。滑精配肾俞、太溪，以补肾固摄；配足三里调理脾胃，以充生化之源。

（3）验方

①茯菟止遗丸

菟丝子五两，白茯苓三两，莲子肉二两，金樱子三两，怀山药五两。上五味共研为末，加蜂蜜制成丸子，如核桃大小。口服，每次 1 丸，每日 2 次，淡盐开水送服。

②美味止遗方

白茯苓二两，缩砂仁一两，肉桂五钱，共研为末，加盐二钱，将瘦羊肉半斤切薄片，蘸药炙熟，空腹吃下，每日 1 次。

③金锁固精丸

藕节、莲须、莲子、芡实、山药、白茯苓、白茯神各二两，共研为细药末（或者机器打粉）；另用金樱子二斤，捶碎，加清水 1 升，熬成 200 毫升，去渣，再慢火熬成膏汁，把膏汁和药末调匀，再调适量面粉、蜂蜜做成丸子，如核桃大。口服，每次 1 丸，每日 2 次，淡盐开水送服。

（4）食疗

①核桃炒腰花

核桃仁 30 克，韭菜 100 克，猪肾 1 只。核桃仁、韭菜洗净，剖碎；猪肾洗净，剖开，开水浸泡 2 小时，去浮沫。起油锅，核桃仁、韭菜、猪腰同炒，加黄酒、姜、葱、食盐调味后食用。

②羊肉芡实汤

羊腿肉 250 克，枸杞子 20 克，西洋参 15 克，芡实 50 克。羊腿肉洗净，切成小块，开水浸泡 1 小时，去浮沫；置锅中，加清水 500 毫升，加黄酒、葱、姜、食盐、味精，急火煮开 3 分钟，加枸杞子、西洋参、芡实，改文火煲 50 分钟，加黄酒、葱、姜、食盐、味精，分次食用。

③家鸽炖海马

白鸽 2 只，海马 1 对。家鸽活杀，去头、爪、皮毛及内脏，洗净；海马洗净。家鸽、海马同置锅中，急火煮开 3 分钟，改文火煲 30 分钟，加黄酒、葱、姜、食盐、味精，分次食用。

④杞子乌梅鸡腿汤

枸杞子 30 克，乌梅 10 克，鸡腿 500 克。鸡腿洗净，食盐腌制 10 分钟，置锅中，加清水 500 毫升，加枸杞子、乌梅，急火煮开，去浮沫，改文火煲 30 分钟，加黄酒、葱、姜、食盐，即可食用。

⑤甲鱼益智汤

活甲鱼 1 只，益智仁 50 克。先用滚水烫甲鱼，使其排尿，再切开洗净，掏去内脏，然后将甲鱼肉、甲鱼壳置锅中，加清水 600 毫升，加益智仁，急火煮开 3 分钟，去浮沫，改文火煲 30 分钟，加葱、姜、黄酒、食盐适量，分次食用。

⑥莲子百合炖瘦肉

莲子 20 克，百合 20 克，瘦猪肉 100 克。莲子、百合洗净，瘦猪肉洗净，切成丝状，同置锅中，急火煮开 3 分钟，改文火煮 30 分钟，加葱、姜、黄酒，隔水清炖 30 分钟。

⑦银杞百参米粥

银耳 30 克，百合 30 克，枸杞子 30 克，西洋参 15 克，粳米 100 克。粳米洗净，加清水 500 毫升，急火煮开 3 分钟，银耳、百合、枸杞子、西洋参同置锅中，改文火煮 30 分钟，成粥后趁热食用。

（五）预防与调摄

1. 勿把正常的生理现象视为疾病，增加精神负担。成人未婚或婚后久别 1 ～ 2 周出现一次遗精，遗精后并无身体不适，这属正常的生理现象。千万不要为此忧心忡忡，背上思想包袱，自寻烦恼。

2. 既病之后，不要过分紧张。遗精时不要故意中途忍精，不要用手捏住阴茎不使精液流出，以免败精潴留精宫，日久变生他病。遗精后不要受凉，更不要用冷水洗涤阴部，以防寒湿之邪乘虚而入，酿生他病。

3. 思想专一，消除杂念。最好不看色情书画、录像、电影、电视，戒除手淫。适当参加体育活动、体力劳动和文娱活动，增强体质，陶冶情操。

4. 注意饮食，起居有常。远离烟、酒、茶、咖啡、葱、蒜等辛辣刺激性物品。不用烫水洗澡，睡时宜采取屈膝侧卧位，被褥不宜过厚，内裤不宜过紧。

5. 遗精发生后，应在医生的指导下进行有关检查，找出致病原因，及时配合中医药和针灸进行治疗。

四、性欲下降

（一）概说

性欲下降是以性生活接应能力和初始性行为水平皆降低为特征的性心

理－行为状态，女性叙述性欲减退者比男性多见，临床文献报道男性为16%～20%，女性为20%～37%，临床上就诊以男性多见。性欲下降的一般临床诊断标准为：①成年人而不是老年人；②缺乏性的兴趣和性活动的要求；③持续至少6个月；④排除脑部器质性疾病、其他躯体器官器质性疾病。

临床上常见的病因有：

1. 神经精神疾病

性欲受大脑高级中枢神经系统的支配，如果神经系统发生疾病，便会直接地或者相对地丧失对性生活的兴趣，引起性欲下降或女子性冷淡，常见的这类疾病有神经衰弱、抑郁型精神病、神经官能症、变态人格等。

2. 性器官炎性病变

性器官能分泌雄性激素，使男性产生性欲，性器官发生炎性病变了，如泌尿系感染，男性性欲便会降低，进而出现性感觉障碍。性器官常见的疾病有尿道炎、睾丸炎、附睾炎等。若患有这些性器官炎性疾病，应及早到男科医院诊断治疗，防止引起生育障碍。

3. 内分泌系统疾病

人的性欲和内分泌系统的关系极为密切，内分泌系统分泌的各种激素，能调节人的性功能，内分泌系统发生疾病后，性激素相对地分泌少了，人的性欲就会降低，甚至发生性冷淡，常见的这类疾病有甲状腺功能低下、肾上腺皮质功能不全、脑垂体功能障碍等。

4. 肝脏疾病

肝脏参与人体性激素的代谢，当肝脏有炎症损害、肝功能受损时，可使人体内的雄激素代谢加快，雌激素反而增加，男子的性欲自然减退。

5. 烟酒摄入过量

烟中的尼古丁和酒中的酒精，被身体吸收以后，可抑制身体产生雄激素，并能阻碍性生活中大脑神经反射的通路，使性功能降低，出现性感觉障碍。男科专家提醒男性朋友要杜绝不良的生活习惯，多运动，少饮酒，少吸烟，甚至不吸烟，这对于恢复男性性功能，提高性生活质量和身体健康十分重要。

6. 身体过度疲劳

国内外临床医学专家一致认为，平时生活起居不规律、不能按时作息、工作超时，会使身体过度疲劳。尤其是大城市快节奏生活的男性，如白领、经理、老板、出租车司机等，工作的压力和生活的压力使身体处于明显的透支状态，很容易出现性欲下降，导致性感觉障碍。

（二）病因病机

中医学认为："阴阳之道，合则聚，不合则离；合则成，不合则败。"夫妇交合，男精女液，同时而泄，至快至乐。如《广嗣纪要·协期篇》曰："女子……情冶意美，其候有五也，娇吟低语，心也；合目不开，肝也；咽干气喘，肺也；两足或屈或伸，仰卧如尸，脾也；口鼻气冷，阴户沥出黏滞，肾也。有此五候，美快之丞。"说明女子之情欲正常，与五脏的功能有密切关系。

肾虚：肾为先天之本，主生殖。来源于先天肾气的天癸，作用于冲任、胞宫，促使冲任二脉通盛和生殖之精的成熟，胞宫才能开始正常的生理活动。男女交媾，两精相合，而新生命则由始。或先天禀赋薄弱，或早婚早产，房劳过度，伐肾气，耗伤肾精；或久病大病，或惊恐伤志，损伤肾气，肾阳虚亏，精亏液涸，以致性功能障碍。

肝郁气滞：肝藏血，主疏泄，喜条达，恶抑郁。妇人行经、胎孕、分娩、哺乳，皆以血为用。肝为藏血之脏，主疏泄以调节人体之血流。性兴奋、性活动亦皆以血为用。男女交媾，情意绵绵，乃气机条畅而能为。

若情怀不畅，肝气郁滞，疏泄不及，气血乖戾；或因男与女合，猝上暴下，女子五欲来至，男精已泄，久之伤肝，气机不畅，而恶交合；或久病大病、崩伤产劳之后，阴血亏损，肝阴不足，肝失血柔，肝气郁滞，以致不思交合。

（三）证候表现

1. 肾气阴两虚证

主要表现：性欲淡漠，头晕健忘，耳鸣失聪，腰膝酸软，神疲乏力，短气自汗，盗汗，手足心热。舌质淡红，少苔，脉虚弱或细数。

2. 肾阳虚衰证

主要表现：性欲下降，甚至无性欲。腰膝酸痛，眩晕，耳鸣，肢冷畏寒，小便清长，夜尿频作。舌质淡红，脉沉细迟。

（四）治疗方法

1. 辨证施治

（1）肾气阴两虚证

治法：滋肾阴，益肾气，降肾火。

方药：知柏地黄丸合生脉饮加减。

知母10克，黄柏15克，山茱萸12克，熟地黄15克，泽泻15克，牡丹皮15克，怀山药30克，桑螵蛸12克，补骨脂15克，茯苓18克，西洋参10克，枸杞子20克，麦冬15克，五味子10克，巴戟天20克。水煎服，每日1剂，日服2次。

（2）肾阳虚衰证

治法：温补肾阳。

方药：右归丸加减。

熟地黄20克，山药30克，枸杞子20克，菟丝子30克，杜仲20克，鹿茸15克，山茱萸15克，当归15克，制附片10克（先煎），肉桂10克。水煎服，每日1剂，日服2次。

2. 其他治法

（1）中成药

①无比山药丸，口服，每次1丸，每日2次，淡盐开水送服。

②知柏地黄丸，口服，每次1丸，每日2次，淡盐开水送服。

②强力春宝丸，口服，每次1丸，每日2次，开水送服。

③龟鹿补肾口服液，口服，每次1支，每日2次。

④右归丸，口服，每次1丸，每日3次，淡盐开水送服。

⑤金匮肾气丸，口服，每次1丸，每日3次，淡盐开水送服。

（2）针灸

①体针

主穴：曲骨、次髎、阴廉、大敦。

配穴：中极、关元、肾俞、命门、三阴交、足三里、复溜、会阴。

操作：主穴均取，如果疗效不显著，可酌加配穴 1～3 个。曲骨、中极、关元、会阴，进针后以针感向尿道口放射为度。余穴要求局部酸胀。得气好的，用平补平泻手法，运针 1 分钟，留针 5 分钟；得气差的，用飞针手法，运针 2 分钟，留针 10 分钟。大敦用艾条灸 5 分钟，用雀啄灸法。隔 2～3 天针 1 次，10 次为 1 个疗程。休息 5～7 日，再进行第 2 个疗程的治疗。

②艾灸

取穴：气海、肾俞、三阴交、足三里、关元。

操作：用陈艾做成中等艾炷，直接无瘢痕灸关元、气海、肾俞、三阴交、足三里穴，每次 10～20 壮，每周 3 次，3 次为 1 个疗程，之后休息 1 周。

③耳穴压丸

取穴：肾、皮质下、内生殖器、外生殖器、肝、脾。

操作：用王不留行子按于耳穴，用 0.7cm×0.7cm 的胶布固定，每日按压 3 次，每次 5 分钟，每周更换 2 次，5 周为 1 个疗程。

④穴位埋针

取穴：三阴交、关元、足三里、阴陵泉。

操作：酒精消毒穴位，先指压会阴 5 分钟，尽力吸气收肛，注意力集中于阴茎头。针从三阴交、关元、足三里向上刺入，旋转揉动，使患者获得针感，左、右二穴均埋针，术后用胶布固定，埋针 3 天，休息 3 天。

（3）验方

①补肾助性汤

高丽参 10 克，淫羊藿 15 克，熟地黄 15 克，鹿茸 10 克，枸杞子 15 克。水煎服，每日 1 剂。

②紫石助性方

紫石英 10 克，淫羊藿 15 克，川断 15 克，川椒 1.5 克，巴戟天 10 克，胡芦巴 10 克，菟丝子 10 克，肉桂 6 克，桑螵蛸 12 克，九香虫 5 克。水煎服，每日 1 剂，日服 2 次。

③七福兴性饮

高丽参 15 克，熟地黄 15 克，当归 15 克，白术 15 克，枸杞子 15 克，远志 10 克，阳起石 10 克，海马 1 对。水煎服，每日 1 剂，日服 2 次。

④性福地黄饮

熟地黄 10 克，山茱萸 10 克，山药 10 克，鱼鳔胶（蛤粉炒成球）10 克，芡实 10 克，牡丹皮 10 克，茯苓 10 克，莲须 10 克，煅龙骨 10 克，鹿茸 10 克。水煎服，每日 1 剂，日服 2 次。

（4）食疗

①益阳兴性麻雀煲

麻雀 5 只，小茴香、大茴香、肉桂、胡椒、大蒜各 10 克，生姜 9 克，花生油适量。将麻雀去毛和内脏，在油锅中炸酥。将麻雀（炸后）同药料一起放入锅内，加适量的水，煮沸后文火煲 1 小时左右。取出麻雀食之，每日吃 5 只，半个月后即可见效，可益阳兴性，壮肾起痿。

②养元助性鸡子汤

鸡蛋 1 个，肉桂、山药各 10 克，小茴香 5 克，青盐 2 克。先将小茴香、山药、肉桂、青盐放入砂锅中，加适量的水，煎煮半小时即可。然后将鸡蛋打在碗内，用滚开的药液冲调搅拌即成，亦可调入少许蜂蜜。早、晚各服 1 次。

③兴性起阳鸽蛋

鸽蛋 2 个，大茴香、小茴香、淫羊藿各 9 克，川椒、生姜、鹿茸各 3 克。将小茴香、大茴香、淫羊藿、鹿茸、川椒、姜用纱布袋装好，放入砂锅中，加适量的水，煮取药汁约 200 毫升。去药袋，滤药液，再入砂锅中烧沸，将鸽蛋打下，煮熟即成。食蛋喝汤，每日晨服 1 次，连服半个月，有补肾壮阳、益精增力的功效。

④黄酒炖雀虾

麻雀 10 只，鲜海虾 200 克，黄酒适量。将麻雀去毛及内脏，鲜海虾洗净，将麻雀及虾同放锅内，加黄酒适量共炖。饮酒，食雀肉及虾肉。

⑤活力青春宝

冬虫夏草 10 克，高丽参 30 克，淫羊藿 15 克，乌鸡 1 只。将乌鸡去毛及内脏，切块，放锅内，加水适量，再放入冬虫夏草、人参及淫羊藿（纱布包）共炖。食肉，喝汤。早、晚各服 1 次，有补精髓、益气血、抗衰老的功效。

（五）预防与调摄

1. 消除顾虑，相信自己

一般而言，性欲减退是中年人的正常生理现象，但减退并不意味着完全消失，暂时消失并不等于永久消失，只要能正确认识和理解这种正常的生理变化，做好心理调节，再通过必要的咨询和正规的医药治疗，特别是中医药和针灸疗法，完全可以恢复和维持充分的性兴趣，使夫妻性生活和谐。

2. 夫妻合作，共赢和谐

夫妻双方集中精力提高自身和对方的乐趣，寻找并消除性欲低下的原因。男子不仅要摆脱自己的消极情绪，还要帮助伴侣一起超越这种心理障碍。让伴侣认识到性欲下降等各种问题的性质和可能原因，让她避免向自己施加压力，促进双方的交流和理解。有时，女方在男子精力旺盛时期就已隐匿和压制着自己的痛苦和憎恨（如男方早泄），到了男方性欲下降等问题严重时才以讽刺的形式表现出来。这时必须提醒她，男方需要的是同情、支持和体贴，而不是猜疑和指责，否则只会进一步伤害男方的自尊与自信。

3. 阅读书刊或观看影视

阅读或观看一些具有直接性描写的书刊和影视来调动和唤醒夫妻间浪漫的情调或幻想，也是一种必要的、有效的辅助性心理治疗手段。它们一般不会造成失败感、挫折感等负效应，对缓解性欲减退是有帮助的。

五、男性不育症

（一）概说

男性不育指夫妇同居，有正常的性生活且未采取避孕措施两年以上而无生育者。女方妇科常规生理检查正常，男方常规生理检查异常。引起男性不育的原因很多，以精液异常为首要原因，精子数量往往减少（精子数＜2000万／毫升），而且精子质量差，活动力低，并有大量畸形精子出现；其次是性功能障碍及生殖器官疾患等。

西医学认为，男性不育症的病因非常复杂，各种不同的疾病作用于精子发生、精子输送、精子和卵子的结合等各个环节，均可引起不育。依病因学分析，影响男性不育的因素有生殖器官的解剖异常、生殖内分泌生态紊乱、外源性、机械性损伤和医源性损伤及微生物学因素等。

中医学称本病为"无嗣"，认为与先天之本肾、后天之本脾、肝及督脉、任脉的元气精血不足有关。中医药及针灸治疗具有补肾健脾、疏肝理气、培元固本、养血生精等作用，故对治疗不育有一定的疗效。

（二）病因病机

中医认为，肾藏精，主发育和生殖。肾脏精气的盛衰直接决定人体的生长、发育及衰老，亦直接影响性功能和生殖功能。肾气充盛促使"天癸"的成熟，在男子则表现为"精气溢泻"，能和阴阳而有子。另外，生殖之精虽由肾中精气所化，但与五脏之精密切相关，所以五脏协调，精气充盛，藏泄适宜，气化有度，是维持性功能和生殖功能的重要因素，而五脏失调，精气衰少，藏泄失宜，气化障碍，均可导致男性不育。

（三）证候表现

1. 肾阳不足证

主要表现：婚久不育，精清精冷，性欲淡漠，阳痿早泄，精子稀少或死精过多，射精无力；腰膝酸软，精神萎靡，面色苍白，小便清长，夜尿量多，畏寒喜温。舌质淡胖，苔白，脉沉细弱。

2. 肾阴虚证

主要表现：婚久不育，性欲强烈，性交过频，精液不化或死精过多，或精子过少，畸形精子过多；五心潮热，盗汗口干，腰膝酸软，头晕耳鸣。舌质红，苔少，脉细数。

3. 肾气亏虚证

主要表现：婚久不育，性欲淡漠或阳痿，早泄，精清，精稀，精冷，精少，纳谷不香，腹胀便溏，五更腹泻，精神疲乏，气短懒言，腰膝酸软，头晕耳鸣，夜尿量多，畏寒肢冷。舌质淡，苔白润，脉细弱。

（四）治疗方法

1. 辨证治疗

（1）肾阳不足证

治法：补肾壮阳，生精种子。

方药：生精种子汤加减。

淫羊藿 15 克，续断 15 克，巴戟天 15 克，制何首乌 15 克，枸杞子 15 克，桑椹 15 克，五味子 10 克，覆盆子 10 克，车前子 10 克，黄芪 30 克，当归 15 克。水煎服，每日 1 剂，日服 2 次。

（2）肾阴虚证

治法：滋阴补肾，生精种子。

方药：知柏地黄汤加减。

知母 12 克，黄柏 10 克，熟地黄 25 克，牡丹皮 10 克，山茱萸 10 克，山药 15 克，茯苓 15 克，泽泻 10 克，丹参 20 克，海马 1 对，甘草 5 克。水煎服，每日 1 剂，日服 2 次。

（3）肾气亏虚证

治法：温肾补气，生精种子。

方药：金匮肾气丸合生脉饮加减。

西洋参 10 克，肉桂 10 克，鹿茸 10 克，麦冬 10 克，茯苓 15 克，砂仁 6 克（后下），肉豆蔻 10 克，炒山药 15 克，陈皮 10 克，菟丝子 20 克，巴戟天 20 克，补骨脂 10 克，莲子 10 克，山茱萸 10 克，五味子 10 克。水煎服，每日 1 剂，日服 2 次。

2. 其他治法

（1）中成药

①金匮肾气丸，口服，每次 1 丸，每日 2 次，淡盐开水送服。

②五子衍宗丸，口服，每次 1 丸，每日 2 次，淡盐开水送服。

③知柏地黄丸，口服，每次 1 丸，每日 2 次，淡盐开水送服。

④大补阴丸，口服，每次 1 丸，每日 2 次，淡盐开水送服。

（2）针灸

①体针

主穴：关元、气海、命门、肾俞。

配穴：命门、脾俞、腰阳关、太溪、照海、三阴交。

操作：隔日针灸 1 次，每次留针 30 分钟，每隔 5 分钟捻转 1 次，平补平泻，气海、命门、肾俞、关元各灸 20 分钟。

②耳穴

主穴：肝、肾、脾、内生殖器、内分泌、皮质下。

（3）验方

①养肾育精汤

制何首乌 15 克，韭菜子 10 克，当归 15 克，熟地黄 15 克，菟丝子 15 克，覆盆子 15 克，淫羊藿 15 克，怀牛膝 30 克，海马 1 对，黄芪 30 克。水煎 2 次，分 2 次服，每日 1 剂。适合肾阴虚型。

②生生育精汤

菟丝子 15 克，补骨脂 15 克，蛇床子 10 克，枸杞子 15 克，覆盆子 10 克，巴戟天 15 克，淫羊藿 20 克，鹿茸 10 克，锁阳 15 克，山茱萸 10 克，白术 15 克。清水煎服，每日 1 剂，2 个月为 1 个疗程。适合肾阳虚型。

治疗期间，注意女方的生理基础体温，观察排卵情况，以便掌握易于受孕的时间。

③中和强精汤

雄蚕蛾 10 克，鹿茸 10 克，淫羊藿 30 克，怀牛膝 30 克，覆盆子 30 克，石斛 30 克，茯苓 15 克，韭菜子 10 克，菟丝子 10 克，肉苁蓉 15 克。水煎服，每日 1 剂，日服 2 次。适合肾气虚型。

④乌蓉益精汤

制何首乌 30 克，肉苁蓉 20 克，菟丝子 15 克，山药 30 克，蛇床子 10 克，熟地黄 10 克，女贞子 15 克，墨旱莲 15 克。水煎服，每日 1 剂，2 个月为 1 个疗程。适合肾阴虚型。

⑤龟鹿五子地黄汤

熟地黄 20 克，山药 15 克，山茱萸 10 克，牡丹皮 10 克，茯苓 15 克，泽泻 10 克，五味子 10 克，车前子 15 克，菟丝子 15 克，枸杞子 15 克，覆盆子 15 克，女贞子 15 克，龟甲 30 克，墨旱莲 30 克。水煎 2 次，分 2 次服，每日 1 剂。适合肾阴虚型。

⑥养阴生精汤

熟地黄 30 克，山茱萸 10 克，牡丹皮 10 克，茯苓 10 克，龟甲 20 克，山药 20 克，黄精 20 克，淫羊藿 20 克，女贞子 15 克，枸杞子 15 克，车前子 15 克，覆盆子 15 克。水煎 2 次，分 2 次服，每日 1 剂。适合肾阴虚型。

（4）食疗

①核桃杞萸蜜糊

核桃仁 8 个，枸杞子 15 克，山茱萸 15 克，蜂蜜适量，洗净后共捣成糊状，蒸熟服食。

②枸杞子炖鸽蛋

枸杞子 15 克，龙眼肉 15 克，西洋参 15 克，五味子 10 克，鸽蛋 4 枚，白糖适量。鸽蛋煮熟去壳，同枸杞子、龙眼肉、西洋参、五味子共炖，加糖食用。每日 1 次。

③枸杞黑豆糯米糊

黑豆 30 克，绿豆 30 克，怀山药 60 克（切片），桑椹 30 克，枸杞子 30 克，黑芝麻 30 克，糯米粉适量。前五味加水适量煮熟，再加糯米粉煮沸搅匀即成。每天半碗食用，5 天为 1 个疗程。

④洋参枸杞海参粥

海参 30 克，枸杞子 30 克，怀山药 30 克，西洋参 15 克，糯米 200 克。将海参浸透，剖洗干净，切片煮烂；将糯米、西洋参、怀山药、枸杞子煮成稀粥并与海参混合再煮片刻，调味食，每天 1 次。

（五）预防与调摄

总体而言，男性不育症病因复杂，种类繁多，但很多男性不育症是可以预防和避免的。在中国 5000 年传统文化的观念当中，不能生育是一件很对不起先人的事情，虽然现在这种观念有所改变，但是不育症对于男性来说仍然是一个相当沉重的思想包袱。如果平时坚持下列良好的生活习惯，有一些男性不育症是完全可以预防和避免的。

（1）要按时接种疫苗，养成良好的个人卫生习惯，以预防各种危害男性生育能力的传染病，如流行性腮腺炎、性传播疾病等。

（2）要从青春期开始做好性教育和卫生教育工作，掌握一定的性知识，了解男性生理特征和保健知识，如果发现睾丸有不同于平时的变化，如肿大、变硬、凹凸不平、疼痛等，一定要及时诊治。

（3）要加强自我保护意识，尤其应做好安全的职业防护。如果您经常接触放射性物质、高温及毒物，一定要严格按照操作规定和安全防护章程作业，千万不要疏忽大意，如果近期想要孩子，最好能够脱离此类高危工作半年后再生育。

（4）要特别注意对睾丸等生殖器官的保护。睾丸是一个很娇嫩的器官，它的最佳工作温度要比人的体温低1℃左右，如果温度高，就会直接影响精子的产生。所以，任何能够使睾丸温度升高的因素都要避免，如长时间骑自行车、泡热水澡、穿牛仔裤等。

（5）改变不良的生活习惯，如戒烟限酒，平时不抽烟，少吃过于油腻的东西，否则会影响性欲。另外，还要注意避免接触生活当中的有毒物品，如从干洗店拿回来的衣服要放置几天再穿，因为干洗剂会影响男性的性功能。

（6）应做好婚前检查工作。通过生理常规体检，早期发现生理或性器官异常，可以避免婚后的痛苦。结婚以后要经常和你的妻子交流性生活中所遇到的问题，互相配合、互相谅解，这样可以避免很多精神性阳痿或早泄的发生。

（7）现代研究发现，微量元素尤其是锌、硒两种元素，对男性生殖健康有举足轻重的作用。有效合理地补充微量元素，对男性不育和前列腺炎等疾病能起到很好的预防和辅助治疗的效果。

锌元素可以维持和助长男性性功能，提高精子数量。缺锌会使男性性激素分泌减少，从而使性功能不全、睾丸缩小，从而影响精子的生成、成熟，最终使精子数目减少、活力下降、精液液化延迟。锌在男性前列腺中的含量高于全身任何器官，如此高的含量与前列腺的抗菌杀菌能力有关。当锌含量降低时，前列腺的抗菌能力下降，对炎症的防御能力也随之下降，从而导致前列腺容易感染疾病。临床研究发现，前列腺炎症状在治疗消失后，锌含量仍不高者常常会复发。随着慢性前列腺炎病情的改善和治愈，锌含量逐渐增高及恢复正常的患者，复发的可能性则大为降低。

硒元素是精浆中过氧化物酶的重要组成部分，当精液中硒元素含量降低时，这个酶的活性就降低，不能抑制精子细胞膜脂质过氧化反应，造成精子损伤，死精增多，活性下降。

六、女性不孕症

（一）概说

凡达到正常生育年龄的妇女，婚后夫妇同居两年以上，配偶生殖功能正常，夫妇双方有正常的性生活，未避孕而未受孕者为不孕症。从未怀孕者为原发性不孕症，曾有生育或流产后无避孕而两年以上不孕者为继发性不孕症。继发性不孕症发病率为 5%～10%，为妇科常见难治病之一。本症发生的原因较多，主要为生殖器病变，如排卵障碍、输卵管闭阻、子宫内膜异位等。若是先天性的生理缺陷，如无子宫、无卵巢、无子宫内膜、实质性子宫和实质性输卵管等，则非药物所能解决。现代医学治疗本病无特殊药物。

不孕症，中医称为"全不产""无子""断绪"等。中医对本症的记载甚早，早在夏商周时代，《山海经》中就有"鹿蜀佩之宜子孙""圆叶而白附，赤华而黑理，其实如枳，食之宜子孙"等记载。这说明当时已有治疗不孕症的药物。《圣济总录》曰："妇人所以无子，由于冲任不足，肾气虚寒故也。"此即阐明了病机。中医对本症的发生，认为主要是肾气不足，肝郁气滞，以致冲任气血失调而引起。历代医家对不孕症的证治极为重视，根据"求子之道，首先调经，冲任为本，重在肝肾"的指导思想，治疗以调经养血为主，有一套较完整的理论体系和长期的临床实践，积累了相当丰富的临床经验，至今仍具有指导意义。

现代中医对女性不孕症的治疗，最早报道于 20 世纪 50 年代，按月经周期治疗不孕症。20 世纪 60 年代以来，全国各地临床医学报道陆续有"中药调整月经周期"疗法的介绍。20 世纪 80 年代后，对不孕症各种临床治疗方法的文献报道逐年增多，尤其是近年来，随着现代医学诊断技术的发展和进步，中医药治疗本症在辨证与辨病结合及中药调理月经周期疗法等方面都有重要进展。首先，在理论研究方面取得了可喜的成果，如认为"肾气－天癸－冲任－子宫"是女性的生殖轴。实验研究证实，"肾虚证"的出现与下丘脑性生理功能紊乱关系密切。补肾疏肝、调理冲任的中药调节性腺轴功能的作用水平在下丘脑，表明"肾主生殖"的功能与下丘脑对女性性腺轴功能调节作用密切相关。

（二）病因病机

古今大量临床诊治资料表明，本症的病因主要是先天不足，肾气虚弱，冲任失调或寒凝，或劳伤气血；其次是内伤七情而使肝气郁结，外感六淫而邪袭冲任，瘀血停积，阴阳气血失调，致使月经紊乱而难于受孕。肾气亏虚、冲任失调、气滞血瘀是发生不孕症的重要机理。

1. 肾气亏虚

禀赋素虚，肾气不充，冲任失调或房事不节，损伤肾气。肾主藏元阴元阳，肾虚元阳不足，命门火衰，不能温煦冲任，以致胞宫不能摄精成孕。

2. 肝郁气滞

情怀不畅，善感多怒，肝气郁结，疏泄失常，致气机不利，血运不畅，冲任不得相资，难以摄精成孕。

3. 痰湿内阻

素体肥胖，恣食厚味，脾虚不运，痰湿内生，气机不畅，胞络受阻，以致胞宫不能摄精成孕。

4. 寒凝血瘀

素体阳虚，阴寒内生，胞宫失于温煦，或经期感受寒邪，寒凝胞宫，胞脉阻滞，气机不利，血运受阻，任脉不通以致不孕。

5. 气血两虚

体质素弱，阴血不足，或因失血伤阴，以致冲任空虚，血少不能摄精成孕。

（三）证候表现

1. 肾阴虚证

主要表现：婚后多年不孕，月经后期或正常，量少色淡，面色晦暗，精神疲倦，腰膝酸软，或头晕耳鸣，手足心热，口渴少饮，舌淡苔薄白或舌红少苔，脉沉细或弦细。

2. 肾阳虚证

主要表现：婚后多年不孕，月经量少，色淡，周期延长，精神疲倦，腰膝酸软，或头晕耳鸣，畏寒怕冷，舌质淡，苔薄白，脉沉细。

（四）治疗方法

1. 辨证治疗

（1）肾阴虚证

治法：滋阴补肾，调补冲任。

方药：养精种玉汤加减。

知母 10 克，黄柏 10 克，生地黄 15 克，怀山药 30 克，当归 15 克，白芍 10 克，熟地黄 15 克，川断 15 克，菟丝子 15 克，川芎 10 克，山茱萸 10 克，龟甲 20 克，杜仲 16 克，桑寄生 20 克。每日 1 剂，水煎，服 5 剂停 5 天，每个月经周期服 15 剂。

输卵管不通者加鸡血藤 15 克，路路通 10 克，穿山甲 5 克。

（2）肾阳虚证

治法：益肾温阳，调补冲任。

方药：毓麟珠加减。

高丽参 15 克，黄芪 30 克，菟丝子 15 克，当归 15 克，熟地黄 15 克，茯苓 20 克，鹿角霜 30 克，白术 15 克，白芍 10 克，川芎 10 克，木香 10 克，杜仲 15 克，甘草 10 克。每日 1 剂，水煎，服 5 剂停 5 天，每个月经周期服 15 剂。

2. 其他治法

（1）中成药

①知柏地黄丸，口服，每次 1 丸，每日 2 次，淡盐开水送服。

②无比山药丸，口服，每次 1 丸，每日 2 次，淡盐开水送服。

③右归丸，口服，每次 9 克，每日 3 次，淡盐开水送服。

④附桂八味丸，口服，每次 9 克，每日 3 次，淡盐开水送服。

⑤艾附暖宫丸，口服，每次 1 丸，每日 2 次，淡盐开水送服。

（2）针灸

①体针

主穴：中极、子宫、足三里、太溪。

配穴：三阴交、太冲、关元、气海。

操作：患者取仰卧位，用毫针直刺 1 ～ 1.5 寸，平补平泻法，留针 30 分钟，中间行针 1 次，每日 1 次，10 次为 1 个疗程。

②电针

主穴：中极、关元、天枢、子宫、三阴交。

配穴：大赫、血海、地机、太溪、足三里。

操作：每次取常用穴 2 ～ 3 穴，备用穴 1 ～ 2 穴。在月经周期第 12 ～ 14 天开始用电针，每日 1 次，连针 3 天。进针得气后，接通电针仪，连续波，频率为 50 ～ 100 次 / 分，电流强度小于 8 毫安，以病人舒适为度，留针 30 分钟，2 ～ 7 个周期为 1 个疗程。如效不显，再继续进行下一个疗程的治疗。

（3）验方

①启宫嗣宝饮

鹿茸 10 克，紫河车 15 克，茺蔚子 15 克，淫羊藿 15 克，肉苁蓉 15 克，覆盆子 15 克，当归 15 克，川芎 15 克，女贞子 20 克。水煎服，每日 1 剂，日服 2 次。适合肾阳虚型。

②养肾种子汤

熟地黄 15 克，女贞子 30 克，怀山药 30 克，墨旱莲 15 克，麦冬 15 克，西洋参 15 克，山茱萸 15 克，石菖蒲 10 克，制香附 15 克，全当归 15 克，炒白术 50 克，陈皮 10 克，莲子 30 克。水煎服，每日 1 剂，日服 2 次。适合肾阴虚型。

腰酸疲乏加鹿角胶 15 克（烊化）；阴虚内热，加牡丹皮 10 克，石斛 20 克；性欲淡漠加淫羊藿 30 克；经行腹痛加益母草 30 克；食欲不振加神曲 15 克，山楂 15 克；35 岁以上加覆盆子 15 克，菟丝子 20 克。

③生生育卵汤

菟丝子 15 克，当归 15 克，白芍 10 克，补骨脂 15 克，蛇床子 10 克，枸杞子 15 克，黄精 15 克，覆盆子 10 克，巴戟天 15 克，淫羊藿 20 克，鹿茸 10 克，锁阳 15 克，山茱萸 10 克，白术 15 克。清水煎服，每日 1 剂，2 个月为 1 个疗程。适合肾阳虚型。

治疗期间，注意女方的生理基础体温，观察排卵情况，以便掌握易于受孕的时间。

（4）食疗

①鲜海虾炒韭菜

鲜虾 250 克，鲜嫩韭菜 100 克，腰果 50 克。将韭菜洗净，切寸段，花生油炒虾、腰果，加黄酒、酱油、醋、姜等调料，再入韭菜，炒至嫩熟为度。常食有补虚助阳的功效，对不孕症有辅助治疗作用。

②益母杞归煲鸡蛋

益母草 30 克，枸杞子 15 克，当归 15 克，鸡蛋 2 只。将上三药用清水 2 碗煎取 1 碗，滤渣取汁；鸡蛋煮熟去壳，刺数个小孔，用药汁煮片刻，饮汁吃蛋。每周 5 次，1 个月为 1 个疗程，可以调经养血，使子宫恢复正常的功能，增强卵子排出，提高受孕机会。

③虫草杞芪乌鸡

冬虫夏草 10 克，枸杞子 30 克，黄芪 30 克，乌鸡 1 只，姜、葱、胡椒粉、食盐、黄酒适量。乌鸡杀好洗净，鸡头劈开后纳入虫草 10 枚扎紧，余下的虫草、枸杞子、黄芪与葱、姜同入鸡腹中，放入罐内，再注入清汤，加盐、胡椒粉、黄酒，上笼蒸 2 小时，出笼后去姜、葱，加味精调味即食。适合肾阳虚型。

④参雀仙蓉汤

麻雀 3 只，红枣 10 克，西洋参 15 克，仙茅 10 克，肉苁蓉 15 克，芡实 30 克，食盐适量。麻雀杀好洗净，红枣洗净去核，与其他原料一同入砂锅内，加水适量，武火煮沸后用文火炖 2 小时，最后加盐调味即可。适合肾阳虚型。

⑤温宫鹌鹑汤

鹌鹑 3 只，菟丝子 15 克，艾叶 30 克，川芎 10 克，当归 15 克。鹌鹑杀好洗净，菟丝子、当归、艾叶、川芎用清水 1200 毫升煎至 400 毫升，去渣取汁；药汁与鹌鹑一同隔水炖熟即可。适合肾阳虚型。

（五）预防与调摄

1. 增强体质，增进健康，心态平和，注意避免不良的情绪变化，有利于不孕病人恢复生育能力；如有全身性慢性疾病应积极治疗；掌握必要的性知识，学会测量基础体温，预测排卵期，择期房事，以利成孕。

2. 盆腔炎、附件炎疾病，月经期可配合使用必要的抗生素 1 周以控制炎症，连续治疗 2 个月经周期，同时再用中医药辅助治疗。

3. 搞好计划生育，婚后暂不准备生育者，应采用有效的避孕措施，尽可能避免人工流产术，尤应避免未婚先孕。

七、腰痛

（一）概说

腰痛是以腰部一侧或两侧或正中疼痛为主要症状，多由腰部受损，气血运行失调，脉络拘急，或肾虚腰府失养所引起的一种病证。腰痛也为病人的一种自觉症状。西医的肾脏疾病、风湿病、腰肌劳损、脊椎及脊髓疾病等所致的腰痛，可参考本病辨证论治。

妇女行经，围腰如绳紧束，疼痛，经后逐渐缓解，呈周期性发作，称为"经行缠腰痛"，"带脉横围于腰，状如束带"（《沈氏遵生书》语）。缠腰疼痛多由肾阳不足，寒凝带脉，或肝经湿热侵及带脉，经行之际，阳虚气弱，以致带脉气结不通而出现疼痛；或冲任湿热壅盛，以致带脉壅滞，湿热滞留而疼痛。

腰痛的常见原因主要有以下几种：

1. 长期腰肌劳损

长期从事站立操作工作（诸如纺织、印染、理发、售货等）的妇女，由于持续站立，腰部肌腱、韧带伸展能力减弱，局部可积聚过多的乳酸，抑制了腰肌的正常生理代谢，也可导致腰肌劳损而引起腰痛。经常抬背重物，腰部负担过重，易发生脊椎侧弯，造成腰肌劳损而出现腰痛。

2. 泌尿系统感染

由于女性的尿道短而直，并且尿道外口靠近肛门，常有少量大肠杆菌寄生，加之女性生理方面的特点，尿道口被污染的机会较多，若忽视卫生，则容易发生泌尿系感染。腰痛以急、慢性肾盂肾炎所致者为多，表现为腰部酸胀疼痛，严重者沿输尿管放射至会阴部。除泌尿系感染外，泌尿系结石、结核等疾患，亦会引起腰痛。

3. 性生殖器官疾病

女性的生殖器官在一生中要行经400次左右，还负担着怀孕、分娩等使命，有的妇女还经历流产、节育手术等，故生殖器官炎症的发病率较高，如输卵管炎、盆腔炎等，这些炎症容易并发腰痛。子宫后倾、后屈也是女性腰痛的原因之一。子宫肌瘤、子宫颈癌、卵巢囊肿等严重生殖器官疾患，都会引起压迫性牵连性腰痛。

4. 受凉

创伤罹患风湿性、类风湿关节炎的妇女，多因在月经期、分娩和产后受风、湿、寒的侵袭，导致脊椎长骨刺而诱发腰痛。若腰部曾扭伤，可能发展为椎间盘脱出，进而出现较重的腰痛，甚至影响脊椎的屈伸和转动。

5. 孕期及产褥期劳累

怀孕期间，随着胎儿逐渐长大，孕妇腰骶及盆腔各关节韧带松弛，同时子宫重量亦随着胎龄的增长而增加，致使身体重心前移。为了保持身体平衡，腰部多向前挺起，若不注意休息，则易引起腰痛。妊娠期间，胎儿发育需要充足的钙、磷等营养物质，若膳食中摄入量不足，可造成孕妇骨质软化脱钙，亦会引起腰痛。产褥期出血过多，或劳动过早、过累以及受凉等，也可造成腰痛。

6. 腰椎病变

多见于老年妇女，随着年龄的增长，腰椎神经的压迫症状也会随之增多。因退行性病变引起的假性脊椎滑脱是较常见的一种病变，容易引起腰椎管狭窄，压迫脊髓和神经根，导致腰痛和下肢放射痛，往往是因骨质疏松所致的椎体塌陷性骨折。老年人的骨赘形成可引起脊椎僵硬，也可导致持续性腰痛。

另外，更年期妇女由于自主神经功能紊乱，也可引起腰痛，其特点是晨起重而活动后减轻。还有月经不调、痛经或情绪危机等因素，也易发生腰痛。

（二）病因病机

唐代著名医家孙思邈的名著《备急千金要方·卷五十九·腰痛第七》

曰："凡腰痛有五：一曰少阴，少阴肾也。十月万物阳气皆衰，是以腰痛。二曰风痹，风寒着腰，是以腰痛。三曰肾虚，役用伤肾，是以腰痛。四曰暨腰，坠堕伤腰，是以腰痛。五曰取寒眠地，为地气所伤，是以腰痛。痛下止，引牵腰脊，皆痛。"

腰痛可因感受寒湿、湿热，或跌仆外伤，气滞血瘀，或肾亏体虚所致。其病理变化常表现出以肾虚为本，以感受外邪、跌仆闪挫为标的特点。临证首先宜分辨表里虚实寒热。大抵感受外邪所致者，其证多属表、属实，发病骤急，治宜祛邪通络，根据寒湿、湿热的不同分别施治。由肾精亏损所致者，其证多属里、属虚，常见慢性反复发作，治疗以补肾益气为主。

（三）证候表现

1. 肾虚寒湿证

主要表现：腰部冷痛重着，转则不利，静卧不减，阴雨天加重，舌苔白腻，脉沉。

2. 肾气阴虚证

主要表现：腰痛而酸软，喜按喜揉，足膝无力，遇劳更甚，卧则减轻，常反复发作，舌红苔少，脉沉细或细数。

（四）治疗方法

1. 辨证治疗

（1）肾虚寒湿证

治法：补肾散寒，温通经络。

方药：右归丸合甘姜苓术汤加减。

干姜 12 克，炙甘草 10 克，白术 15 克，茯苓 20 克，杜仲 15 克，鹿茸 10 克，独活 15 克，狗脊 20 克，怀牛膝 15 克，制附片 10 克（先煎），肉桂 5 克，枸杞子 15 克。水煎服，每日 1 剂，日服 2 次。

（2）肾气阴虚证

治法：滋肾益气，缓急止痛。

方药：左归丸加减。

熟地黄 20 克，山药 30 克，枸杞子 15 克，山茱萸 10 克，菟丝子 15 克，

茯苓 15 克，牡丹皮 12 克，桑寄生 30 克，龟甲 30 克（先煎），怀牛膝 15
克，白术 10 克，泽泻 10 克。水煎服，每日 1 剂，日服 2 次。

2. 其他治法

（1）中成药

①金匮肾气丸，口服，每次 1 丸，每日 2 次，淡盐开水送服。

②舒筋活络丸，口服，每次 1 丸，每日 2 次，淡盐开水送服。

③腰椎痹痛丸，口服，每次 1 丸，每日 2 次，淡盐开水送服。

④壮腰补肾丸，口服，每次 1 丸，每日 2 次，淡盐开水送服。

（2）针灸

主穴：肾俞、委中、承山、命门、昆仑、秩边。

配穴：局部压痛点或阿是穴。

加减：寒湿者加风府、腰阳关；劳损者加膈俞、次髎；肾虚者加命门、
志室、太溪。

操作：根据证候的虚实，酌用补泻或平补平泻或灸法并用。剧烈腰痛
者，可于委中穴放血，或于腰部穴拔火罐。

（3）验方

①二术苡仁温肾汤

白术 30 克，薏苡仁 20 克，苍术 15 克，杜仲 15 克，鹿茸 10 克，独活
15 克，狗脊 20 克，怀牛膝 15 克，生地黄 15 克，制附片 10 克（先煎），肉
桂 5 克，枸杞子 15 克。每天 1 剂，水煎服。适合肾虚寒湿型。

②干姜苍术附子散

干姜 50 克，附子、苍术各 10 克，当归 15 克，95％酒精适量。将上药
研细末，过筛，酒精浸泡后，于患部外敷热烤。每日 1 次。

③强腰止痛散

制川乌 30 克，肉桂 30 克，干姜 30 克，白芷 20 克，胆南星 20 克，赤
芍 20 克，樟脑 30 克，冰片 30 克。将上药共研为极细粉末，每次 30～50
克，开水冲调如糊状，摊于纱布，趁热时敷贴于痛处，隔日 1 换。

④温肾通络止痛汤

制附片 15 克（先煎），淫羊藿 15 克，巴戟天 15 克，杜仲 15 克，桑寄
生 30 克，黄芪 30 克，熟地黄 15 克，当归 15 克，赤芍 10 克，白芍 15 克，

怀牛膝 15 克，川芎 10 克，鸡血藤 30 克。每天 1 剂，水煎服。适合肾虚寒湿型。

⑤滋肾柔腰汤

熟地黄 20 克，山茱萸 15 克，怀山药 15 克，杜仲 12 克，淫羊藿 15 克，枸杞子 15 克，龟甲 30 克，狗脊 12 克，赤芍 15 克，丹参 15 克，桑寄生 30 克，麦冬 15 克，鸡血藤 30 克。水煎 2 次，分 2 次服，每日 1 剂。

（4）食疗

①杜杞煲猪腰

杜仲 30 克，枸杞子 30 克，净猪腰 2 个，加适量水及姜、蒜、盐共煲汤。适用于肾虚腰痛。

②胡椒根蛇肉煲

胡椒根 50 克，蛇肉 250 克，共煲汤，调味服食。适用于寒湿腰痛。

③核韭炒腰花

核桃仁 30 克，韭菜 100 克，猪肾 1 只。核桃仁、韭菜洗净，剖碎；猪肾洗净，剖开，开水浸泡 2 小时，去浮沫。起油锅，核桃仁、韭菜、猪腰同炒，加黄酒、姜、葱、食盐调味后食用。

④羊肉芡杜参杞汤

羊腿肉 250 克，杜仲 30 克，枸杞子 20 克，西洋参 15 克，芡实 50 克。羊腿肉洗净，切成小块，开水浸泡 1 小时，去浮沫；置锅中，加清水 500 毫升，加黄酒、葱、姜、食盐、味精，急火煮开 3 分钟，加枸杞子、杜仲、西洋参、芡实，改文火煲 50 分钟，加黄酒、葱、姜、食盐、味精，分次食用。

⑤莲杜百合炖羊脊骨

莲子 20 克，百合 20 克，杜仲 30 克，羊脊骨 500 克。莲子、百合洗净，瘦猪肉洗净，切成丝状，同置锅中，急火煮开 3 分钟，改文火煮 30 分钟，加葱、姜、黄酒，隔水清炖 30 分钟。

（五）预防与调摄

1. 预防腰痛应避免坐卧湿地，若涉水、淋雨或身劳汗出后应立即换衣擦身，暑天湿热郁蒸时应避免夜宿室外或贪冷喜水。

2. 坐、卧、行应保持正确的姿势，劳动之时应量力而行。勿事勉力举重，不做没有准备动作的暴力运动。此病本在肾虚，故应避免房事及劳累过度。

3. 平时可进行自我按摩，活动腰部，打太极拳，勤洗澡或用热水洗澡。

八、骨痛

（一）概说

骨性疼痛是原发性骨质疏松症最常见的病症，以腰背腿痛多见，占全部骨性疼痛的 70% ～ 80%。

骨质疏松系多种原因引起的一组代谢性骨病，骨组织有异常的钙化，钙盐与基质呈异常比例，以单位体积内骨组织量减少为特点。在多数骨质疏松患者中，骨组织的减少主要由于骨质吸收增多所致。发病多缓慢，个别较快，以骨骼疼痛、易于骨折为特征，但是生化检查基本正常。病理解剖可见骨皮质菲薄，骨小梁稀疏，骨质层不厚。

骨质疏松是国外骨科专家在 19 世纪提出来的，但人们对骨质疏松的认识随着历史的发展和技术的进步而逐渐深化。早年一般认为全身骨质减少即为骨质疏松，美国大多数骨科专家则认为老年骨折为骨质疏松。直到 1990 年在丹麦举行的第三届国际骨质疏松研讨会，以及 1993 年在香港举行的第四届国际骨质疏松研讨会上，骨质疏松才有一个明确的定义，并得到世界各国医学界的公认：原发性骨质疏松是以骨量减少、骨的微观结构退化为特征的，致使骨的脆性增加以及易于发生骨折的一种全身性骨骼性疾病。每年的 10 月 20 日为"国际骨质疏松日"。

目前认为导致骨质疏松的原因很多，钙的缺乏是被大家公认的因素。降钙素以及维生素 D 的不足也很重要。然而，随着医学的发展，人们对骨质疏松症研究的深入，越来越多的科学研究证实，人体的正常环境是弱碱性，即体液的 pH 值维持在 7.35 ～ 7.45 之间时，就是健康的。可是，因为饮食、生活习惯、周围环境、情绪等的影响，人的体液很多时候都会趋于酸性，尤其是在人体摄入大量高蛋白、高糖分时，出于本能，为了维持体液的酸碱平衡，身体就会动用体内的碱性物质来中和这些酸性物质。而体内含量最多的碱性物质就是钙质，它们大量存在于骨骼中。那么，在大量进食酸性食物的时候，身体就会自然地消耗骨骼中的钙质以中和血液的酸碱性，维持酸碱平衡。因此，酸性体质是钙质流失、骨质疏松的重要原因。

1. 疼痛

疼痛是原发性骨质疏松症最常见的病症，以腰背腿痛多见，占疼痛患者中的 70% ～ 80%。疼痛沿脊柱由正中向两侧扩散，仰卧或坐位时疼痛减轻，直立时后伸或久立久坐则疼痛加剧，日间疼痛减轻，夜间和清晨醒来时加重，弯腰、肌肉运动、咳嗽、大便用力时加重。

2. 身长缩短、驼背

身长缩短、驼背多在疼痛后出现。脊椎椎体前部几乎多为松质骨组成，而且此部位是身体的支柱，负重量大，容易压缩变形，使脊椎前倾，背屈加剧，形成驼背，随着年龄的增长，骨质疏松加重，驼背曲度加大，致使关节挛拘显著。

3. 骨折

骨折是退行性骨质疏松症最常见和最严重的并发症。

4. 呼吸功能下降

胸、腰椎压缩性骨折，脊椎后弯，胸廓畸形，可使肺活量和最大换气量显著减少，患者往往可出现胸闷、气短、呼吸困难等症状。

（二）病因病机

中医认为，肾为先天之本，肾藏精，精生髓，髓养骨。《素问·上古天真论》所论："女子四七，筋骨坚，发长极，身体盛；五七，阳明脉衰，面始焦，发始堕。丈夫……四八，筋骨隆盛，肌肉满壮；五八，肾气衰，发堕齿槁……"阐明了骨随肾气盛衰而坚脆的规律。现代研究发现，肾虚时下丘脑–垂体–性腺轴功能减退，性激素水平下降，引起成骨功能下降，单位体积内骨组织含量减少，发生骨质疏松症。这些都表明，肾虚是骨质疏松症骨痛的主要原因。

肾之阴阳平衡、气血充足与骨之强壮息息相关，因为肾乃先天之本，为精藏之所，而精可生髓，骨髓为生骨养骨之物，且肾寓一身之元阳元阴，可温煦周身脏腑组织，熏泽骨体，是筋骨强壮的根本所在。故肾精亏虚，则骨髓生化乏源，骨髓空虚，骨骼失养而发为本病；若肾阳衰微，不能温煦，骨体失于熏泽，亦可发为本病。

（三）证候表现

1. 肾精不足证

主要表现：周身骨痛，骨骼变形，腰膝酸软，筋脉拘急，消瘦憔悴，步履蹒跚，反应迟钝，中年人则表现为早衰，出现发落齿摇，阳痿遗精，耳鸣耳聋，健忘，舌淡红，苔薄白，脉沉细。

2. 肾气阴虚证

主要表现：腰背四肢关节疼痛，四肢无力，肌肉痿软，昼轻夜重，骨骼变形，活动不利，面色苍白，口淡，自汗，面浮肢肿，夜尿增多，少气懒言，肠鸣腹痛，便溏，舌淡胖嫩，苔白或水滑，脉弦沉无力或迟细。

（四）治疗方法

1. 辨证治疗

（1）肾精不足证

治法：滋补肾精，强筋壮骨。

方药：左归丸合虎潜丸加减。

熟地黄 15 克，龟甲 30 克，山茱萸 10 克，菟丝子 30 克，白芍 15 克，锁阳 15 克，鹿胶 15 克（烊化），枸杞子 15 克，黄柏 10 克，知母 10 克，怀牛膝 30 克，怀山药 30 克，陈皮 10 克，干姜 10 克。水煎服，每日 1 剂，日服 2 次。

关节疼痛或发热，加鳖甲 10 克，地龙 10 克，秦艽 15 克，桑枝 10 克；骨蒸潮热，以生地黄代熟地黄，加青蒿 10 克，银柴胡 15 克，胡黄连 10 克；筋脉拘急，加木瓜 10 克，汉防己 10 克，络石藤 15 克，生甘草 10 克；小儿虚烦易惊、多汗抽搐者，加牡蛎 15 克，龙骨 15 克，钩藤 15 克；若出现肌肉关节刺痛、拒按或有硬结、皮肤瘀斑、干燥无泽、面唇紫暗、舌质淡紫或有瘀点、脉弦涩等血瘀的表现，可选加丹参 30 克，土鳖虫 15 克，水蛭 6 克，以养血活血，活络软坚。

（2）肾气阴虚证

治法：补气益阴，养肾止痛。

方药：右归丸合生脉饮加减。

制附片 10 克（先煎），肉桂 10 克，熟地黄 15 克，枸杞子 15 克，山茱萸 10 克，杜仲 15 克，菟丝子 30 克，西洋参 10 克，山药 30 克，白术 10 克，炙甘草 10 克，干姜 10 克，当归 15 克，鹿角胶 10 克（烊化）。水煎服，每日 1 剂，日服 2 次。

腰痛拘急者加全蝎 5 克，蜈蚣 2 条；浮肿、关节肿胀者，加茯苓 10 克、泽泻 10 克，生薏苡仁 30 克；身倦乏力者，加黄芪 15 克；肌肉萎缩者，加灵芝 10 克，制何首乌 15 克，鸡血藤 30 克。

2. 其他治法

（1）中成药

①金匮肾气丸，口服，每次 1 丸，每日 2 次，淡盐开水送服。疗程半年，可改善腰背疼痛、日常生活障碍，老年性骨质疏松者可长期服用。

②右归丸，口服，每次 1 丸，每日 2 次，淡盐开水送服。

③壮腰健肾丸，口服，每次 1 丸，每日 2 次，淡盐开水送服。

（2）针灸

治法：取足太阳、足少阴、任脉穴为主，采用补法或加灸。

主穴：肾俞、太溪以补肾；关元、神阙以补养真元；大杼、绝骨、阳陵泉以壮骨填髓，舒筋止痛。肾阳虚者加灸命门。

配穴：颈项痛取大椎、颈夹脊；背痛取至阳、筋缩、胸夹脊；腰痛取肾俞、大肠俞、腰夹脊；腓肠肌痉挛取委中、承山；膝痛取双侧膝眼；骨折取曲池、血海、三阴交及骨折附近穴位；胸闷取内关、膻中。

操作：患者取仰卧位，用毫针直刺 1～1.5 寸，平补平泻法，留针 30 分钟，中间行针 1 次，每日 1 次，10 次为 1 个疗程。

（3）验方

①养肾补钙止痛汤

黄精 15 克，西洋参 10 克，熟地黄 15 克，黄芪 15 克，制何首乌 15 克，巴戟天 15 克，枸杞子 15 克，龟甲 30 克（先煎），鳖甲 30 克（先煎），肉苁蓉 15 克，鹿茸 10 克，大枣 10 克，煅龙骨 30 克，煅牡蛎 30 克。每天 1 剂，水煎取汁，分早、晚 2 次口服。

②二仙止痛汤

淫羊藿 30 克，仙茅 10 克，煅龙骨、煅牡蛎各 30 克，巴戟天 15 克，知母 10 克，黄柏 10 克，当归 15 克，怀牛膝 30 克。每天 1 剂，水煎取汁，分早、晚 2 次口服。

③二胶补钙养骨汤

巴戟天 15 克，仙茅 12 克，淫羊藿 15 克，枸杞子 15 克，炒杜仲 15 克，骨碎补 15 克，黄柏 10 克，知母 10 克，徐长卿 15 克，白芍 15 克，当归 15 克，炙黄芪 24 克，枳壳 9 克，鹿角胶 12 克，龟甲胶 12 克（烊化）。每天 1 剂，水煎取汁，分早、晚 2 次口服。

④强骨止痛汤

炒白术 15 克，山茱萸 10 克，菟丝子 15 克，鹿角胶 15 克（烊化），熟地黄 15 克，枸杞子 15 克，当归 15 克，茯苓 20 克，狗脊 10 克，怀牛膝 15 克，鸡血藤 30 克。每天 1 剂，水煎取汁，分早、晚 2 次口服。

⑤滋阴补钙饮

熟地黄 15 克，山药 30 克，山茱萸 10 克，麦冬 15 克，西洋参 10 克，菟丝子 30 克，枸杞子 15 克，怀牛膝 15 克，鹿角胶 15 克（烊化），龟甲胶 15（烊化），赤芍 15 克，丹参 30 克。每天 1 剂，水煎取汁，分早、晚 2 次口服。

（4）食疗

①生地杞芪乌鸡汤

鲜乌鸡 1 只，生地黄 25 克，枸杞子 15 克，黄芪 50 克，饴糖适量。将鲜乌鸡去毛及内脏，洗净，生地黄、枸杞子、黄芪及饴糖和匀后置于鸡腹中，缝合切口，入锅中炖 2 小时，熟烂即成，食肉饮汤。本品具有补肾填精之效，用于肾精不足者。

②猪骨杞芪豆汤

猪脊骨 1000 克，黄豆、黑豆各 100 克，枸杞子 30 克，黄芪 30 克。文火烧烂，姜、盐、蒜调和，酌情食用。本品具有补肾填精之效，用于肾气阴虚者。

③羊脊蓉菟参粥

羊脊骨 1000 克，肉苁蓉 30 克，菟丝子 30 克，西洋参 15 克。羊脊骨洗净，捣碎，与肉苁蓉、西洋参、菟丝子共用水熬汁，去渣，加入大米适量煮粥，姜、盐、蒜调和，可经常食用。本品具有温肾壮阳、填精补髓之效，用于肾精亏虚者。

④桑椹枸杞牛骨汤

桑椹 50 克，枸杞子 50 克，鲜牛骨 500 克。将桑椹、枸杞子洗净，加黄酒、白糖少许蒸制。另将牛骨置深锅中，水煮，开锅后撇去面上浮油沫，加姜、葱再煮。若见牛骨发白，表明牛骨的钙、磷、骨胶等已溶解到汤中，随即捞出牛骨，加入已蒸制的桑椹、枸杞子，开锅后再去浮沫，调味后即可饮用。此方有滋阴补血、益肾强筋之功效，适用于骨质疏松症的骨痛。

⑤黑豆杞芪猪骨汤

黑豆 30 克，枸杞子 30 克，黄芪 50 克，猪排骨 500 克。将黑豆洗净、泡软，与枸杞子、黄芪、猪骨同置深锅中，加水煮沸后，改文火慢熬至烂熟，调味后饮用。此汤有补肾、活血、补钙、强骨之功效，适用于老年骨质疏松症的骨痛。

（五）预防与调摄

1. 控制平时的饮食结构，避免酸性物质摄入过量而形成酸性体质。大多数的蔬菜水果都属于碱性食物，而大多数的肉类、谷物、糖、酒、鱼虾等都属于酸性食物。健康人每天的酸性食物和碱性食物的摄入比例应遵守 1 ∶ 4 的原则。大多数的蔬菜水果富含植物有机活性碱，能迅速排除人体体液偏酸性物质，能维持血液中钙浓度的稳定，保持人体弱碱性环境，从而预防和缓解骨质疏松。

2. 吸烟会影响骨峰的形成，过量饮酒不利于骨骼的新陈代谢，喝浓咖啡能增加尿钙排泄，影响身体对钙的吸收，摄取过多的盐以及蛋白质亦会增加钙的流失。日常生活中应该避免形成上述不良的习惯。

3. 运动可促进人体的新陈代谢。进行户外运动以及接受适量的日光照射，都有利于钙的吸收。运动中肌肉收缩直接作用于骨骼的牵拉，会有助于增加骨密度。因此，适当运动对预防骨质疏松亦是有益处的。

4. 防止缺钙还必须养成良好的生活习惯，如彻夜唱卡拉 OK、打麻将、夜不归宿等无规律的生活，都会加重体质酸化。应当养成良好的生活习惯，从而保持弱碱性体质，预防骨质疏松症的发生。

5. 不要食用被污染的食物，如被污染的水、农作物、家禽鱼蛋等，要吃一些绿色有机食品，防止病从口入。

6. 保持良好的心情，不要有过大的心理压力，压力过大会导致酸性物质的沉积，影响代谢的正常进行。适当地调节心情和舒缓压力可以保持弱碱性体质，从而预防骨质疏松症的骨痛发生。

九、牙齿松动

（一）概说

牙齿松动大多是成年人长期牙周病的主要临床症状。牙周病是口腔中最常见的疾病，成年人中患病率高达 90%，牙周病给人造成极大的痛苦，损害健康，影响生命质量。现代医学证明，患牙周病后，轻者牙龈发炎、出血、疼痛、口臭，重者牙周组织被破坏，使牙齿与牙龈分离，导致牙齿松动移位，牙齿酸软，咀嚼无力，甚至脱落，而且还可以诱发许多疾病，如风湿病、抑郁症、心脏病、血液病等。因此，牙周病的防治必须引起人们的高度重视。

现代医学认为牙齿松动的原因，除了极少是受外力撞击引起外，大多是由牙周病牙龈萎缩引起。年老性牙龈营养性萎缩可造成牙齿松动，严重者则是牙齿脱落，这从医学角度来说属于牙龈的营养性或牙周病严重引起的萎缩，但最终都归根为牙龈本身没有营养供给而造成萎缩，引起牙齿松动。

（二）病因病机

中医认为，按脏腑辨证，牙齿属于肾的范畴。《素问·阴阳应象大论》说："肾生骨髓……在体为骨，在脏为肾"，"齿为骨之余"。《素问·六节藏象论》说："肾者主蛰，封藏之本，精之处也。""肾藏精"是肾的主要生理功能。《素问·上古天真论》说："肾者主水，受五脏六腑之精而藏之。"肾藏精，精化为气，通过三焦，布散全身。故肾气的主要生理功能是促进机体的生长、发育和生殖，以及调节人体正常的代谢、免疫和生理功能活动。机体的齿、骨、发的生长状态是观察肾中精气的外在表现，是判断机体生长、发育状况、衰老程度和疾病的客观标志。牙周病迁延难愈、牙齿松动的基本根源在于长期积累的肾虚髓亏，以致牙周免疫防线失效，牙龈萎缩，骨质流失。因此，牙齿与肾的关系非常密切。牙齿的健康与病态反映了肾的健康与病态。根据中医理论辨证，牙周病的牙齿松动当从肾论治。

牙龈发炎、出血、红、肿、热、痛、松动及口臭，均为肾阴虚、火热毒邪外侵所致，或二者兼而有之。"不荣则痛，不通则痛"，故治疗当以滋补肾阴为主，兼以必要的清热解毒之品，合以活血、补血、止血的药物。牙齿松动移位，牙齿酸软，咀嚼无力，齿龈分离，甚至脱落，均属肾精不足之象。肾藏精，主骨生髓，齿为骨之余，肾精充盛，则骨健齿坚；肾精亏虚，则骨枯齿松，故可见牙齿松动、酸软、无力，甚至脱落。治疗当以补肾益精、固齿健龈为主，通过补肾益髓、活血解毒之法，可以疏通牙周血液微循环，增强机体免疫力，增加骨质密度（促进牙齿钙化），恢复牙周组织和牙槽骨生理功能，最终达到固齿保龈的目的。

现代多项临床医学研究发现和证明，牙齿松动的根源与"肾虚"有密切的关系。中医学基本理论认为："齿为骨之余，肾主骨生髓。"就是说，牙齿和骨同根而生，是长在骨头上的"秧苗"，而骨骼的生长、发育、保养依靠肾气的充养，肾气不足便会髓亏骨枯，最先表现在牙齿上，导致牙齿松动、咀嚼无力等，可见，牙病的根源就在"肾"上。

补肾固齿的科学方法："肾主骨"，"髓养骨"，通过针对骨髓来补肾，可以唤醒处于休眠状态的骨髓干细胞，激发人体的自我抗病潜能和生命活力，对抗牙周病，加固免疫防线，修复牙床，使牙齿坚固。补肾固齿的同时，既坚固了牙齿，又强健了骨骼，增强了机体各个脏腑的生命活力。

（三）证候表现

1. 肾精不足证

主要表现：牙齿松动，咀嚼无力，牙齿松动移位，牙齿酸软，咀嚼无力，腰膝酸软，消瘦憔悴，步履蹒跚，反应迟钝，发落健忘，阳痿，遗精，耳鸣耳聋，健忘，舌淡红，苔少，脉沉细。

2. 肾气阴虚证

主要表现：牙齿松动、酸软、无力，咀嚼无力，腰背四肢关节疼痛，活动不利，面色苍白，口淡，自汗，面浮肢肿，夜尿增多，少气懒言，肠鸣腹痛，便溏，舌淡胖嫩，苔白或水滑，脉弦沉无力或迟细。

（四）治疗方法

1. 辨证治疗

（1）肾精不足证

治法：滋补肾精，强筋壮骨。

方药：左归丸加减。

熟地黄 15 克，龟甲 30 克，山茱萸 10 克，菟丝子 30 克，白芍 15 克，锁阳 15 克，鹿角胶 15 克（烊化），枸杞子 15 克，黄柏 10 克，知母 10 克，怀牛膝 30 克，怀山药 30 克，陈皮 10 克，干姜 10 克。水煎服，每日 1 剂，日服 2 次。

（2）肾气阴虚证

治法：补气益阴，养肾止痛。

方药：玉女煎合生脉饮加减。

生地黄 20 克，麦冬 20 克，熟地黄 15 克，枸杞子 15 克，山茱萸 10 克，杜仲 15 克，石膏 30 克，西洋参 10 克，山药 30 克，白术 10 克，炙甘草 10 克，黄柏 10 克，当归 15 克，知母 10 克。水煎服，每日 1 剂，日服 2 次。

牙龈萎缩者加灵芝 10 克、制何首乌 15 克、鸡血藤 30 克。

2. 其他治法

（1）中成药

①金匮肾气丸：口服，每次 1 丸，每日 2 次，淡盐开水送服。

②右归丸：口服，每次 1 丸，每日 2 次，淡盐开水送服。

③左归丸：口服，每次 1 丸，每日 2 次，淡盐开水送服。

④六味地黄丸：口服，每次 1 丸，每日 2 次，淡盐开水送服。

（2）针灸

治法：取足阳明胃经、足少阴肾经、任脉为主，采用补法或加灸。

主穴：肾俞、太溪、关元、内庭、天枢。

配穴：大杼、绝骨、阳陵泉、足三里、气海。

加减：牙痛取合谷、颊车；牙齿松动取下关、腰阳关、三阴交；牙齿酸软、咀嚼无力者取阴陵泉、太冲。

操作：患者取仰卧位，用毫针直刺 1 ～ 1.5 寸，平补平泻法，留针 30 分钟，中间行针 1 次，每日 1 次，10 次为 1 个疗程。

（3）验方

①牙齿松动方

生大黄、熟大黄、生石膏、熟石膏、骨碎补、银杜仲、青盐、食盐各 30 克，明矾、枯矾、当归身各 15 克。上药共研为细末，晨起先将此药末涂擦牙根上，然后洗脸，用毕以冷水漱吐。

本方系黄功农献给慈禧太后之方，久用可使牙齿洁白，至老不松动。

②补肾健齿汤

高丽参 10 克，杜仲 15 克，熟地黄 15 克，鹿茸 10 克，枸杞子 15 克，骨碎补 15 克。水煎服，每日 1 剂，日服 2 次。适用于肾精不足型。

③养肾强龈固齿饮

西洋参 15 克，熟地黄 15 克，当归 15 克，白术 15 克，枸杞子 15 克，石斛 15 克，鸡血藤 30 克，怀山药 30 克，金银花 19 克，山茱萸 15 克。水煎服，每日 1 剂，日服 2 次。适用于肾气阴虚型。

④养齿止血地黄饮

熟地黄 10 克，山茱萸 10 克，山药 10 克，知母 10 克，黄柏 10 克，芡实 10 克，牡丹皮 10 克，茯苓 10 克，莲子 10 克，煅龙骨 10 克，鹿角胶 10 克（烊化），三七 10 克。水煎服，每日 1 剂，日服 2 次。适用于肾气阴虚型。

（4）食疗

①杜仲杞归煲鸡蛋

杜仲 30 克，枸杞子 15 克，当归 15 克，鸡蛋 2 只。将上三药用清水 2 碗煎取 1 碗，滤渣取汁；鸡蛋煮熟去壳，刺数个小孔，用药汁煮片刻，饮汁吃蛋。每周 5 次，1 个月为 1 个疗程，可以补肾养龈，使牙龈恢复一定的功能，增强牙齿的稳定性和抗磨性，维持了咀嚼功能，延长牙齿的使用寿命。

②归鹤杞芪乌鸡汤

当归 15 克，仙鹤草 30 克，枸杞子 30 克，黄芪 30 克，乌鸡 1 只，姜、葱、胡椒粉、食盐、黄酒适量。乌鸡杀好洗净，当归、仙鹤草、枸杞子、黄芪与葱、姜同入鸡腹中，放入罐内，再注入清汤，加盐、胡椒粉、黄酒，上笼蒸 2 小时，出笼后去姜、葱，加味精调味即食。适用于肾精不足型。

③杞雀芪蓉汤

麻雀 3 只，红枣 10 克，西洋参 15 克，仙鹤草 15 克，枸杞子 15 克，黄芪 30 克，肉苁蓉 15 克，芡实 30 克，食盐适量。麻雀杀好洗净，红枣洗净去核，与其他原料一同入砂锅内，加水适量，武火煮沸后用文火炖 2 小时，最后加盐调味即可。适用于肾精不足型。

④滋肾固齿鹌鹑汤

鹌鹑 3 只，菟丝子 15 克，当归 10 克，高丽参 10 克，黑木耳 30 克，桑寄生 15 克，陈皮 5 克。鹌鹑杀好洗净，菟丝子、当归、黑木耳、桑寄生用清水 1200 毫升煎至 400 毫升，去渣取汁；药汁与鹌鹑一同隔水炖熟，最后加盐调味即可。适用于肾精不足型。

（五）预防与调摄

1. 牙齿松动是一种慢性牙周病及牙龈疾病的常见症状，疗程较长，由于病因复杂，治疗的方法也是多方面的。在全身的治疗中，应注意提高机体的抵抗力，增加营养，增强体质。

2. 保持口腔卫生，控制菌斑，坚持正确的刷牙方法，并采用牙线，以利于菌斑的清除。

3. 在无牙石的情况下，可于每日早、晚用手指按摩牙龈 3 ～ 5 分钟。

4. 在局部的治疗中，主要控制牙龈组织的炎症感染。有牙石的患者应定期到医院治疗，把牙石清除干净。患有牙周袋且牙周经常肿胀、溢脓者须手术治疗，以清除牙周袋内的肉芽组织及牙龈下结石，使牙周支持组织再生、恢复。牙齿松动者可采用钢丝结扎或夹板固定，使松动牙相互支持、依靠，达到相对稳定和巩固的效果。

十、闭经

（一）概说

闭经是妇科常见疾病的常见症状。凡女性年满 18 岁或第二性征发育成熟 2 年以上，仍无月经来潮者称为原发性闭经；若曾有规则的月经来潮，但以后因某种病理性原因而致月经停止 6 个月以上者称为继发性闭经。此外，因生殖道闭锁而致闭经的称为假性或隐性闭经。少女初潮后一段时间内的月经停闭、哺乳期、妊娠期或绝经后的闭经，属生理性闭经，不作病论。根据女性解剖 - 生理部位的不同，可分为子宫性、卵巢性、垂体和下丘脑性闭经。中医学经典文献《黄帝内经》中有"经闭""不月"和"月事不来"等记载。中医和西医都称其为"闭经"。本病治疗难度较高，属难治之症，如多囊卵巢综合征、产后大出血导致的希恩（席汉）综合征、人流手术后等都可导致闭经。另有溢乳性闭经、肥胖性闭经、厌食性闭经、结核性闭经和药物性闭经等。

（二）中医病因病机

本病的病因病机比较复杂，可分虚、实两种。虚者精血不足，血海空虚，无血可下；实者邪气阻，脉道不通，经血不得下行。明代著名医家张景岳的名著《景岳全书·妇人规》用"血枯"和"血隔"区分闭经之虚实，并指出"血滞者可通，血枯者不可通"的治疗原则。

1. 肝肾不足

由于禀赋不足、房劳多产、久病等伤肝肾而致冲任亏虚，精血不足，经血不得下行。

2. 气血虚弱

劳伤心脾或大病、久病失血等致冲任亏虚，血海空虚，无血可下。

3. 阴虚血燥

素体阴虚或久病伤阴，阴虚血燥或精亏阴竭，导致冲任亏损，精血不足，血海不足，无血可下。

4. 气滞血瘀

七情内伤，气血瘀滞，外感、内伤寒凉，或经、产受寒，寒凝血脉，冲任不通而致闭经。

5. 痰湿阻滞

肥胖之人，多痰多湿，或脾虚失运，湿聚成痰，痰湿阻络而致闭经。

（三）西医发病原因

西医学根据发病部位的不同，可分为：

1. 子宫性闭经

病因在子宫，如人工流产术后引起的子宫内膜损伤及粘连、子宫内膜炎、子宫发育不全或缺如、子宫切除术等。

2. 卵巢性闭经

闭经的原因在于卵巢，卵巢性激素水平低落，子宫内膜无周期性变化而致闭经。如先天性卵巢发育不全或缺如、卵巢功能早衰、卵巢切除或卵巢肿瘤等。

3. 垂体性闭经

病变在大脑的垂体。垂体前叶的器质性病变（如垂体肿瘤），或功能失调（如垂体缺血、炎症、放射、手术、原发性垂体促性腺功能低下等），进而导致闭经。

4. 下丘脑性闭经

此为最常见的一种类型，由于下丘脑功能失调影响垂体，进而导致孕激素、雌激素分泌紊乱，引起功能性闭经。引起下丘脑功能失调的常见原因有生活环境改变、神经性厌食、营养不良症、药物毒副作用抑制、闭经性溢乳综合征、多囊卵巢综合征、其他内分泌功能异常等。

（四）证候表现

1. 肾气不足证

主要表现：年逾18岁尚未行经，或月经初潮较晚，周期延后，量少，经色淡或暗，质稀，逐渐发展至闭经。面色淡白或晦暗，或伴腰酸腿软，头晕耳鸣，夜尿频多，大便时干时稀，或四肢不温，体乏少气，舌淡苔白，脉沉细或沉迟。

2. 肾精亏虚证

主要表现：月经周期延后，量少，色淡红，无血块，渐至闭经，头晕目涩，腰膝瘫软，足跟作痛，白带清稀，或阴道干涩，或失眠健忘，舌质偏红或淡红，苔薄黄，脉沉细弱。

3. 肾气阴两虚证

主要表现：月经后期，量少，渐至闭经，形体瘦削，两颧潮红，五心烦热，盗汗，或者骨蒸劳热，或咳嗽唾血，口干咽燥，舌质红，苔少，脉细数无力。

（五）治疗方法

1. 辨证治疗

（1）肾气不足证

治法：补肾养气，调理冲任。

方药：归肾丸加减。

党参15克，白术12克，茯苓12克，当归15克，熟地黄15克，黄芪15克，杜仲15克，枸杞子15克，菟丝子15克，山茱萸10克，炙甘草9克。水煎服，每日1剂，日服2次。

（2）肾精亏虚证

治法：滋肾补精，调理冲任。

方药：大补元煎加减。

高丽参10克，熟地黄12克，怀山药15克，山茱萸9克，茯苓10克，当归15克，枸杞子10克，杜仲15克，菟丝子15克，香附9克，怀牛膝15克。水煎服，每日1剂，日服2次。

（3）肾气阴两虚证

治法：益气养阴，补肾填精。

方药：知柏地黄丸合生脉饮加减。

知母10克，黄柏10克，怀山药15克，山茱萸10克，当归9克，麦冬15克，西洋参10克，五味子10克，乌梅15克，白芍10克，熟地黄12克，桑寄生20克，菟丝子9克，怀牛膝12克，枸杞子15克，生甘草10

克。水煎服，每日 1 剂，日服 2 次。

2. 其他治法

（1）中成药

①人参养荣丸，口服，每次 1 丸，每日 2 次，淡盐开水送服。

②十全大补丸，口服，每次 1 丸，每日 2 次，淡盐开水送服。

③妇科再造丸，口服，每次 1 丸，每日 2 次，淡盐开水送服。

④大补阴丸，口服，每次 1 丸，每日 2 次，淡盐开水送服。

⑤左归丸，口服，每次 1 丸，每日 2 次，淡盐开水送服。

（2）针灸

①体针

主穴：气海、肾俞、关元、归来、子宫。

配穴：脾俞、足三里、三阴交、地机、八髎。

操作：患者取仰卧位，用毫针直刺 1～1.5 寸，平补平泻法，留针 30 分钟，中间行针 1 次，每日 1 次，10 次为 1 个疗程。

②耳穴

主穴：内生殖器、内分泌、皮质下。

配穴：肝、肾、心、脾。

操作：以主穴为主，酌加配穴。每次取 2～3 穴，双耳均选。以王不留行子贴压，敷贴好后宜用拇、食指反复按压至耳郭潮红充血，并嘱患者每日自行按压 3～4 次。3 天换贴 1 次。月经来潮后宜再贴压 1 个疗程，以巩固效果。一般 3～5 次为 1 个疗程。

（3）验方

①加减八珍汤

党参 15 克，茯苓 10 克，白术 15 克，当归 15 克，桂枝 10 克，川芎 10 克，熟地黄 15 克，鸡血藤 15 克，陈皮 10 克，干姜 5 克，制何首乌 15 克，炙甘草 6 克。水煎服，每日 1 剂，日服 2 次。

②补肾活血汤

熟地黄 15 克，杜仲 15 克，巴戟天 15 克，桃仁 10 克，红花 10 克，当归尾 9 克，泽兰 15 克，白芍 10 克，香附 9 克，陈皮 9 克，怀牛膝 15 克，益母草 12 克，丹参 30 克，柴胡 6 克，甘草 5 克。水煎服，每日 1 剂，日服

2 次。

③滋肾益精通经汤

西洋参 10 克，五味子 10 克，乌梅 15 克，白芍 10 克，熟地黄 12 克，桑寄生 20 克，菟丝子 9 克，怀牛膝 12 克，枸杞子 15 克，茯苓 15 克，桂枝 9 克，白术 15 克，苍术 10 克，泽泻 10 克，淫羊藿 15 克。水煎服，每日 1 剂，日服 2 次。

（4）食疗

①归姜芪杞羊肉汤

当归 30 克，黄芪 30 克，枸杞子 15 克，生姜 60 克，羊肉 250 克。将羊肉切块，生姜切丝，当归、枸杞子、黄芪用纱布包好，同放砂锅内，加入水适量，炖至烂熟，去药渣，调味服食。每天 1 次，每周连服 2～3 天。

②芪杞杜鸽益肾汤

北黄芪 30 克，枸杞子 30 克，杜仲 20 克，乳鸽 1 只。将乳鸽洗净，黄芪、枸杞子、杜仲布包，同放炖盅内，加水适量，隔水炖熟，调味后饮汤食肉。隔天炖服 1 次，每周连服 2～3 次。

③养肾滋血通经汤

乌鸡 1 只，西洋参 15 克，当归 30 克，益母草 50 克，陈皮 5 克，生姜 15 克。将鸡肉切块，生姜切丝，当归、西洋参、益母草用纱布包好，同放砂锅内，加入水适量，炖至烂熟，去药渣，调味服食。每天 1 次，每周连服 2～3 天。

（六）预防与调摄

1. 在临床上常见月经过少或月经后期者若不进行及时治疗，都可进一步发展为闭经。积极治愈月经过少或后期，可以减少闭经的发病率。

2. 若明确继发性闭经的病因和部位，对治疗闭经的效果与预后估计有一定的参考价值。如下丘脑性闭经，由精神因素、环境改变、营养不良等引起，药物、针灸治疗预后较佳。又如，由呼吸系统的结核杆菌引起的子宫性闭经，子宫内膜已被破坏，恢复正常月经的可能性不容乐观。

3. 闭经伴不孕者因家庭、个人和周围环境的影响而精神抑郁，临床检查与化验无明显异常。在药物治疗的同时，对这些女性患者必须给予适当的理解、安慰和鼓励，放松心理压力。若大脑皮质抑制解除，机体下丘脑－卵巢－子宫内分泌功能则恢复正常而受孕。临床上也有患者领养一个小孩后便很快怀孕，这是常见的典型例子。

4. 目前服用减肥药的妇女为数不少，部分妇女由此而闭经，也有因肥胖而节食，导致厌食症而闭经，还有行过多次人流手术而导致闭经，以上闭经都是可以预防的。

5. 有些口服避孕药物必须在医生的指导下服用，以防止不良反应的发生。若发现月经量逐渐减少，则要及时停药。

6. 对长期性、顽固性闭经单用中药或西药效果不佳者，可采用中西医结合，进行人工月经周期调整治疗，待起效后逐渐减少西药剂量，最终由中药、针灸善后治疗。

十一、更年期综合征

（一）概说

更年期综合征是因中老年女性在绝经前后的雌激素水平下降而引起的一系列生理或病理的症状。更年期妇女由于卵巢功能减退，垂体功能亢进，分泌过多的促性腺激素，引起机体的自主神经功能紊乱，从而出现一系列程度不同的症状，如月经紊乱，烘热易怒，头昏目眩，面色潮红，腰膝酸软，手足心热，面目浮肿，尿频失禁，失眠心悸，体倦乏力，抑郁多虑，情绪不稳定，易激动烦躁，注意力难于集中等，称为"更年期综合征"。

在中医学上，本病又称"经断前后诸证"。本病在古代医籍中未见专门的论述，也无这一病名，其症状散见于"月事不来""经断复来""脏躁""郁证"的常见病症中。20世纪60年代，全国中医药学界根据中医妇科临床诊治的需要，统一认识，共同将此病命名为"经断前后诸证"。

现代医学认为，大多数妇女由于卵巢功能减退较缓慢，机体自身的生理调节和代偿足以适应这种变化，或仅有轻微症状；少数妇女由于机体不能很快适应，症状比较明显，但一般并不需特殊治疗；极少数妇女临床症状严重，甚至影响生活和工作，则需要药物治疗。一般认为，妇女进入更年期后，家庭和社会、工作环境的各种变化都可加重其身体和精神的负担，使更年期综合征易于发生或使原来已有的某些症状加重。有些本身精神、生理状态不稳定的妇女，更年期综合征就更为明显，甚至喜怒无常。更年期综合征虽然是由于卵巢功能衰退所致，但发病率的高低与个人经历和心理负担有直接关系。对于心理状态比较敏感的更年期妇女来说，生理上的不适更易引起心理上的异常应激变化，于是出现了各种更年期症状。因此，注意心理调适十分重要。

（二）病因病机

本病发生在绝经前后，《素问·上古天真论》云："女子……七七任脉虚，太冲脉衰少，天癸竭，地道不通，故形坏而无子也。"妇女七七之年（45～55岁左右）经断前后，先天肾气渐衰，天癸将竭，任脉虚，太冲脉衰，精血不足，引起机体阴阳失于平衡，或肾阴不足，阳失潜藏，阴虚火旺；或肾阳虚衰，虚寒内生；或阴虚日久，阴损及阳，阳虚日久，阳损及阴，肾阴阳两虚，进而出现一系列脏腑经络气血功能紊乱的临床表现。

总之，更年期综合征是因肾气渐衰，冲任亏虚，天癸将竭，精血不足，阴阳平衡失调，加之素体因素的影响，脏腑气机失于调节，从而导致本病的发生。因此，肾虚是致病的基础，诸脏腑功能调节失常是该病发生的重要因素。

（三）证候表现

1. 肾阴虚证

主要表现：经断前后，头晕耳鸣，潮热出汗，烦躁激动，腰酸腿痛，心悸失眠，月经紊乱，经色鲜红，或伴有皮肤干燥，瘙痒，口干，便干，溲黄，舌质红，少苔，脉细数。

2. 肾阳虚证

主要表现：经断前后，精神萎靡，浮肿疲乏，腰酸背痛，怕冷，自汗，腹胀，便溏，夜尿频，月经量多，经色淡暗，舌体胖，舌质淡，舌苔白，脉沉细无力。

3. 肾阴阳两虚证

主要表现：经断前后即见头晕耳鸣、烘热汗出、烦躁失眠等肾阴虚证，又可见精神萎靡、浮肿疲乏、腰酸背痛、怕冷、自汗、腹胀、便溏、夜尿频、腰酸腿痛等阳虚证，舌体胖，舌质淡，舌苔白，脉沉细无力。

（四）治疗方法

1. 辨证治疗

（1）肾阴虚证

治法：滋肾养阴，育阴潜阳。

方药：左归丸加减。

生地黄 15 克，熟地黄 15 克，山药 30 克，山茱萸 10 克，枸杞子 10 克，茯苓 10 克，麦冬 15 克，炙甘草 10 克，制何首乌 10 克，龟甲 30 克，白芍 10 克，桑寄生 30 克。

（2）肾阳虚证

治法：温肾扶阳，调养冲任。

方药：右归丸加减。

熟地黄 15 克，山茱萸 10 克，枸杞子 10 克，制附片 10 克（先煎），肉桂 5 克，鹿角胶 10 克（烊化），菟丝子 15 克，山药 15 克，高丽参 10 克，白术 10 克，甘草 10 克。

（3）肾阴阳两虚证

治法：滋阴补阳，调养冲任。

方药：二仙汤合二至丸加减。

仙茅 10 克，淫羊藿 15 克，当归 10 克，巴戟天 15 克，知母 10 克，黄柏 10 克，女贞子 15 克，墨旱莲 30 克，西洋参 10 克，麦冬 10 克，山茱萸 10 克，当归 10 克，五味子 10 克。

2. 其他治法

（1）中成药

①更年安片，口服，每次 6 片，每日 2～3 次。

②天王补心丹，口服，每次 1 丸，每日 2 次，淡盐开水送服。

③知柏地黄丸，口服，每次 1 丸，每日 2 次，淡盐开水送服。

④六味地黄丸，口服，每次 1 丸，每日 2 次，淡盐开水送服。

⑤坤宝丸，口服，每次 1 丸，每日 2 次，淡盐开水送服。

（2）针灸

①体针

主穴：肾俞、三阴交、神门、足三里、本神、气海。

配穴：烦躁易怒者加合谷、太冲；精神疲乏者加腰阳关、关元；心悸失眠者加神门、内关；头晕耳鸣者加风池、听会；手足心烦热者加劳宫、太溪；烘热汗出者加阴郄、复溜。

操作：患者取仰卧位，用毫针直刺 1 ～ 1.5 寸，平补平泻法，留针 30 分钟，中间行针 1 次，每日 1 次，10 次为 1 个疗程。

②耳穴压丸法

穴位：心、肝、脾、卵巢、肾上腺、交感、子宫。

操作：每次取 2 ～ 3 穴，双耳均选。以王不留行子贴压，敷贴好后宜用拇、食指反复按压至耳郭潮红充血。并嘱患者每日自行按压 3 ～ 4 次，3 天换贴 1 次，一般 3 ～ 5 次为 1 个疗程。

（3）验方

①三参宁心饮

西洋参 10 克，玄参 10 克，丹参 30 克，大枣 10 克，红糖 15 克。水煎服，每日 1 剂，日服 2 次。

②百合参杞平心汤

百合 60 克，西洋参 10 克，枸杞子 10 克，大枣 10 克，冰糖适量。水煎服，每日 1 剂，日服 2 次。

③莲荷清心宁神饮

鲜薄荷叶 10 克，莲子 15 克，菊花 10 克，西洋参 10 克，龙眼肉 15 克。水煎服，每日 1 剂，日服 2 次。

（4）食疗

①莲子参芪百合粥

西洋参 10 克，黄芪 15 克，莲子、百合、粳米各 30 克同煮粥，每日早、晚各服 1 次。适用于绝经前后伴有心悸不寐、怔忡健忘、肢体乏力、皮肤粗糙者。

②归圆甘麦饮

当归身 10 克，桂圆肉 30 克，小麦 30 克，红枣 10 枚，甘草 10 克，水煎。每日早、晚各服 1 次。适用于绝经前后伴有潮热出汗、烦躁心悸、忧郁易怒、面色无华者。

③怀杞枣椹汤

枸杞子 10 克，桑椹 15 克，红枣 10 克，怀山药 30 克，瘦肉 300 克，炖汤喝，每日 1 次。适用于更年期有头晕目眩、饮食不香、困倦乏力、心悸失眠及面色苍白者。

④赤豆莲子苡仁红枣粥

赤小豆、莲子、薏苡仁、粳米各 30 克，红枣 10 枚，熬粥食之，每日 1 次。适用于更年期有肢体水肿、皮肤松弛、关节酸痛者。

⑤四黄养阴益气粥

生地黄 10 克，黄精 10 克，黄芪 15 克，鸡子黄 2 个，莲子 15 克，粳米 30 克。先将四味中药水煎去渣取汁，用药汁煮粳米粥，再配鸡子黄食之。每日 1 次。

⑥合欢参杞百苡粥

合欢花（干品）15 克或鲜品 30 克，西洋参 10 克，枸杞子 15 克，百合 10 克，生薏苡仁 25 克，粳米 200 克，冰糖适量。将合欢花、西洋参、枸杞子、百合、粳米、冰糖同放锅内，加水 500 毫升，用文火煮至粥熟即可。每晚睡前 1 小时空腹温热食用。本品具有安神解郁、活血悦颜、利水消肿等功效。适用于更年期易怒忧郁、虚烦不安、健忘失眠等症。

⑦同形参杞滋补粥

净猪肝 100 克，净猪肾 100 克，枸杞子 10 克，西洋参 10 克，粳米 250 克，五者同煮为粥。每日 1 次，空腹食用。本品具有滋补肝肾、益气安神、宁心美肤的功效。适用于妇女更年期精神恍惚、时常悲伤欲哭、不能自持或失眠盗汗、舌红少苔、脉细而数者。

（五）预防与调摄

1. 起居调养法

（1）生活应有规律，注意劳逸结合，保证充足的睡眠，但不宜过多卧床休息；应主动从事力所能及的工作和家务，或参加一些有益身心的文体活动和社会活动，如练气功、跳舞、慢跑和太极拳等，以丰富精神生活，增强身体素质。

（2）饮食有节，忌生冷及辛辣刺激品，多食豆制品、牛奶、新鲜水果及蔬菜。

（3）最好维持适度的性生活，有利于心理和生理健康。

2. 心理调养法

（1）更年期是卵巢功能衰退的正常生理过程，可持续几个月甚至几年，因此出现一些症状是不可避免的，不必过分焦虑，要解除思想负担，保持豁达、乐观的情绪。多参加一些娱乐活动，以丰富生活乐趣。

（2）注意改进家庭的人际关系，及时与家人沟通，疏导新发生的心理障碍，以保持精神愉快和情绪稳定。另外，家人、亲戚应在精神及生活上多给患者一些理解、安慰和照顾，避免不必要的言语冲突和精神刺激。

十二、慢性疲劳综合征

（一）概说

现今社会，随着工作、生活节奏的加快以及竞争、拼搏意识的增强，人们的脑力、体力长期处于紧张状态；在临床内科上，以疲劳乏力为主诉的患者日趋增多，慢性疲劳综合征的发病率也逐年上升。虽然，慢性疲劳综合征未见有近期生命危险，但其长期虚弱性身心疲劳，可能逐渐地影响患者日常工作以及降低其生活质量。慢性疲劳综合征（CFS）是 20 世纪 80 年代被美国疾病控制中心正式命名的，病因不明，各项现代医疗手段检查无任何器质性病变，以疲劳持续或反复发作为主要特征，其病程至少半年，可伴有低热、头痛、睡眠紊乱、抑郁及健忘等多种躯体与精神神经症状，好发于 20 ～ 50 岁者，以女性多见。国外临床医学的流行病学统计调查研究表明，有些慢性疲劳综合征患者发病于流感后，并发现了其伴有病毒感染的证据，如体内查出相关病毒，出现相应抗体以及出现低热畏寒、咽痛、淋巴结肿痛、肌肉酸痛等流感样症状。还有调查研究表明，慢性疲劳综合征患者在发病前较正常对照者存在显著的负性生活事件；患者多有过敏史、遗传倾向等。因此，现代医学认为，慢性疲劳综合征的发病与病毒感染、心理社会因素导致的精神应激、不良的生活起居习惯（如脑力及体力的超负荷运转）、饮食不节制或不规律、睡眠节律紊乱、个人体质问题等有关。另外，慢性疲劳综合征的发生机理可能跟免疫与神经内分泌系统的功能失调有关。

慢性疲劳综合征的症状表现常见于中医学"头痛""失眠""心悸""郁证""眩晕"和"虚劳"等病症之中。

（二）病因病机

中医认为，心、肝、脾、肾的生理病理特点与慢性疲劳综合征的关系密切，其病理机制主要在于劳累过度、情志内伤或复感外邪，致肝、脾、肾的功能失调。

1. 脾

中医学的脾与躯体疲劳症状的产生有直接联系。因为脾为后天之本，其生理功能为主运化、主升清、主肌肉及四肢，与机体水谷精微物质的消化、吸收、转输、利用以及肌肉的形态、运动能力有关。如果各种不同的原因导致脾失健运，就会引起气血化源不足或受阻，使肌肉失养或湿邪困阻四肢。这是慢性疲劳综合征病人出现四肢困倦、乏力的主要原因脾为后天之本，外感、情志或烦劳等原因均会导致脾气虚弱，使气血化生不足，不仅四肢和肌肉得不到濡养，而且可进一步影响精血的化生，使肝肾功能不足加重，筋骨失养，导致疲劳的进一步加重。

2. 肝

肝脏功能失调是产生疲劳的重要原因。肝为罢极之本，主筋，若筋力不健，则运动不利，就易出现疲劳。由此可见，肝与肢体活动、肌肉力量有着直接的关系。同时，肝与病人的脑力疲劳及情绪改变也密切相关。肝在五脏中有着重要地位，肝脏的功能主要为主疏泄与藏血，尤以疏泄功能为重。肝脏的生理特性是主升发，喜调达而恶抑郁，并通过调畅周身气机，使气机的升降出入运动协调平衡，从而维持各脏腑器官功能活动的正常。肝在调畅气机的基础上，还有疏通血脉、通调水道、疏泄胆汁、助脾胃运化、协调呼吸等功能。若肝的疏泄失常，就会产生气滞、血瘀、出血、水液输布代谢失常等病理变化，所以古人有"气为百病之长""一有拂郁，百病丛生"之说。肝与情志关系密切，肝主疏泄，调节情志。肝藏魂，主疏泄，调畅气机。肝气郁滞，情志不畅，神魂不安，则会出现精神抑郁、闷闷不乐、兴趣减少、易激惹、失眠、多梦等。目前，中医和西医的研究都表明，慢性疲劳综合征的发生、发展与各种社会心理因素导致的精神应激，即情志不畅有很大的相关性。慢性疲劳综合征病人在发病后，尤其是伴有慢性疾病者，多数伴有情绪异常。在实践中也可见到，如果应用养肝柔肝、肝气调畅法，不仅有利于病人情绪的改善，而且可缓解其应激反应，即提高机体对不良情绪刺激的耐受性，还能增加病人对情绪的自我调节能力，防止疾病的进一步演变。这正如某位著名中医学家所言："一旦情志过极，虽有伤脾、伤心、伤肾等之异，但总以气机紊乱失调为主，则首先病及于肝。"

3. 心

在充满竞争的当今社会，脑力应用过度即心思过劳过用，对于慢性疲劳综合征的发生有很大的影响。而心主神明，其与大脑记忆关系密切。因此，神明过劳可直接损伤心脑元气，导致脑力的衰弱，使记忆、思维发生异常，明显表现出记忆力下降、健忘、集中注意力困难、用脑不能持久、思维困难等脑力的疲劳；抑郁、急躁、焦虑、烦闷等情志改变；还有失眠、嗜睡等睡眠的紊乱。这些精神、意识、思维活动的异常表现，属中医狭义的"神异常"的范畴。在中医理论中，人正常的精神、意识、思维活动是在五脏的共同作用下完成的，而心在其中起着重要的作用。心气不足、心神失养是引起记忆减退、遇事善忘、不能集中注意力做事、稍用脑则感到疲劳等脑力衰弱表现的主要原因。心藏神，实邪内扰，或心神失养而神舍不宁，则会出现惊悸、失眠、心中烦闷不安等。

4. 肾

中医认为，肾为先天之本，肾气阴两虚则困倦多寐；肾阳虚弱，则乏力嗜卧。如劳累、房劳过度，暗耗肾精，或虚火妄动，心肾不交，则可导致不寐多梦等。而肾气阴两虚的慢性疲劳综合征患者多伴有手足心微热、汗出怕冷、头痛咽痛、腰膝酸软、肌肉无力、食欲不振等症。

总之，慢性疲劳综合征主要是各种原因导致心、肝、脾、肾受累及气血阴阳失调而成。临床上，以虚证及虚实夹杂证多见。虚证主要是阴阳失调，气血不足，脏腑器官失养，进而出现体力及脑力的虚弱、疲劳；实证主要是脏腑功能失调，导致外感邪气，气郁、痰湿、湿热内阻，使机体出现倦怠感及其他兼夹症。

（三）证候表现

1. 肾气阴两虚证

主要表现：神疲乏力，少气懒言，口苦咽干，或伴咽痛，头晕目眩，心悸自汗，潮热盗汗，手足心热，腰膝酸软，耳鸣，尿频便结，舌红少苔，脉细数无力。

2. 肾阳虚证

主要表现：面色苍白无华，精神萎靡，倦怠无力，少气懒言，头晕眼花，心悸，失眠多梦，指甲色淡或月经量少，四肢疲乏，体困欲卧，记忆力减退，食少纳呆，大便干结，小便清长，舌质淡红，苔白，脉细弱无力。

（四）治疗方法

1. 辨证治疗

（1）肾气阴两虚证

治法：滋阴益气，强壮机能。

方药：知柏地黄丸合生脉饮加减。

生地黄 15 克，熟地黄 15 克，黄精 15 克，西洋参 10 克，天冬 15 克，麦冬 15 克，五味子 10 克，当归 15 克，黄芪 25 克，玉竹 20 克，白芍 10 克，神曲 10 克，黄连 5 克，甘草 5 克。水煎服，每日 1 剂，日服 2 次。

（2）肾阳虚证

治法：补肾壮阳，强壮机能。

方药：金匮肾气丸加减。

高丽参 15 克，制附片（先煎）10 克，肉桂 5 克，怀山药 15 克，山茱萸 10 克，熟地黄 10 克，泽泻 10 克，牡丹皮 10 克，炒白术 15 克，茯苓 15 克，黄芪 15 克，龙眼肉 10 克，远志 10 克，木香 10 克，当归 15 克，大枣 10 克，生姜 5 克。水煎服，每日 1 剂，日服 2 次。

2. 其他治法

（1）中成药

①无比山药丸，口服，每次 1 丸，每日 2 次，淡盐开水送服。

②知柏地黄丸，口服，每次 1 丸，每日 2 次，淡盐开水送服。

③金匮肾气丸，口服，每次 1 丸，每日 2 次，淡盐开水送服。

④右归丸，口服，每次 1 丸，每日 3 次，淡盐开水送服。

⑤十全大补丸，口服，每次 1 丸，每日 3 次，淡盐开水送服。

（2）针灸

①体针

主穴：肾俞、三阴交、关元、足三里、脾俞、气海。

配穴：烦躁易怒者加合谷、太冲；精神疲乏者加腰阳关、天枢；心悸失眠者加神门、内关；头晕耳鸣者加风池、听会；手足心烦热者加劳宫、太溪；烘热汗出者加阴郄、复溜。

操作：患者取仰卧位，用毫针直刺 1～1.5 寸，平补平泻法，留针 30 分钟，中间行针 1 次，每日 1 次，10 次为 1 个疗程。

②耳穴压丸法

穴位：心、肝、脾、肾、肾上腺、交感。

操作：每次取 2～3 穴，双耳均选。以王不留行子贴压，敷贴好后宜用拇、食指反复按压至耳郭潮红充血。并嘱患者每日自行按压 3～4 次，3 天换贴 1 次，一般 3～5 次为 1 个疗程。

（3）验方

①补肾滋阴益气汤

北黄芪 20 克，西洋参 10 克，当归 15 克，白芍 10 克，巴戟天 10 克，肉苁蓉 10 克，五味子 5 克，枸杞子 10 克，菟丝子 10 克，仙茅 10 克，山茱萸 10 克，熟地黄 15 克，麦冬 15 克。水煎 2 次，分 2 次服，每日 1 剂。

②温肾补阳强壮汤

淫羊藿 30 克，韭菜子 10 克，丹参 20 克，阳起石 10 克，枸杞子 12 克，熟地黄 15 克，高丽参 15 克，蛤蚧 1 对，甘草 10 克。水煎服，每日 1 剂。15 日为 1 个疗程，一般服 1～3 个疗程。

③补肾怡神汤

生黄芪 30 克，当归 10 克，山药 30 克，茯苓 15 克，合欢花 15 克，柴胡 10 克，巴戟天 15 克，黄柏 15 克，白芍 20 克，西洋参 10 克，五味子 10 克，郁金 10 克。水煎 2 次，分 2 次服，每日 1 剂。半个月为 1 个疗程。服药期间多饮水，戒房事。

④益肾强体汤

高丽参 30 克，肉桂 2 克，海马 1 对，丹参 15 克，枸杞子 15 克，怀牛膝 15 克，巴戟天 15 克，蛇床子 10 克，补骨脂 10 克，玄参 15 克，陈皮 10 克，当归 10 克。水煎 2 次，分 2 次服，每日 1 剂。半个月为 1 个疗程。服药期间多饮水，戒房事。

⑤三仙补肾强壮汤

鹿茸 15 克，龟甲 20 克，蛇床子 10 克，淫羊藿 10 克，熟地黄 15 克，麦冬 15 克，玄参 15 克，白术 15 克，远志 10 克，当归 20 克，桑螵蛸 30 克，五味子 10 克。水煎 2 次，分 2 次服，每日 1 剂。

体疲畏寒者，加肉桂 5 克，制附片 10 克（先煎），甘草 10 克。遗精、早泄者，加金樱子 15 克，牡蛎 30 克，龙骨 30 克。

（4）食疗

①莲子参芪百合粥

西洋参 10 克，黄芪 15 克，莲子、枸杞子、百合、粳米各 30 克，同煮粥，每日早、晚各服 1 次。适用于体疲乏力、心悸不寐、怔忡健忘、食欲不振、皮肤粗糙者。

②归杜圆杞甘麦饮

当归身 10 克，杜仲 15 克，桂圆肉 30 克，枸杞子 10 克，小麦 30 克，红枣 10 枚，甘草 10 克，水煎。每日早、晚各服 1 次。适用于体疲乏力、潮热汗出、烦躁心悸、忧郁易怒、面色无华者。

③参芪怀杞枣椹汤

西洋参 10 克，黄芪 15 克，枸杞子 10 克，桑椹 15 克，红枣 10 克，怀山药 30 克，瘦肉 300 克，炖汤喝，每日 1 次。适用于体疲乏力、头晕目眩、饮食不香、困倦乏力、心悸失眠及面色苍白者。

④参杞豆莲苡枣粥

高丽参 10 克，枸杞子 15 克，赤小豆、莲子、薏苡仁、粳米各 30 克，红枣 10 枚，熬粥食之。每日 1 次。适用于体疲乏力、肢体困倦、皮肤松弛、关节酸痛者。

⑤四黄杜杞养阴益气粥

生地黄 10 克，黄精 10 克，黄芪 15 克，杜仲 15 克，枸杞子 10 克，鸡子黄 2 个，莲子 15 克，粳米 30 克。先将六味中药水煎去渣取汁，用药汁煮粳米粥，再配鸡子黄食之。每日 1 次。

⑥合欢参杞百果粥

合欢花（干品）15 克或鲜品 30 克，西洋参 10 克，枸杞子 15 克，百合 10 克，腰果 25 克，粳米 200 克，冰糖适量。将合欢花、西洋参、枸杞子、腰果、百合、粳米、冰糖同放锅内，加水 500 毫升，用文火煮至粥熟即可。每晚睡前 1 小时空腹温热食用。适用于体疲乏力、易怒忧郁、虚烦不安、健忘失眠等症。

⑦同形参杞杜芪滋补粥

净猪肝 100 克，净猪肾 100 克，枸杞子 10 克，杜仲 15 克，黄芪 15 克，西洋参 10 克，粳米 250 克，七者同煮为粥。每日 1 次，空腹食用。本品具有滋补肝肾、益气安神、强壮机能的功效。

（五）预防与调摄

慢性疲劳综合征的出现，客观上是生存环境竞争激烈、生活和工作节奏过快所造成的，但主观上也和每个人的生活方式和生活规律有关。因此，消除慢性疲劳综合征，还要靠自己的调节力量。

1. 生活规律，充分休息

合理和充分的休息是缓解疲劳的最佳法宝，但是休息不等于睡觉，过度的睡觉或无所事事，反而会降低身体正常的新陈代谢，造成人体活动能力进一步减退，疲劳感更强。休息的概念应该是一个大范围的表现，包括身体和心理适度的放松和调节。千万不要以为自己有慢性疲劳综合征就应该辞掉工作或者放长假休息，过于放松而又没有规律的生活反而不利于健康。

2. 合理膳食，多吃粗粮、果菜

平时要注意加强对维生素 A、维生素 C、维生素 E、B 族维生素的摄取，如粗加工的谷类食物。某些碱性食物也有抵御疲劳、减少抑郁的功能，如牛奶、大豆、苹果、桃子、西瓜等。

3. 适度运动，劳逸结合

坚持体育锻炼是另一种有效的预防途径。一个明显的事实是，慢性疲劳综合征患者大都不喜欢运动。其实，适度的体育运动可以增加人体大脑神经中枢的交感神经递质的分泌，增强人体的代谢功能而不易疲劳。"生命在于运动"，这是法国思想家伏尔泰的一句名言，一言道出了生物生命活动的一条真理。保持脑力和体力协调的适宜活动，是预防和消除疲劳、防止亚健康、建立健康生活方式的最好方法。

4. 戒烟限酒，心理平衡

大多数慢性疲劳综合征患者都比较敏感，很容易从消极、悲观的角度去看待问题。应该用乐观的态度对待人生，敢于承认已经存在的事实，承认各种缺憾的存在。学会倾诉，有自己的亲戚、朋友、同事圈子，不要凡事自己独立承担。

5. 自我观察，尽早干预

如果自己感到身体有长期不能缓解的疲劳、睡眠障碍、抑郁以及咽喉痛、关节痛等症状，单靠休息和锻炼已经不能解决问题，这时不要硬撑，立即到医院就诊，及时得到医生的帮助和指导，通过中医药、针灸配合可取得较好的治疗效果。

十三、遗尿

（一）概说

遗尿又称尿床，是指小儿3周岁以上，白天不能控制排尿，或睡中小便自遗，醒后方觉的一种病症。正常小儿1岁后白天已渐渐能控制小便，随着小儿经脉的渐盛，气血渐充，脏腑渐实，知识渐开，排尿的控制与表达能力逐步完善。若是以后夜间仍不能自主控制排尿而经常尿床，必须给予恰当的治疗。现代医学认为，引起遗尿的原因除少数由于尿路感染、蛲虫病、隐性脊柱裂等外，绝大多数为小儿的大脑皮质下排尿中枢功能失调引起。

（二）病因病机

中医认为，遗尿与小儿的脏腑功能发育不完善有关，特别是与膀胱和肾的功能失调有关，其中尤以肾气不足，膀胱虚寒为多见。脾、肺、肝的病变也可引起。

1. 肾虚

肾为人体生命的根源，为先天之本，肾藏精，主水，主发育、生殖、生髓，主骨。肾与膀胱相表里，肾阳气足可温暖膀胱，行气化水，膀胱固摄有权，开合有度；肾阳气虚则命门火衰，阴气极盛，下焦亏虚，则遗溺失禁；肾阴虚则心肾不交，寐不安宁，心躁易怒；肾气虚则骨骼不健，骨不生髓则脑不健养，生长缓慢或胖而不壮，智力低而笨拙。

2. 脾虚

脾为后天之本，气血生化之源，脾气健旺，自可制水，升清降浊。脾气虚则水谷运化无力，气血生化无源而不能涵养先天之本，致肾虚而遗尿。

3. 肺虚

肺主气，又为水之上源，具有宣通肃降的功能，如肺气虚则肺失宣降，水液运行泛滥致膀胱失约而自遗；若肺气虚则水道制约无权，所谓"上虚不能制下"。《杂病源流犀烛·遗溺》说："肺虚则不能为气化之主，故溺不禁也。"若加上患儿素有痰湿内蕴，入睡沉迷不醒，呼叫不应，常可遗尿。

4. 肝经郁热

肝主疏泄，肝之经脉循绕阴器，抵少腹。肝经郁热，火热内迫，疏泄失司而致膀胱自遗。

（三）证候表现

1. 肾气不足证

主要表现：睡中遗尿，甚者一夜数次，尿清长而频多，熟睡不易唤醒，面白神疲，腰腿酸软，记忆力减退或智力较差，舌淡苔少，脉细。

2. 肾阳虚弱证

主要表现：病后体虚，睡中遗尿，尿频而量少，面白少华，神疲乏力，食欲不振，大便时溏，自汗眠差，舌质淡胖，舌苔薄白，脉细软无力。

（四）治疗方法

1. 辨证治疗

（1）肾气不足证

治法：补肾益气，固摄下元。

方药：桑螵蛸散加减。

太子参 10 克，黄芪 10 克，桑螵蛸 10 克，益智仁 6 克，龙骨 10 克（先煎），石菖蒲 5 克，远志 5 克，菟丝子 6 克，巴戟天 5 克，杜仲 6 克，覆盆子 6 克，甘草 5 克。水煎服，每日 1 剂，日服 2 次。

形寒怕冷，加熟附子 3 克（先煎），肉苁蓉 10 克；不易叫醒，加茯苓 6 克、炙麻黄 3 克；腰腿酸软，或 X 线检查有隐性脊柱裂者，加枸杞子 10 克、鹿茸 2 克。

（2）肾阳虚弱证

治法：温肾养阳，固摄止遗。

方药：菟丝子散加减。

菟丝子 6 克，巴戟天 6 克，肉苁蓉 6 克，山茱萸 6 克，桑螵蛸 6 克，黄芪 10 克，党参 10 克，白术 5 克，茯苓 10 克，升麻 6 克，当归 10 克，益智仁 10 克，五味子 6 克，金樱子 6 克。水煎服，每日 1 剂，日服 2 次。

2. 其他治法

（1）中成药

①缩泉丸，口服，每次 1 丸，每日 2 次，淡盐开水送服。

②五子衍宗丸，口服，每次 1 丸，每日 2 次，淡盐开水送服。

③金匮肾气丸，口服，每次 1 丸，每日 2 次，淡盐开水送服。

（2）针灸

①体针

主穴：百会、气海、关元、中极、三阴交、水道。

配穴：命门、脾俞、腰阳关、太溪、照海。

操作：患者取仰卧位，用毫针直刺 1～1.5 寸，平补平泻法，留针 30 分钟，中间行针 1 次，每日 1 次，10 次为 1 个疗程。

②耳部压穴

穴位：肾、膀胱、尿道、皮质下、交感、肾上腺、神门。

操作：每次取 2～3 穴，双耳均选。以王不留行子贴压，敷贴好后宜用拇、食指反复按压至耳郭潮红充血。并嘱患者每日自行按压 3～4 次，3 天换贴 1 次，一般 3～5 次为 1 个疗程。

（3）验方

①参芪杜杞温肾饮

西洋参 10 克，黄芪 10 克，杜仲 6 克，枸杞子 6 克，大枣 10 克，红糖 15 克。水煎服，每日 1 剂，日服 2 次。

②黄芪桑豆茯苓汤

茯苓 10 克，黄芪 100 克，桑寄生 15 克，黑豆 30 克。水煎服，每日 1 剂，日服 2 次。

③龙参樱萸清心宁肾饮

金樱子 10 克，莲子 10 克，山茱萸 10 克，西洋参 10 克，龙眼肉 15 克。水煎服，每日 1 剂，日服 2 次。

（4）食疗

①莲子参芪杞萸粥

西洋参 10 克，黄芪 15 克，莲子 10 克，枸杞子 10 克，山茱萸 6 克，粳米 30 克，同煮粥，每日早、晚各服 1 次。

②归圆羊肉汤

当归身 10 克，桂圆肉 10 克，生姜 10 克，红枣 10 枚，羊肉 100 克，水煎成汤。每日早、晚各服 1 次。

③怀杞枣椹汤

枸杞子 10 克，桑寄生 15 克，红枣 10 克，怀山药 20 克，茯苓 10 克，瘦猪肉 300 克，炖汤喝，每日 1 次。

④赤豆莲子益苡仁粥

赤小豆、莲子、薏苡仁、益智仁各 6 克，粳米 100 克，红枣 10 枚，熬粥食之。每日 1 次。

⑤羊肚养阴益气粥

生地黄 10 克，黄精 10 克，黄芪 10 克，净羊肚 1 个，莲子 10 克，粳米 100 克，先将四味中药水煎去渣取汁，用药汁煮羊肚粳米粥。每周 2 次。

⑥肾膀参杞滋补粥

净猪膀胱 1 个，净猪肾 100 克，枸杞子 10 克，西洋参 10 克，覆盆子 10 克，粳米 250 克，五者同煮为粥。每日 1 次，空腹食用。

（五）预防与调摄

1. 积极预防和治疗泌尿道感染、蛲虫病等。

2. 避免过度紧张和疲劳。每夜按时唤醒排尿，逐渐养成自控排尿的习惯。

3. 临睡前不进流质饮食，汤药在睡前 2 小时服用。睡前令患儿排空小便。养成良好的作息制度和卫生习惯，避免过劳，掌握尿床时间和规律，夜间用闹钟唤醒患儿起床排尿 1～2 次。白天睡 1～2 小时，白天避免过度兴奋或剧烈运动，以防夜间睡眠过深。

4. 在整个疗程中，要树立患儿的信心。逐渐纠正患儿害羞、焦虑、恐惧及畏缩等情绪或行为，照顾到患儿的自尊心，多劝慰鼓励，少斥责、惩罚，减轻其心理负担，这是治疗成功的关键。

十四、癃闭

（一）概说

癃闭主要是由于肾和膀胱气化失司而导致尿量减少，排尿困难，点滴而出，甚则闭塞不通的一种疾患。病情轻者小便不利，点滴而短少，称为癃；重者点滴皆无，称为闭。癃闭有虚实之分，实证多因湿热、气结、瘀血阻碍气化运行；虚证多因中气、肾阳亏虚而气化不行。《素问·五常政大论》及《灵枢·本输》称为"闭癃"。《类证治裁·闭癃遗溺》曰："闭者小便不通，癃者小便不利。"凡小便排出甚少或完全无尿排出者，统称"癃闭"。

（二）病因病机

本病可由肺热壅盛、热结膀胱、水道阻塞、气虚、肝郁气滞、阴液不足、肾阳虚衰、转胞等所致。

1. 肺热壅盛，失于肃降，不能通调水道，下输膀胱，则见小便点滴而下，或全然不通，并伴有呼吸急促、咽干、烦渴欲饮、苔薄黄、脉数等症。

2. 肝胆火热，热结膀胱，气化失调，则小便量少而热赤，甚至闭塞不出，小腹急满胀痛，渴不多饮，舌苔黄，脉数。

3. 败精瘀血阻塞水道，则见尿闭不出，或滴沥而下，舌见瘀点，脉细涩或细数。治宜行瘀散结，通利水道。

4. 年老体弱或久病体虚，肾气虚衰，肾阳不足，命门火衰，气不化水，是以"无阳则阴无以化"，而致尿液不得出。

（三）证候表现

1. 肾气阴两虚证

主要表现：小腹坠胀，时欲小便而不得出，或量少而不畅，精神疲乏，腰膝酸软，食欲不振，气短而语声低细，手足心热，舌质淡，苔薄白，脉细数。

2. 肾阳虚衰证

主要表现：小便不通，或点滴不爽，排出无力，面色发白，畏寒怕冷，腰膝冷痛，舌质淡，脉沉弱。

（四）治疗方法

1. 辨证治疗

（1）肾气阴两虚证

治法：补肾滋阴，化气利水。

方药：知柏地黄丸合生脉饮加减。

黄芪 10 克，西洋参 10 克，白术 15 克，知母 10 克，黄柏 10 克，麦冬 30 克，怀牛膝 30 克，熟地黄 15 克，山茱萸 10 克，山药 30 克，泽泻 10 克，茯苓 15 克，牡丹皮 10 克。水煎服，每日 1 剂，日服 2 次。

（2）肾阳虚衰证

治法：温阳益气，补肾利尿。

方药：济生肾气丸加减。

熟地黄 10 克，山药 30 克，泽泻 10 克，巴戟天 10 克，茯苓 15 克，肉桂 5 克，山茱萸 10 克，熟附子 10 克，车前子 10 克，怀牛膝 12 克，牡丹皮 10 克。水煎服，每日 1 剂，日服 2 次。

2. 其他治法

（1）中成药

①通关滋肾丸，口服，每次 1 丸，每日 2 次，淡盐开水送服。

②前列通片，口服，每次 1 丸，每日 2 次，淡盐开水送服。

③金匮肾气丸，口服，每次 1 丸，每日 2 次，淡盐开水送服。

（2）针灸

①体针

主穴：太溪、足三里、中极、三阴交、阴陵泉。

配穴：命门、脾俞、腰阳关、照海。

操作：患者取仰卧位，用毫针直刺 1 ～ 1.5 寸，平补平泻法，留针 30 分钟，中间行针 1 次，每日 1 次，10 次为 1 个疗程。

②耳穴

穴位：肾、脾、肝、内生殖器、内分泌、皮质下。

操作：每次取 2 ～ 3 穴，双耳均选。以王不留行子贴压，敷贴好后宜用拇、食指反复按压至耳郭潮红充血。并嘱患者每日自行按压 3 ～ 4 次，3 天换贴 1 次，一般 3 ～ 5 次为 1 个疗程。

（3）验方

①补肾通闭方

肉桂 5 克，知母 10 克，黄柏 10 克，生地黄 10 克，竹叶 10 克。水煎服，每日 1 剂，日服 2 次。

②益气通关汤

黄芪 20 克，冬葵子 10 克，党参 15 克，茯苓 15 克，白术 10 克，怀牛膝 15 克，知母 10 克，地龙 10 克，柴胡 10 克，升麻 5 克，肉桂 6 克，通草、甘草各 3 克。水煎服，每日 1 剂，日服 2 次。

③养肾温阳利尿汤

熟地黄 10 克，桂枝 10 克，高丽参 10 克，白术 10 克，乌药 10 克，木香 10 克，五味子 10 克，麦冬 10 克，竹叶 10 克，猪苓 10 克，茯苓 20 克，泽泻 10 克。水煎服，每日 1 剂，日服 2 次。

（4）食疗

①败酱路瓜芦根金牛粥

路路通 10 克，败酱草 30 克，鲜芦根 30 克，冬瓜仁 15 克，怀牛膝 15 克，金钱草 25 克，白米 50 克。前六味中草药加 1000 毫升水，煎成 500 毫升，去渣，和白米煮粥服，每日 1 ～ 2 次。

②鱼腥金茯车前煲猪肺

鲜鱼腥草 60 克，茯苓 15 克，鲜金钱草 30 克，鲜车前草 60 克，猪肺 150 克。前四味中草药加 1000 毫升水，煎成 500 毫升，去渣，猪肺切块洗净，煲汤，调味饮汤食猪肺。

③参杞桃核茯薏汤

桃仁 10 克（去皮尖研碎），西洋参 10 克，核桃 15 克，枸杞子 15 克，茯苓 15 克，薏苡仁 60 克，同煮汤，加红糖调味，早餐食用。

④参桃牛七煲墨鱼汤

高丽参 10 克，桃仁 10 克，怀牛膝 15 克，三七 5 克（打碎），墨鱼 1 条（约 250 克，洗净切块），共煲汤，调味饮汤食肉。

⑤参芪杜杞茯薏煲猪小肚

净猪肚 1 具，西洋参 20 克，黄芪 20 克，杜仲 10 克，枸杞子 10 克，薏苡仁 20 克，洗净猪肚，同上药煲汤，调味后饮汤吃猪肚。

⑥百核牛七芝麻煲猪大肠

百合 15 克，核桃 10 克，黑芝麻 50 克，怀牛膝 15 克，三七 10 克，猪大肠 1 段（约 40 厘米）。将猪大肠洗净，入上五药于猪大肠内，两头扎紧，煮熟 30 分钟，去药渣，调味后饮汤吃猪大肠。

（五）预防与调摄

1. 锻炼身体，增强抵抗力，保持心情舒畅，切忌忧思恼怒。

2. 消除各种外邪入侵及湿热内生的有关因素，如忍尿、过食肥甘或辛辣之品、饮酒、纵欲、过劳等。

3. 积极治疗淋证和水肿等原发病。

十五、水肿

（一）概说

水肿，是指体内水液潴留，泛溢肌肤，引起头面、眼睑、四肢、腹背甚至全身浮肿。水肿是全身气化功能障碍的一种表现，与肺、脾、肾、三焦各脏腑密切相关。依据症状表现不同而分为阳水、阴水两类，常见于慢性肾炎、肾病综合征、肺心病、肝硬化、营养障碍及内分泌失调等疾病。

中医经典文献《素问·水热穴论》曰："故肺为喘呼，肾为水肿，肺为逆不得卧，分为相输，俱受者水气之所留也。"古代又称水、水气、水病。《金匮要略·水气病脉证》分为风水、皮水、正水、石水等数种。亦以五脏分类，分心水、肺水、肝水、脾水、肾水等。后世又分为阳水、阴水两类。《丹溪心法·水肿》曰："若遍身肿，烦渴，小便赤涩，大便闭，此属阳水，先以五皮散或四磨饮，添磨生枳壳，重则疏凿饮。若遍身肿，不烦渴，大便溏，小便少不涩赤，此属阴水，宜实脾饮或木香流气饮。"水肿与脾、肺、肾三脏关系密切。《景岳全书·水肿论治》曰："肺虚则气不化精而化水，脾虚则土不制水而反克，肾虚则水无所主而妄行，水不归经，则逆而上泛，故传入脾而肤肉浮肿，传入肺，则气息喘急。"《金匮要略》论水肿的治疗原则为："诸有水者，腰以下肿，当利小便；腰以上肿，当发其汗。"实证多为外邪侵袭、气化失常所致，治宜祛邪为主，用疏风、宣肺、利湿、逐水等法。虚证多为脾肾阳虚、不能运化水湿所致，治宜扶正为主，用温肾、健脾、益气、通阳等法。

（二）病因病机

水肿的病因有内外二因。外因有风邪外袭，疮毒浸淫，水湿浸渍，而致肺失通调，脾气受阻；内因有饥饱劳倦，伤及脾胃，或久病房劳，伤及肾元，导致脾失传输，肾失开合，而成水肿。

1. 风邪外袭，内舍于肺，肺失宣降，水道不通，以致风遏水阻，风水相搏，流溢肌肤；肌肤因痈疡疮毒，未能清解消退，疮毒内归脾、肺，导致水液代谢受阻，溢于肌肤；水湿之气内侵，或平素饮食不节，多食生冷，均可使脾为湿困，失其健运，水湿不运而泛于肌肤；湿热久羁，或湿郁化热，中焦脾胃失其升清降浊之能，三焦为之壅遏，水道不通，而成水肿。

2. 饮食不节，劳倦太过，脾气亏虚，运化失司，水湿停聚不行而横溢肌肤；房劳过度，肾精亏耗，肾气内伐，不能化气行水，而致膀胱气化失司，开阖不利，水液内停，形成水肿。

（三）证候表现

1. 肾气阴两虚证

主要表现：身肿，腰以下为甚，按之凹陷不易恢复，脘腹胀满，纳减便溏，面色萎黄，手足心热，神倦肢冷，小便短少，舌质淡，苔白腻或白滑，脉细数。

2. 肾阳虚衰证

主要表现：面浮身肿，腰以下尤甚，按之凹陷不起，心悸，气促，腰部冷痛酸重，尿量减少或增多，四肢厥冷，怯寒神疲，面色灰滞或灰白，舌质淡胖，苔白，脉沉细或沉迟无力。

（四）治疗方法

1. 辨证治疗

（1）肾气阴两虚证

治法：滋阴补肾，益气利湿。

方药：知柏地黄丸合生脉饮加减。

黄芪10克，西洋参10克，白术15克，知母10克，黄柏10克，麦冬30克，怀牛膝30克，熟地黄15克，山茱萸10克，山药30克，泽泻10克，茯苓15克，牡丹皮10克。水煎服，每日1剂，日服2次。

气虚乏力者，可加高丽参12克，莲子12克，以健脾补气；小便短少者，可加桂枝9克，猪苓15克，泽泻15克，以助膀胱化气行水。

（2）肾阳虚衰证

治法：温肾助阳，化气行水。

方药：济生肾气丸合真武汤加减。

熟地黄 15 克，怀山药 15 克，山萸肉 10 克，牡丹皮 10 克，茯苓 15 克，泽泻 15 克，熟附子 10 克（先煎），肉桂 3 克，怀牛膝 10 克，车前子 15 克（包煎），白术 15 克，白芍 10 克，生姜 3 片。水煎服，每日 1 剂，日服 2 次。

小便清长量多者，去泽泻、车前子，加补骨脂 12 克，菟丝子 12 克，以温固下元；心悸、唇绀、脉虚数或结代、水邪上逆凌心、瘀血内阻者，宜重用附子，加桂枝 10 克，丹参 15 克，炙甘草 10 克，以温阳化瘀；喘促、汗出、脉虚浮而数、水邪凌肺、肾不纳气者，宜加高丽参 10 克，五味子 10 克，牡蛎 30 克，以益气摄纳，防虚脱之变。

2. 其他治法

（1）中成药

①济生肾气丸，口服，每次 1 丸，每日 2 次，淡盐开水送服

②金匮肾气丸，口服，每次 1 丸，每日 2 次，淡盐开水送服。

③参茸地黄丸，口服，每次 1 丸，每日 2 次，淡盐开水送服。

（2）针灸

主穴：足三里、肺俞、肾俞、水分、复溜、关元、三阴交。

配穴：命门、脾俞、腰阳关、太溪、照海、心俞、血海。

操作：取足太阴、足少阴经穴为主。针刺用补法，并用灸法，以温补脾肾，利水消肿。

（3）验方

①利水消肿汤

赤小豆 30 克，玉米须 15 克，路路通 30 克。水煎服，每日 1 剂，分 2 次服，可利水退肿。

② 益气利湿汤

高丽参 15 克，白术 15 克，怀牛膝 30 克，冬瓜皮 15 克，车前草 15 克。水煎服，每日 1 剂，分 2 次服，适用于肾气阴两虚型水肿。

③补肾通水方

肉桂 10 克，怀牛膝 30 克，补骨脂 30 克，黄柏 10 克，生地黄 10 克，竹叶 10 克，玉米须 15 克。水煎服，每日 1 剂，日服 2 次。

④养肾温阳利尿汤

熟地黄 10 克，桂枝 10 克，高丽参 10 克，白术 10 克，乌药 10 克，木

香 10 克，五味子 10 克，怀牛膝 30 克，竹叶 10 克，猪苓 10 克，茯苓 20 克，泽泻 10 克。水煎服，每日 1 剂，日服 2 次。

⑤强肾益气通水汤

黄芪 20 克，冬葵子 10 克，杜仲 15 克，党参 15 克，茯苓 15 克，白术 10 克，怀牛膝 30 克，知母 10 克，地龙 10 克，柴胡 10 克，肉桂 6 克，通草、甘草各 3 克。水煎服，每日 1 剂，日服 2 次。

（4）食疗

①参杞玉米茅根饮

高丽参 10 克，枸杞子 15 克，玉米须、白茅根各 50 克，共煎汤，加适量红糖，分次服用。

②赤小豆鲤鱼汤

赤小豆 30 克，杜仲 15 克，鲤鱼 1 条（去肠脏），生姜 10 克，共炖汤，不放盐，吃鱼饮汤。适用于阴水。

③参芪杜杞瘦肉汤

高丽参 10 克，枸杞子 10 克，黄芪 50 克，杜仲 15 克，猪瘦肉适量，共煎汤，不放盐，吃肉饮汤。适用于阴水。

④参术赤豆猪肾汤

西洋参 10 克，白术 10 克，赤小豆 100 克，猪肾约 250 克，加调料一起煮汤食用，可健脾益气，利水消肿。

⑤杜芪炖羊肾汤

黄芪 100 克，杜仲 15 克，羊肾 2 只，入调料一起炖煮后食用，可益肾补腰，利水退肿。

（五）预防与调摄

1. 水肿当明确病因，及时治疗，这是根本解决水肿的关键。

2. 注意饮食调摄。水肿初期，忌盐，肿势渐退后，逐步改为低盐饮食，忌食辛辣刺激性食物。

3. 注意摄生，慎起居，避风寒，戒房劳。

十六、虚喘

（一）概说

虚喘是肺气上逆，失于宣降，或肾失摄纳所致的以呼吸困难，甚至张口抬肩，鼻翼扇动，不能平卧等为主要临床表现的一种常见病证。

呼吸困难为喘证的特征性证候，临床表现轻重不一。轻者仅见呼吸急促，呼气吸气深长，一般尚能平卧。重者可见鼻翼扇动，张口抬肩，摇身撷肚，端坐呼吸，面唇发绀。急发者多表现为呼吸深长费力，以呼出为快，胸满闷塞，甚则胸盈仰息，声高痰涌，气喘与劳动及体位无关。缓发者多表现为呼吸微弱而浅表乏力，以深吸为快，声低息短，动则加重，气喘与劳动及体位明显相关。若病情危笃，喘促持续不已，可见肢冷汗出、体温和血压骤降、心悸心慌、面青唇紫等喘脱危象。

（二）病因病机

喘证常由多种疾患引起，病因很复杂，常见的病因有外邪犯肺、痰浊内蕴、情志失调、久病劳欲等，致使肺气上逆，宣降失职，或气无所主，肾失摄纳而成。

1. 外邪犯肺

外感风寒或风热之邪，未能及时表散，邪蕴于肺，壅阻肺气，肺气不得宣降，因而上逆作喘。

2. 痰浊内蕴

凡急慢性疾患影响于肺，致肺气受阻，气津失布，津凝痰生；或脾失健运，痰浊内生，上干于肺，阻遏气道，气机不利，肃降失常，常为喘促发生的重要内因。

3. 情志失调

情怀不遂，忧思气结，肝失调达，气失疏泄，肺气闭阻，或郁怒伤肝，肝气横逆乘于肺脏，肺气不得肃降，气逆而喘。

4. 久病劳欲

久病久虚，体虚肺弱，咳伤肺气，肺气虚衰，气失所主而发生喘促。肺气不足，血行不畅，又可致气虚血瘀，致使喘促加重。若久病迁延不愈，由肺及肾，或劳欲伤肾，精气内夺，肾为气之根，司气之摄纳，故肾之真元伤损，根本不固，摄纳失常，不能助肺纳气，气失摄纳，上出于肺，出多入少，逆气上奔为喘。若肾阳衰弱，肾不化水，水邪泛溢，干肺凌心，肺气上逆，心阳不振，亦可致喘，表现虚中夹实之候。

（三）证候表现

1. 肾阳亏虚证

主要表现：喘促短气，气怯声低，喉有鼾声，咳声低弱，痰吐稀薄，畏寒怕冷，自汗畏风，极易感冒，舌质淡红，脉软弱。

2. 肾气虚证

主要表现：喘促日久，气息短促，呼多吸少，动则喘甚，气不得续，小便常因咳甚而失禁，或尿后余沥，面青肢冷，舌淡苔薄，脉微细或沉弱。

（四）治疗方法

1. 辨证治疗

（1）肾阳亏虚证

治法：温肾益气，纳气固摄。

方药：右归丸加减。

熟地黄 15 克，鹿茸 10 克，怀山药 15 克，山茱萸 10 克，牡丹皮 10 克，茯苓 15 克，泽泻 15 克，熟附子 10 克（先煎），肉桂 3 克，怀牛膝 10 克，高丽参 10 克，菟丝子 15 克，白术 15 克，白芍 10 克。水煎服，每日 1 剂，日服 2 次。

（2）肾气虚证

治法：补肾益气，纳气平喘。

方药：金匮肾气丸合参蛤散。

制附片 10 克（先煎），肉桂 10 克，黄芪 10 克，西洋参 10 克，白术 15 克，知母 10 克，黄柏 10 克，麦冬 30 克，怀牛膝 30 克，熟地黄 15 克，山茱萸 10 克，山药 30 克，泽泻 10 克，茯苓 15 克，牡丹皮 10 克。水煎服，每日 1 剂，日服 2 次。

2. 其他治法

（1）中成药

①蛤蚧定喘丸，口服，每次 1 丸，每日 2 次，淡盐开水送服。

②金匮肾气丸，口服，每次 1 丸，每日 2 次，淡盐开水送服。

③固本定喘丸，口服，每次 1 丸，每日 2 次，淡盐开水送服。

（2）针灸

①体针

主穴：膻中、肺俞、天突、太溪、足三里、合谷。

配穴：肾俞、腰阳关、定喘、脾俞。

操作：均用补法。肺俞穴，针后加拔罐。天突穴，先直刺至触及气管外壁后，循外壁向下刺 1 寸左右，以基本手法先激发出咽部发紧、阻塞不适样针感，再施泻法。一般留针至喘平或明显好转。留针期间反复给予间断运针。

②耳穴压丸法

穴位：肺、肝、脾、肾、肾上腺。

操作：每次取 2～3 穴，双耳均选。以王不留行子贴压，敷贴好后宜用拇、食指反复按压至耳郭潮红充血。并嘱患者每日自行按压 3～4 次，3 天换贴 1 次，一般 3～5 次为 1 个疗程。

（3）验方

①参芪蛤龙粉

高丽参 100 克，净黄芪 500 克，蛤蚧 2 对，地龙 20 克。上四药机器打粉，装于胶囊内，每次服 5 克，每日 2 次。

②白苏杜杏煎

白果 5 枚（连壳打碎），苏子 10 克，杜仲 15 克，杏仁 10 克，水煎服，每日 1 剂。

③补天参蛤丸

蛤蚧 2 只，高丽参 100 克，川贝母 30 克，金银花 50 克，黄芪 300 克，阿胶 100 克，桑白皮 50 克，法半夏 30 克，五味子 30 克，苏子 30 克，茯苓 50 克，北沙参 50 克，麦冬 50 克，白果 30 克。上药共研为细末，炼蜜为丸，每丸重 10 克。每次 1 丸，每日 2 次，3 个月为 1 个疗程。

④参蛤三七散

高丽参 30 克，蛤蚧 2 对，杏仁 30 克，三七 30 克，紫河车 30 克。上五药机器打粉，装于胶囊内，每次服 2 克，每日 2 次。

⑤补肾纳气平喘汤

高丽参 30 克，麦冬 10 克，陈皮 5 克，法半夏 10 克，炒紫苏子 10 克，地龙 10 克，五味子 5 克，补骨脂 10 克，灵磁石 30 克，乌梅 15 克，紫河车 10 克，桃仁 10 克。水煎 2 次，分 2 次服，每日 1 剂。

（4）食疗

①补肾益气三仁粥

核桃 15 克，西洋参 10 克，白果仁 10 克，生薏苡仁 30 克，杏仁 10 克，粳米 50 克，共熬成粥，加冰糖适量，早、晚各服 1 次，可化痰平喘。适用于肾气虚喘、痰多胸闷者。

②参杜茯苓大枣粥

高丽参 10 克，杜仲 15 克，茯苓 20 克，红枣 10 枚，粳米 150 克，精盐、味精、胡椒粉各适量。将粳米、红枣淘洗干净，与上三味一同放入砂锅内，加水适量，大火烧沸，改用文火煮至粥熟，调入精盐、味精、胡椒粉即成。每日 1 剂，2 次分服。

③核杏骨杞蜜

核桃仁 500 克，杏仁 100 克，枸杞子 500 克，补骨脂 300 克，机器打粉，蜜调如饴，晨起用黄酒 10 毫升调服一大匙。不能饮酒者用温开水调服，忌羊肉。

④白果腰核陈杏粥

白果 10 克，陈皮 10 克，杏仁 10 克（去皮），研细，水煎去渣留汁，加粳米 50 克，腰果 15 克，核桃 15 克，冰糖适量，加水煮粥，每日 2 次温热食。本品能宣肺化痰，补肾定喘，为治咳喘之良粥。

⑤白果参杞桂杏糖水

白果仁 50 克，小火炒熟，用刀拍破果皮，去外壳及外衣，清水洗净，切成小丁。锅洗净，入清水一碗，投入白果仁，开上武火，烧沸后转小火焖煮片刻，入西洋参 10 克，枸杞子 15 克，杏仁 10 克，烧滚 5 分钟，入冰糖 30 克，桂花 5 克，即可食用。

⑥ 蜜饯参杞三仁

炒甜杏仁 250 克，白果仁 100 克，水煮 1 小时，加核桃仁 250 克，收汁，将干锅时，加西洋参 100 克，枸杞子 100 克，蜂蜜 500 克，搅匀煮沸即可。本方可补肾益肺，止咳平喘润燥。

（五）预防与调摄

1. 支气管哮喘是过敏性疾病，临床较常见，发作时应及时治疗，防止窒息发生。

2. 对本病应重视预防，注意气候的影响，做好防寒保暖，防止外邪诱发。

3. 忌烟限酒，避免接触刺激性气体、灰尘；注意饮食宜忌，以有效地减少发作的机会。加强体育锻炼，用冷水洗脸，提高中老年人对寒冷以及各种环境的适应能力，减少鼻黏膜的分泌，让细菌不容易黏附在鼻腔黏膜上。

4. 积极治疗其他疾病，比如控制过敏性鼻炎、控制支气管哮喘。

十七、泄泻

（一）概说

泄泻是以排便次数增多，粪质稀薄，甚至泻出如水样为主症的病证，一般无脓血和里急后重。大便溏薄而势缓者为泄，大便清稀如水直下而势急者为泻。因各种原因导致脾胃运化失常，或元气不足，脾肾虚衰，湿邪内盛所致。

（二）病因病机

病变脏腑主要在脾、胃和大小肠。其致病原因有感受外邪、饮食不节、情志所伤及脏腑虚弱等，脾虚、湿盛是导致本病发生的重要因素，两者互相影响，互为因果。

1. 急性泄泻

因饮食不节，进食生冷不洁之物，损伤脾胃，运化失常；或暑湿热邪，客于肠胃，脾受湿困，邪滞交阻，气机不利，肠胃运化及传导功能失常，以致清浊不分，水谷夹杂而下，发生泄泻。

2. 慢性泄泻

因脾胃素虚，久病气虚或外邪迁延日久，脾胃受纳、运化失职，水湿内停，清浊不分而下；或情志不调，肝失疏泄，横逆乘脾，运化失常，而成泄泻；或肾阳亏虚，命门火衰，不能温煦脾土，腐熟水谷，而致下泄。

（三）证候表现

1. 肾气阴两虚证

主要表现：形体消瘦，面黄肌瘦，手足心热，精神萎靡，肢体倦怠，不思饮食，食后泄泻，舌红苔少，脉虚弱。

2. 肾阳虚衰证

主要表现：黎明泄泻，腹中雷鸣，脐部疼痛，痛连腰背，肢冷膝寒，五更泄泻，久而不愈，舌淡苔白，脉虚弱。

（四）治疗方法

1. 辨证治疗

（1）肾气阴两虚证

治法：补肾滋阴，益气止泻。

方药：六味地黄丸合参苓白术散加减。

党参15克，茯苓15克，山茱萸10克，泽泻10克，白术15克，怀山药15克，扁豆15克，莲子肉15克，生薏苡仁15克，砂仁10克，桔梗5克，甘草5克。水煎服，每日1剂，日服2次。

（2）肾阳虚衰证

治法：温肾壮阳，固涩止泻。

方药：四神丸加减。

补骨脂15克，肉豆蔻15克，吴茱萸5克，五味子10克，炮姜6克，怀山药15克，白术12克，莲子10克，茯苓15克，杜仲15克。水煎服，每日 1 剂，日服 2 次。

畏寒肢冷明显者，可加熟附子 9 克（先煎），干姜 6 克，以温阳散寒；久泻不止、中气下陷者，可加黄芪 15 克，党参 12 克，诃子肉 9 克，赤石脂 9 克，以益气健脾，固涩止泻。

2. 其他治法

（1）中成药

①金匮肾气丸，口服，每次 1 丸，每日 2 次，淡盐开水送服。

②补肾健脾丸，口服，每次 1 丸，每日 2 次，淡盐开水送服。

③参茸地黄丸，口服，每次 1 丸，每日 2 次，淡盐开水送服。

（2）针灸

主穴：神阙、天枢、足三里、公孙、太溪、中脘。

配穴：脾虚者，加脾俞、太白；肝郁者，加太冲；肾虚者，加肾俞、命门。

操作：神阙用灸法；天枢用平补平泻法；足三里、公孙用补法。配穴按补法操作。

（3）验方

①三仁补肾止泻饮

生薏苡仁 15 克，白豆蔻仁 10 克，砂仁 10 克，杜仲 15 克，茯苓 15 克，生姜 10 克，红糖 15 克。水煎服，每日 1 剂，日服 2 次。

②骨蔻参芪汤

补骨脂 15 克，肉豆蔻 10 克，高丽参 10 克，黄芪 30 克，生姜 10 克，红糖适量。水煎服，每日 1 剂，日服 2 次。

③莲诃暖肠止泻饮

茯苓 15 克，诃子 10 克，莲子 15 克，杜仲 10 克，高丽参 10 克，核桃 15 克。水煎服，每日 1 剂，日服 2 次。

（4）食疗

①参芪山药鱼汤

高丽参 10 克，黄芪 30 克，怀山药 20 克，鲤鱼 1 条（约 250 克），生姜 15 克，加适量调料一同煮汤。

②羊肉栗子芪苓煲粥

羊肉 100 克，栗子肉 50 克，黄芪 30 克，茯苓 15 克，生姜 15 克，大米 200 克，同煮，加油盐调味食用。

③荔枝怀山莲子粥

干荔枝肉 50 克，怀山药 15 克，莲子 10 克，高丽参 10 克，生姜 10 克，大米 100 克，共煮粥食用。

④参杜白果苡仁水

白果仁 10 克，高丽参 10 克，杜仲 15 克，生薏苡仁 60 克，加水适量煮烂，加红糖调味服用。

⑤白果蒸鸡蛋

将鸡蛋 1 只开 1 小孔，放入白果仁 5 克，用纸贴封小孔，放碟中隔水蒸熟，内服鸡蛋。每日 1 次，连服数次。治小儿虚寒腹泻。

（五）预防与调摄

1. 患者喜暖恶寒，卧室应温暖向阳，通风良好。多加衣被，必要时以热水袋保暖。因常五更登厕，必须注意防寒，以免受凉。

2. 注意观察病情的变化，以识别顺证和逆证。若腹泻突止，而其他症状不见好转，或出现烦躁不安，呼吸深长，神志恍惚，眼窝下陷，皮肤干燥，少尿或无尿等，是病情恶化的表现，应通知急诊医生予以处理。

3. 根据病情和患者的体力，适当鼓励其起床活动，进行锻炼。冬天多晒太阳，以使阳气振奋，驱除寒邪。

4. 饮食以营养丰富、易消化为原则。多选用补中益气之食品，如胡桃、山药、狗肉、动物肾脏等，并可加胡椒、姜等调味品，既可增加食欲，又能除湿寒。

十八、便秘

（一）概说

便秘是大肠传导功能失常，导致大便秘结，排便周期延长；或周期不长，但粪质干结，排便艰难；或粪质不硬，虽有便意，但便出不畅的病证。有些正常人数天才排便 1 次，但无不适感，这种情况不属便秘。便秘可分为急性与慢性两类。急性便秘由肠梗阻、肠麻痹、急性腹膜炎、脑血管意外等急性疾病引起；慢性便秘病因较复杂，一般可无明显症状。

按发病部位分类，可分为两种：

1. 结肠性便秘

由于结肠内、外的机械性梗阻引起的便秘称为机械性便秘；由于结肠蠕动功能减弱或丧失引起的便秘称为无力性便秘；由于肠平滑肌痉挛引起的便秘称为痉挛性便秘。

2. 直肠性便秘

由于直肠黏膜感受器敏感性减弱导致粪块在直肠堆积，见于直肠癌、肛周疾病等。习惯性便秘多见于中老年人和经产妇女。

便秘，从现代医学的角度来看，它不是一种具体的疾病，而是多种疾病的一个症状。便秘在程度上有轻有重，在时间上可以是暂时的，也可以是长久的。由于引起便秘的原因很多，也很复杂，因此，一旦发生便秘，尤其是比较严重、持续时间较长的便秘，这样的患者应及时到医院检查，查找引起便秘的原因，以免延误原发病的诊治，以便及时、正确、有效地解决便秘的痛苦，切勿滥用泻药。

（二）病因病机

中医认为，便秘主要由燥热内结、气机郁滞、津液不足和脾肾虚寒所引起。

1. 燥热内结

平时过食辛辣厚味，过服温补之品等，致阳盛灼阴；热病之后，余热留恋肠胃，耗伤津液；或湿热下注大肠，使肠道燥热，伤津而便秘，这种便秘又称为热秘。

2. 气机郁滞

情志不舒、忧愁思虑、久坐少动、久病卧床等引起气机郁滞，致使大肠传导失职，糟粕内停，而成秘结，即所谓"气内滞而物不行"。粪便不结燥，但排出困难是此型的特点，所以又称为气秘。

3. 津液不足

久病或产后，年老体衰，气血两虚；脾胃内伤，饮水量少，化源不足；病中过于发汗，泻下伤阴等。气虚则大肠转送无力，血虚津亏则大肠滋润失养，使肠道干槁，便行艰涩，所以称为虚秘。

4. 脾肾虚寒

年高久病，肾阳虚损，阳气不运则阴邪凝结；或素有脾阳不足，又受寒冷攻伐，而致脾肾阳衰，温照无权则寒凝气滞，肠道传送无力，大便艰难，称为冷秘。

（三）证候表现

1. 肾气虚证

主要表现：虽有便意，大便不畅，临厕无力努挣，挣则汗出气短，便后疲乏，面白神疲，体倦懒言，腰膝酸软，舌淡苔薄白，脉弱。

2. 肾阴虚证

主要表现：大便干结，努挣难下，面色萎黄无华，头晕目眩，心悸失眠，潮热盗汗，腰膝酸软，耳鸣，舌淡苔少，脉细数。

3. 肾阳虚衰证

主要表现：大便秘结，难以排出，腹中冷痛，四肢不温或腹中冷痛，拘急拒按，或腰膝酸软，舌淡苔白，脉沉涩。

（四）治疗方法

1. 辨证治疗

（1）肾气虚证

治法：补肾益气，润肠通便。

方药：济川煎加减。

肉苁蓉 15 克，怀牛膝 15 克，当归 12 克，升麻 10 克，肉桂 5 克，巴戟天 15 克，玄参 10 克，黄芪 15 克，麦冬 10 克，炙甘草 6 克。水煎服，每日 1 剂，日服 2 次。

（2）肾阴虚证

治法：补肾滋阴，润肠通便。

方药：六味地黄丸合润肠丸加减。

熟地黄 15 克，怀山药 15 克，茯苓 10 克，当归 10 克，生地黄 10 克，山茱萸 10 克，火麻仁 30 克，肉苁蓉 15 克，何首乌 20 克，桃仁 10 克，枳壳 10 克，怀牛膝 15 克，甘草 10 克。水煎服，每日 1 剂，日服 2 次。

（3）肾阳虚衰证

治法：补肾壮阳，益气润肠。

方药：金匮肾气丸合增液汤加减。

熟地黄 15 克，怀山药 15 克，山茱萸 10 克，牡丹皮 10 克，茯苓 15 克，泽泻 15 克，制附片 10 克（先煎），肉桂 3 克，怀牛膝 10 克，白术 15 克，玄参 10 克，麦冬 10 克，黄芪 20 克，陈皮 10 克，当归 12 克，火麻仁 30 克，炙甘草 6 克，生姜 3 片。水煎服，每日 1 剂，日服 2 次。

2. 其他治法

（1）中成药

①金匮肾气丸，口服，每次 1 丸，每日 2 次，淡盐开水送服。

②麻子仁丸，口服，每次 1 丸，每日 2 次，淡盐开水送服。

③半硫丸，口服，每次 1 丸，每日 2 次，淡盐开水送服。

④苁蓉通便口服液，每次 1 瓶，每日 2 次。

（2）针灸

①体针

主穴：足三里、天枢、太溪、支沟、照海。

配穴：关元、上巨虚、下巨虚、肾俞、气海。

操作：患者取仰卧位，用毫针直刺 1～1.5 寸，平补平泻法，留针 30 分钟，中间行针 1 次，每日 1 次，10 次为 1 个疗程。

②耳穴

穴位：内生殖器、内分泌、皮质下、肾、大肠、小肠。

操作：每次取 2～3 穴，双耳均选。以王不留行子贴压，敷贴好后宜用拇、食指反复按压至耳郭潮红充血。并嘱患者每日自行按压 3～4 次，3 天换贴 1 次，一般 3～5 次为 1 个疗程。

（3）验方

①补肾益气通便方

巴戟天 15 克，杜仲 15 克，白术 30 克，肉桂 5 克，厚朴 10 克，生地黄

10克，升麻5克。水煎服，每日1剂，日服2次。

②滋肾益阴通便方

肉苁蓉30克，枸杞子15克，玉竹15克，玄参15克，大腹皮10克，青皮10克，陈皮10克，生枳壳10克，制何首乌15克。水煎服，每日1剂，日服2次。

③温肾双肉双术汤

白术30克，苍术30克，枳壳10克，肉桂5克，肉苁蓉30克，怀牛膝30克，桃仁10克。水煎服，每日1剂，日服2次。

④首乌养颜润便散

制何首乌、胡桃仁、黑芝麻、甜杏仁各60克，机器打粉，共为细末，每次服10克，每日2次。

（4）食疗

①熟香蕉

熟香蕉含有丰富的膳食纤维和糖分，具有很好的润肠通便功能。生香蕉可能会起到反作用。

②核桃仁

核桃仁含脂肪、蛋白质、碳水化合物、磷、铁、β−胡萝卜素、核黄素等，除了润肠通便外，还有补肾固精、温肺定喘之功能。长期服用，疗效更佳且无副作用。

③地瓜（红薯）

地瓜味甘性温，能滑肠通便，健胃益气。其含有较多的纤维素，能在肠中吸收水分，增大粪便的体积，引起排便。

④糙米

糙米含有丰富的蛋白质、淀粉、维生素B_1、维生素A、维生素E、纤维素、钙、铁和磷等矿物质，其中丰富的纤维质有助排便。

⑤苹果

苹果含有丰富的水溶性膳食纤维——果胶。果胶有保护肠壁、活化肠内有益的细菌、调整胃肠功能的作用，所以它能够有效地清理肠道，预防便秘。同时，苹果里的纤维能使大便变得松软，便于排泄。另外，苹果里的有机酸能刺激肠道蠕动，有助排便。

⑥杞芪玉竹煲兔肉

枸杞子 15 克，黄芪、玉竹各 30 克，兔肉 250 克，加水煮熟，姜、蒜、盐调味服食。

⑦巴肉首乌归枣粥

巴戟天 10 克，肉苁蓉 15 克，制何首乌 30 克，当归 10 克，红枣 10 枚，冰糖 20 克，粳米 250 克。先将上四味水煎取药汁，再与红枣、粳米共煮成粥，加入冰糖，溶化后服食。适用于肾阴虚便秘。

⑧参杞圆冰银耳大枣汤

西洋参 10 克，枸杞子 15 克，银耳 30 克，龙眼肉 15 克，大枣 10 克，冰糖 20 克，隔水炖 1 小时后服食。

⑨怀山百合汤

怀山药 50 克，百合 50 克，加水煮至熟透，加蜂蜜适量服食。

⑩首乌锁阳红枣粥

制何首乌 20 克，锁阳 10 克，大米 100 克，红枣 10 枚，红糖适量。制何首乌、锁阳先煎，再加大米、红枣煮粥。适合于肾阳虚便秘者。

（五）预防与调摄

1. 每天早晨起床后饮用一杯温白开水，或加入少量食盐的有淡咸味的白开水，可以增加消化道水分，有利于排便。

2. 要养成按时大便的卫生习惯。每天晨起或早饭后或睡前按时解大便，到时不管有无便意都要按时去厕所。只要长期坚持，便会养成按时大便的习惯。

3. 老年人平时应多吃些含纤维素多的食物，如粗制面粉、糙米、玉米、芹菜、韭菜、菠菜和水果等，以增加膳食纤维，刺激和促进肠道蠕动。

4. 坚持体育锻炼能改善胃肠的蠕动，提高腹部和会阴部肌肉的肌力，从而有利于保持老年人大便通畅。

5. 保持乐观的情绪。精神紧张、焦虑等不良情绪可导致或加重便秘。因此，老年人要经常保持心情愉快，不要动辄生气上火，以避免便秘的发生。

6. 便秘严重者，可适量服用缓泻剂，如蜂蜜、大黄、番泻叶，或使用开塞露、甘油灌肠等。

十九、五迟五软

（一）概说

五迟、五软是小儿生长发育障碍的常见病证。五迟是指立迟、行迟、语迟、发迟、齿迟；五软是指头项软、口软、手软、足软、肌肉软，均属于小儿生长发育障碍病证。西医学上的脑发育不全、智力低下、脑性瘫痪、佝偻病等，均可见到五迟、五软证候。五迟以发育迟缓为特征，五软以痿软无力为主症，两者既可单独出现，也常互为并见。多数患儿由先天禀赋不足所致，病情较重者预后不良；少数由后天因素引起者，若症状较轻，治疗及时者也可康复。

（二）病因病机

中医学对本病的认识：早在隋代著名医家巢元方的《诸病源候论·小儿杂病诸候》中即有"齿不生""数岁不能行""头发不生""四五岁不能语"诸候。清代《医宗金鉴·幼科心法要诀》将"五迟"列为一门，叙证论方，即今之谓五迟证。五软证，在宋以前述证未详，也有与五迟证并论者。至明代著名儿科专家鲁伯嗣在《婴童百问·五软》始明确立名"五软"，其云："五软者，头软、项软、手软、脚软、肌肉软是也。"明代著名医家薛己在《保婴撮要·五软》中将口软直接归入五软范围，云："五软者，头项、手、足、肉、口是也。"明代著名医家徐春甫在《古今医统大全》提出："五软证名曰胎怯。"明代著名医家王肯堂的《证治准绳·幼科准绳·五软》还认为本证预后不良，"纵使成人，亦多有疾"，"投药不效，亦为废人"。

综上所述，五迟五软的病因主要为先天禀赋不足，亦有属后天失于调养者。

1. 先天因素

父精不足，母血气虚，禀赋不足；或母孕时患病、药物受害等不利因素遗患胎儿，以致早产、难产，生子多弱，先天精气未充，髓脑未满，脏气虚弱，筋骨肌肉失养而成。

2. 后天因素

小儿生后，护理不当，或平素乳食不足，哺养失调，或体弱多病，或大病之后失于调养，以致脾胃亏损，气血虚弱，筋骨肌肉失于滋养所致。

五迟五软的病机，可概括为正虚和邪实两个方面。正虚是五脏不足，气血虚弱，精髓不充，导致生长发育障碍。邪实是因产伤、外伤等因素，痰瘀阻滞心经脑络，心脑神明失主所致。

肾主骨，肝主筋，脾主肌肉，人能站立行走，需要筋骨肌肉的协调运动。若肝肾脾不足，则筋骨肌肉失养，可出现立迟、行迟；头项软而无力，不能抬举；手软无力下垂，不能握举；足软无力，难于行走。齿为骨之余，若肾精不足，可见牙齿迟出。发为血之余、肾之苗，若肾气不充，血虚失养，可见发迟或发稀而枯。言为心声，脑为髓海，若心气不足，肾精不充，髓海不足，则见言语迟缓，智力不聪。脾开窍于口，又主肌肉，若脾气不足，则可见口软乏力，咬嚼困难，肌肉软弱，松弛无力。

（三）证候表现

1. 肾精不足证

主要表现：筋骨痿弱，发育迟缓，坐立行走及牙齿生长均明显迟于正常同龄小儿，甚则四五岁后尚不能行走，面色不华，神倦无力，喜卧懒动，头项软弱，抬头不稳或不能抬举；口软唇弛，咀嚼乏力，常有流涎；手软下垂，不能握举；足软迟缓，不能站立；肌肉松弛，活动无力；纳少神疲，面色无华，唇舌淡白，苔白或苔少，指纹色淡，脉沉迟无力。

2. 肾气阴两虚证

主要表现：出牙、坐立、行走迟缓，发稀易落，肌肉松弛，盗汗少寐，神情淡漠，囟门迟闭，头颅方大，甚者鸡胸龟背，肋骨串珠，肢体软弱，神情呆滞，智力迟钝，面色苍白或萎黄，形瘦神疲，倦怠乏力，食少不化，唇甲色淡，舌淡苔白，脉细数无力。

（四）治疗方法

1. 辨证治疗

（1）肾精不足证

治法：补肾养元，填精益髓。

方药：补肾地黄丸加减。

熟地黄 10 克，泽泻 6 克，牡丹皮 6 克，山茱萸 10 克，怀牛膝 10 克，怀山药 10 克，鹿茸 3 克，茯苓 6 克，补骨脂 10 克，枸杞子 10 克，高丽参 6 克，生甘草 5 克。水煎服，每日 1 剂，日服 2 次。

立迟、行迟者，可加五加皮 6 克，杜仲 10 克，以强筋壮骨；齿迟者，可加生龙骨 6 克，牡蛎 10 克，菟丝子 10 克，肉苁蓉 10 克，以补肾壮骨；头发不荣或稀疏而黄者，加当归 10 克，制何首乌 10 克，以养血生发；若见纳少神倦、喜卧懒言较著、肌肉软弱无力者，加黄芪 10 克，白术 10 克，陈皮 6 克，以健脾益气；伴肢体紧张拘挛者，加丹参 10 克，川芎 6 克，白芍 6 克，鸡血藤 6 克，以活血通络；汗多者，加生龙骨 10 克，牡蛎 10 克，五味子 5 克，黄芪 10 克，以敛汗固表。

（2）肾气阴两虚证

治法：补肾益气，滋阴填精。

方药：六味地黄丸合补天大造丸加减。

黄芪 10 克，高丽参 6 克，白术 6 克，茯苓 10 克，紫河车 6 克，鹿茸 3 克，枸杞子 10 克，当归 6 克，熟地黄 6 克，龟甲 6 克，山茱萸 6 克，怀山药 10 克，生甘草 5 克。水煎服，每日 1 剂，日服 2 次。

汗多者，加生龙骨 5 克，牡蛎 5 克，五味子 5 克，以敛汗固表；神情呆滞、智力迟钝者，加石菖蒲 5 克，远志 5 克，女贞子 10 克，柏子仁 5 克，以化痰养心，开窍明智；心悸少眠者，加麦冬 5 克，五味子 5 克，生龙骨 10 克，以养心安神；食少不化者，加苍术 5 克，陈皮 5 克，鸡内金 5 克，麦芽 10 克，以运脾消积。

2. 其他治法

（1）中成药

①六味地黄丸，口服，每次半丸，每日 2 次，淡盐开水送服。

②龙牡壮骨冲剂，每日 2 次，每次 1 包冲服。

③大补元煎丸，口服，每次 1 丸，每日 2 次，淡盐开水送服。

④金匮肾气丸，口服，每次 1 丸，每日 2 次，淡盐开水送服。

（2）针灸

①体针

主穴：天枢、照海、三阴交、中脘、气海、命门。

配穴：关元、足三里、太溪、涌泉、肾俞、脾俞。

操作：以补为主，每日或隔日 1 次，每次留针 15 ～ 20 分钟，10 次为 1 个疗程。可以加温和灸，每穴施灸 2 分钟，每日 1 次，10 天为 1 个疗程。

②耳穴

穴位：心、肝、脾、肺、肾、内生殖器、内分泌、皮质下。

操作：每次取 2 ～ 3 穴，双耳均选。以王不留行子贴压，敷贴好后宜用拇、食指反复按压至耳郭潮红充血。并嘱患者每日自行按压 3 ～ 4 次，3 天换贴 1 次，一般 3 ～ 5 次为 1 个疗程。

（3）验方

①滋肾填精充脑方

高丽参 100 克，益智仁 120 克，炒白术 50 克，熟地黄 100 克，炙甘草 30 克，炒杜仲 60 克，巴戟天 100 克，山茱萸 50 克，肉苁蓉 60 克，怀牛膝 100 克，菟丝子 100 克，当归 50 克，山药 100 克，连翘 60 克，鹿茸 60 克，砂仁 50 克，枸杞子 100 克。机器打粉，共研细末，装入胶囊，每粒含 0.5 克。1 岁以内每次 1 粒，1 ～ 2 岁每次 2 粒，2 岁以上每次 3 粒，每日 3 次，连服 1 个月。1 个月为 1 个疗程，连服 6 个疗程，每 2 个疗程中间停药 5 日。

②河车补肾强骨益智散

紫河车 200 克，枸杞子 100 克，当归 60 克，茯苓 100 克，益智仁 100 克，石菖蒲 50 克，远志 50 克，黑芝麻 100 克，鹿茸 50 克。机器打粉，共研细末，装入胶囊，每粒含 0.5 克。1 岁以内每次 1 粒，1 ～ 2 岁每次 2 粒，2 岁以上每次 3 粒，每日 3 次，连服 1 个月。1 个月为 1 个疗程，连服 4 个疗程，每 2 个疗程中间停药 10 日。

③六生养肾益脑汤

山茱萸 5 克，熟地黄 10 克，山药 10 克，牡丹皮 5 克，泽泻 5 克，茯苓

10 克，麦冬 10 克，五味子 5 克，高丽参 6 克，肉苁蓉 10 克，怀牛膝 5 克，桑寄生 10 克，炙甘草 6 克。水煎服，每日 1 剂。

（4）食疗

①鹿茸参杞五加粥

鹿茸 50 克，高丽参 200 克，枸杞子 200 克，五加皮 200 克，机器打粉，每次取 5 克，调于稀粥中服用，每日 3 次。适用于腰脊脚膝筋骨弱而立迟、行迟者。

②养肾强骨猪蹄筋汤

猪蹄筋 30 克，杜仲 10 克，怀牛膝 10 克，桑寄生 10 克，陈皮 3 克。先将猪蹄筋用清水浸一夜，翌日用开水浸泡 4 小时，再用清水洗净，与各药一起放入砂锅内，加水 250 毫升，煎成半碗水左右，去药渣，加姜、蒜、盐调味，饮汤吃筋。主治筋骨腰膝乏力而立迟、行迟者。

③滋肾黑豆芝麻糊

黑豆 100 克，黑芝麻 100 克，核桃仁 100 克，高丽参 100 克，红糖 100 克。将黑豆、黑芝麻各炒熟，核桃仁炒熟后切成碎块，再与高丽参一起机器打粉，加入红糖混合，每取 20 克，开水冲服。适用于发迟及头发枯黄者。

④补肾健脑益智丸

鹿茸 60 克，益智仁 100 克，远志 50 克，高丽参 100 克，桂圆肉 300 克。先将鹿茸、高丽参、远志、益智仁机器打粉，再与桂圆肉共捣，制成丸，每丸 10 克。每日早晨服 1 丸，用莲子汤送下。本品有益智补脑之功效，主治智力迟钝及语迟者。

（五）预防与调摄

1. 预防

（1）大力宣传优生优育知识，禁止近亲结婚。婚前进行健康检查，以避免发生遗传性疾病。

（2）孕妇注意养胎、护胎，加强营养，按期检查，不滥服药物。

（3）婴儿应合理喂养，注意防治各种急、慢性疾病。

2. 护理

（1）重视功能锻炼，加强智力训练教育。

（2）加强营养，科学调养。

（3）用推拿法按摩痿软肢体，防止肌肉萎缩。

二十、鸡胸龟背

（一）概说

鸡胸、龟背是婴幼儿时期常见的慢性营养缺乏性疾病，属于西医学"佝偻病"的范畴。本病是由于儿童体内缺乏维生素 D，导致钙、磷代谢失常的一种慢性营养性疾病，以正在生长的骨骺端软骨板不能正常钙化，造成骨骼病变为其特征。本病在冬春季较多见，3 岁以内，尤以 6 ～ 12 个月的婴儿发病率较高。北方地区发病率较南方地区高，工业性城市较农村地区高，人工喂养的婴儿发病率高于母奶喂养者。本病若治疗得当，预后良好；重者如失治、误治，易导致骨骼畸形，留有后遗症，影响儿童正常的生长发育。

（二）病因病机

发病原因是由于先天禀赋不足，后天喂养失宜，又久居室内，少见阳光，先后天俱不足，脾肾亏损而致病。

本病病机主要是脾肾虚亏。肾为先天之本，脾为后天生化之源，肾主骨髓，脾主肌肉，若先天虚亏，后天喂养失宜，不能以母乳喂养，加上日照不足，均可引起气血虚弱，影响脾肾功能，以致骨髓不充，骨质疏松，成骨迟缓，甚至骨骼畸形。

（三）证候表现

1. 肾气阴两虚证

主要表现：烦躁盗汗，夜啼不宁，惊惕不安，甚者抽搐，多汗，发稀枕秃，囟门迟闭，出牙延迟，坐立行走无力，舌质淡，苔薄，脉细弦。

2. 肾精亏损证

主要表现：面白多汗，四肢无力，智力不健，语言迟发，齿生过缓，立迟行迟，囟门迟闭，头方肋翻，肋软骨沟，肋串珠，甚至鸡胸、漏斗胸，下肢弯曲，O形或X形腿，舌淡少苔，脉细软无力。

（四）治疗方法

1. 辨证治疗

（1）肾气阴两虚证

治法：补肾益气，滋阴填精。

方药：六味地黄丸合补天大造丸加减。

黄芪10克，高丽参6克，白术6克，茯苓10克，紫河车6克，鹿茸3克，枸杞子10克，当归6克，熟地黄6克，龟甲6克，山茱萸6克，怀山药10克，生甘草5克。水煎服，每日1剂，日服2次。

心悸少眠者，加麦冬5克，五味子5克，生龙骨10克，以养心安神；食少不化者，加苍术5克，陈皮5克，鸡内金5克，麦芽10克，以运脾消积；神疲肢倦者，加黄精10克，扁豆10克；智力不健者，加益智仁10克，石菖蒲10克；汗多者，加牡蛎30克（先煎），麦冬10克。

（2）肾精不足证

治法：补肾养元，填精益髓。

方药：补肾地黄丸加减。

熟地黄10克，泽泻6克，牡丹皮6克，山茱萸10克，怀牛膝10克，怀山药10克，鹿茸3克，茯苓6克，补骨脂10克，枸杞子10克，高丽参6克，生甘草5克。水煎服，每日1剂，日服2次。

头发不荣或稀疏而黄者，加当归10克，制何首乌10克，以养血生发；若见纳少神倦、喜卧懒言较著、肌肉软弱无力者，加黄芪10克，白术10克，陈皮6克，以健脾益气；伴肢体紧张拘挛者，加丹参10克，川芎6克，白芍6克，鸡血藤6克，以活血通络；汗多者，加生龙骨10克，牡蛎10克，五味子5克，黄芪10克，以敛汗固表。

2. 其他治法

（1）中成药

①六味地黄丸，口服，每次1丸，每日2次，淡盐开水送服。

②龙牡壮骨冲剂，每日2次，每次1包冲服。

③大补元煎丸，口服，每次1丸，每日2次，淡盐开水送服。

④金匮肾气丸，口服，每次 1 丸，每日 2 次，淡盐开水送服。

（2）针灸

①体针

主穴：肾俞、脾俞、足三里、大椎、关元、气海。

配穴：三阴交、太溪、涌泉、腰阳关。

操作：以补法为主，每日或隔日 1 次，每次留针 15 ～ 20 分钟，10 次为 1 个疗程。可以加温和灸，每穴施灸 2 分钟，每日 1 次，10 天为 1 个疗程。

②耳穴

穴位：心、肝、脾、肺、肾、内生殖器、内分泌、皮质下。

操作：每次取 2 ～ 3 穴，双耳均选。以王不留行子贴压，敷贴好后宜用拇、食指反复按压至耳郭潮红充血。并嘱患者每日自行按压 3 ～ 4 次，3 天换贴 1 次，一般 3 ～ 5 次为 1 个疗程。

（3）推拿

①推拿脾土、三关，两侧各推 20 次。下肢变形加足三里，两侧各揉 20 次；前胸变形，推膻中 20 次，每日 1 次，10 次为 1 个疗程。

②捏脊方法：自尾骶部起，沿脊柱两旁向上推捏至大椎穴，反复 3 ～ 5 次，提至第 3 次时，每捏 3 把，将皮肤提一下，提完后，以拇指按摩两侧肾俞数次，每日 1 次，6 次为 1 个疗程，治疗 2 ～ 3 个疗程。

（4）验方

①龙牡补钙强骨散

苍术 30 克，五味子 30 克，龙骨、牡蛎各 50 克，高丽参 50 克，黄芪 50 克，机器打粉，共研细末，装入胶囊，每粒含 0.5 克。1 岁以内每次 1 粒，1 ～ 2 岁每次 2 粒，2 岁以上每次 3 粒，每日 3 次，连服 1 个月。1 个月为 1 个疗程，连服 2 个疗程，每 2 个疗程中间停药 5 日。温开水冲服。适用于脾虚气弱多汗者。

②补肾健脾强壮汤

高丽参 5 克，杜仲 10 克，黄芪 10 克，菟丝子 5 克，苍术 5 克，麦芽 10 克，白术 10 克，牡蛎 10 克，水煎服，每日 1 剂。

③六生养肾益髓汤

山茱萸 5 克，熟地黄 10 克，山药 10 克，牡丹皮 5 克，泽泻 5 克，茯苓

10克，鹿茸3克，牡蛎10克，煅龙骨5克，麦冬10克，五味子5克，高丽参6克，肉苁蓉10克，怀牛膝5克，桑寄生10克，炙甘草6克。水煎服，每日1剂。

（5）食疗

①参芪龟甲乌鸡核桃汤

西洋参10克，黄芪15克，龟甲30克，乌鸡1只，核桃10克，食盐、姜蒜、味精各适量。将西洋参、黄芪、龟甲、乌鸡放入锅内，加水适量，文火炖约2小时，再加核桃、食盐、姜蒜继续炖至核桃熟烂，入味精调味即可。

②龙牡参杞山萸粥

龙骨30克，牡蛎30克，高丽参10克，枸杞子10克，怀山药15克，山茱萸10克，粳米100克。将龙骨、牡蛎打碎，煮约1小时，再加余下三味药煎半小时，用纱布过滤出药汁，再如法煎煮提取1次，把2次药汁合在一起，加入粳米，加适量的水煮粥。

③一品山药

生山药500克，面粉150克，核桃仁100克，什锦果脯100克，白糖50克，猪油10克，蜂蜜100毫升，黑豆粉200克。将生山药洗净、去皮，蒸熟，加面粉揉成面团，放在盘中，拼成圆饼状，饼上摆核桃仁、什锦果脯，然后放入蒸锅内，置武火上蒸20分钟。将白糖、猪油、豆粉放入另一锅内熬成糖汁，加入蜂蜜，浇在圆饼上。

④补肾壮骨正气粥

炙黄芪30克，高丽参10克，杜仲15克，枸杞子15克，牡蛎15克，粳米150克，红糖10克。将上五味中药，用冷开水浸泡半小时，入锅煎沸后改用文火煎成浓汁，取汁后再加冷水，如上法煎取药汁去渣，将两次药汁合并，用药汁与粳米一起煮粥，粥成加红糖，稍煮即成。

⑤参芪精圆玉桃饮

高丽参10克，黄精10克，桂圆肉10克，玉竹10克，核桃仁10克。将上五味中药，用冷开水浸泡半小时，入锅煎沸后改用文火煎成浓汁，取汁后再加冷水，如上法煎取药汁去渣，将两次药汁合并，用药汁与粳米一起煮粥。

⑥ 参芪益髓壮骨汤

西洋参 10 克，黄芪 30 克，五味子 5 克，山茱萸 10 克，猪肝 50 克，猪腿骨（连骨髓）500 克。先将猪骨髓敲碎，与上四味一起加水煮沸，改用文火煮 1 小时，滤去骨片与药渣，将肝切片后入汤内煮熟，加盐与少许味精调味，吃肝喝汤。

（五）预防与调摄

1. 加强户外活动，多晒太阳，并积极防治各种慢性疾病。

2. 提倡母乳喂养，及时增加辅食。每天补充维生素 D 及钙剂。饮食注意选用含钙、磷较丰富的食物。

3. 患儿不要久坐、久站，防止发生骨骼变形。提倡婴儿穿背带裤，防止肋骨外翻。

4. 多吃富含钙的食物，奶制品含有丰富的钙质，是补钙的极好来源。尤其是孩子，每天应保证两瓶鲜奶的食用量。酸奶和奶酪也是补钙的好食品。勿食煎炸食物、汽水、糖类。

5. 多晒太阳。缺乏维生素 D 与阳光照射不足有关，所以应让孩子多出去活动，多晒太阳，以制造足够的维生素 D。

6. 多吃豆类。临床医学研究发现，多吃大豆食品能强壮骨骼，豆类富含钙质，豆腐等豆类制品也含有丰富的钙质。同时，这些食物里也含镁，而镁和钙都是骨骼成长的要素。

7. 猪、羊、牛骨头汤是很好的钙质来源，经常给孩子熬骨头汤有利于孩子的营养吸收和平衡，预防佝偻病的发生。熬骨头汤时，加点醋，可以帮助溶解骨头中的钙。1 升骨头汤里的钙量，相当于 1 升牛奶里的钙量。

二十一、耳鸣耳聋

（一）概说

耳鸣、耳聋是听觉功能异常的症状。耳鸣是指病人自觉耳内鸣响，有的像潮声，有的像蝉鸣声，或细或暴，实际上并不存在这种声音，但听觉的正常功能受到妨碍；耳聋是指病人听觉不同程度的减退，甚至丧失，影响正常生活。耳鸣可以进一步发展成耳聋；同时，耳鸣与耳聋常常一起出现，尽管症状上有所不同，但是，从"肾开窍于耳"的生理功能联系来看，显然与肾的关系至为密切，属于肾的病证中的一种。

（二）病因病机

1. 肾虚精亏

此由两种情况造成：一是素体亏损，或者恣情纵欲，肾精耗伤所致。耳为肾之外窍，内通于脑，肾精充足，耳窍得养，充涵于上则听觉正常，而精亏不能充养，则髓海空虚，发为耳鸣耳聋；二是劳倦过度，或者大病以后脾胃损伤，气血生化乏源，久则精血无以化生，不能充养，遂致脾之清气不升，而见耳鸣耳聋。

《明医杂著》说："若肾虚而鸣，其鸣不甚，其人多欲，当见劳怯等证。"因肾精亏损，不能上充于清窍，以致耳鸣、耳聋日渐加重。肾主骨而生髓，脑为髓海，肾亏则髓海空虚，故头晕目暗，耳鸣耳聋。肾受五脏六腑之精而藏之，肾亏相火妄动，干扰耳窍，故可见头晕目暗，耳鸣耳聋。

2. 风热上扰

外邪侵入而致耳鸣耳聋，多由肾虚引起。肾与膀胱互为表里，外邪侵入足太阳膀胱经，内传于肾，以致耳鸣耳聋。《杂病源流犀烛·耳病源流》说："有肾气虚，风邪传经络，因入于耳，邪与正气搏而卒无闻者，谓之卒聋，亦曰暴聋。"又如《圣济总录·耳门》说："久聋者，肾脏虚，血气不足，风邪停滞故也。"

3. 肝胆火盛

肾水不足，水不涵木，复由情志抑郁，肝气失于疏泄，肝火偏亢，循肝胆之经上扰，而致耳鸣耳聋。《杂病源流犀烛·耳病源流》说："有肝胆火盛，耳内蝉鸣，渐至于聋者。"

4. 痰火郁结

肾气虚弱，形体肥胖，多食厚味，痰浊内生，上阻清窍，易于化火，壅阻于上，故多见耳鸣耳聋。

5. 气虚瘀滞

气血虚弱，精血不足，经脉运行不畅，瘀血阻滞。耳乃宗脉之所聚，经气不能上灌于耳，久则失聪、失润，于是产生耳鸣、耳聋。

（三）证候表现

1. 肾精亏虚证

主要表现：耳鸣如蝉，昼夜不息，安静时尤甚，听力逐渐下降，失眠眩晕，腰膝酸软，口干咽燥，夜尿频多，发脱齿摇，舌红苔少，脉细弱。

2. 肾气阴两虚证

主要表现：耳内常闻蝉鸣之声，由微渐重，以致听力下降，伴虚烦失眠，头晕目眩，腰膝酸软，遗精早泄，手足心热，盗汗怕冷，食欲不振，舌质红而少苔，脉细数。

（四）治疗方法

1. 辨证治疗

（1）肾精亏虚证

治法：补肾益精，滋阴潜阳。

方药：耳聋左慈丸。

熟地黄 12 克，山药 12 克，茯苓 10 克，牡丹皮 10 克，泽泻 10 克，山茱萸 15 克，怀牛膝 15 克，五味子 10 克，磁石 12 克。水煎服，每日 1 剂，日服 2 次。

（2）肾气阴两虚证

治法：补肾滋阴，益气通窍。

方药：知柏地黄丸合生脉饮加减。

黄芪 10 克，西洋参 10 克，白术 15 克，知母 10 克，黄柏 10 克，麦冬 30 克，怀牛膝 30 克，熟地黄 15 克，山茱萸 10 克，山药 30 克，泽泻 10 克，茯苓 15 克，牡丹皮 10 克。水煎服，每日 1 剂，日服 2 次。

2. 其他治法

（1）中成药

①六味地黄丸，口服，每次 1 丸，每日 2 次，淡盐开水送服。

②知柏地黄丸，口服，每次 1 丸，每日 2 次，淡盐开水送服。

③耳聋左慈丸，口服，每次 1 丸，每日 2 次，淡盐开水送服。

（2）针灸

①体针

主穴：耳门、听宫、听会、翳风、肾俞、太溪。

配穴：风池、合谷、三阴交、足三里、脾俞。

操作：以补法为主，每日或隔日 1 次，每次留针 15 ～ 20 分钟，10 次为 1 个疗程。可以加温和灸，每穴施灸 2 分钟，每日 1 次，10 天为 1 个疗程。

②耳穴压丸法

穴位：耳、肝、脾、肾、肾上腺。

操作：每次取 2 ～ 3 穴，双耳均选。以王不留行子贴压，敷贴好后宜用拇、食指反复按压至耳郭潮红充血。并嘱患者每日自行按压 3 ～ 4 次，3 天换贴 1 次，一般 3 ～ 5 次为 1 个疗程。

（3）验方

①参芪蛤杜粉

高丽参 100 克，净黄芪 500 克，蛤蚧 2 对，杜仲 100 克。上四药机器打粉，装于胶囊内，每次服 5 克，每日 2 次。

②核芝杜杏煎

核桃 15 克，灵芝 10 克，杜仲 15 克，杏仁 10 克。水煎服，每日 1 剂，日服 2 次。

③补天通耳参蛤丸

蛤蚧 2 只，高丽参 100 克，川贝母 30 克，金银花 50 克，黄芪 300 克，阿胶 100 克，桑白皮 50 克，法半夏 30 克，五味子 30 克，苏子 30 克，茯苓 50 克，北沙参 50 克，麦冬 50 克，山茱萸 80 克。以上药共研为细末，炼蜜为丸，每丸重 10 克。每次 1 丸，每日 2 次，3 个月为 1 个疗程。

④参蛤三七聪耳散

高丽参 30 克，蛤蚧 2 对，桃仁 30 克，三七 30 克，紫河车 30 克，怀牛膝 50 克。上药机器打粉，装于胶囊内，每次服 2 克，每日 2 次。

⑤补肾益气养耳汤

高丽参 30 克，麦冬 10 克，陈皮 5 克，法半夏 10 克，炒紫苏子 10 克，丹参 10 克，五味子 5 克，补骨脂 10 克，灵磁石 30 克，乌梅 15 克，紫河车 10 克，桃仁 10 克。水煎 2 次，分 2 次服，每日 1 剂。

（4）食疗

①补肾滋阴三仁粥

核桃 15 克，西洋参 10 克，龙眼肉 10 克，生薏苡仁 30 克，枸杞子 10 克，粳米 50 克，共熬成粥，加冰糖适量，早、晚各服 1 次。

②百参茯菊大枣粥

菊花 10 克，高丽参 10 克，百合 15 克，茯苓 20 克，红枣 10 枚，粳米 150 克，精盐、味精、胡椒粉各适量。将粳米、红枣淘洗干净，与上四味一同放入砂锅内，加水适量，大火烧沸，改用文火煮至粥熟，调入精盐、味精、胡椒粉即成。每日 1 剂，2 次分服。

③核芝骨杞蜜

核桃仁 500 克，黑芝麻 100 克，枸杞子 500 克，补骨脂 300 克，机器打粉，蜜调如饴，晨起用黄酒 10 毫升调服一大匙。不能饮酒者用温开水调服，忌羊肉。

④参茸腰核陈杏粥

西洋参 10 克，鹿茸 3 克，陈皮 10 克，杏仁 10 克（去皮），研细，水煎去渣留汁，加粳米 50 克，腰果 15 克，核桃 15 克，冰糖适量，加水煮粥，每日 2 次，温热食。

⑤核芝参杞桂杏糖水

核桃、黑芝麻各 10 克，西洋参 10 克，枸杞子 15 克，杏仁 10 克，烧滚 5 分钟，入冰糖 30 克，桂花 5 克，即可食用。

⑥蜜饯参杞三仁

炒甜杏仁 250 克，黑芝麻仁 100 克，水煮 1 小时，加核桃仁 250 克，收汁，将干锅时，加西洋参 100 克，枸杞子 100 克，蜂蜜 500 克，搅匀煮沸即可。

（五）预防与调摄

1. 夏天游泳或浴水入耳后，干性耵聍遇湿膨胀，骤然耳闷、耳塞、听力下降，治疗以 10% 的饱和苏打水滴耳，将堆集物溶解，然后用冲水器将堆集物冲洗外出，消毒，拭净外耳道即愈。

2. 注意防止噪声的损伤，避免在噪声或暴震条件下工作或生活，戴好防噪声耳罩或耳塞。潜水或乘坐飞机时，应保持鼻道无感染，最好在上飞机前，鼻内滴几滴1%的麻黄素盐水，并时做吞咽，保证咽鼓管道通畅，清气能进入耳窍。

3. 有家族耳聋史、近亲婚姻史，妊娠早期母系有流行性感冒、风疹、腮腺炎等病史者，或使用过耳毒药物史，病人有早产或产伤史，都可造成听力不同程度的损坏。因此，要做好婚姻法的宣传。

4. 修养心性，锻炼身体，强健心血管功能，不动肝火，多可气血调和。同时根据病因，常服清火化痰、清肝明目、健脾养胃之药。对于产生久聋的肾虚，应节制房事。日常生活中，应禁止挖耳，保持耳道清洁，对于耳鸣而夜不寐者，可睡前用热水洗脚，起到引火归元的作用。并忌饮浓茶、咖啡、可可、酒等有刺激性的饮料。对于重度耳聋者，要注意交通安全。

二十二、须发早白

（一）概说

须发早白是以头发部分或全部变白为特征的病症，可分为先天白发与后天白发。先天性早老性白发病大都由于遗传造成，后天白发常始于两鬓和太阳穴处，白发数量由少到多，逐年发展，直至全头变白。极少数患者还会出现全身毛发相继变白的症状。

（二）病因病机

中医学基础理论认为，头发的生长与肾气和精血的盛衰关系密切。发为血之余，发的生机源于血，但其生机的真正根源在于肾，肾主藏精，精能化血，则毛发多而润泽。

1. 肝肾不足

先天禀赋不足，肝肾素亏，或房事不节，损伤肾精，精不生血，血不荣发，肾不主发而变白。如《诸病源候论》曰："足少阴肾经，气盛则发润而黑，若血气虚则发变白。"多见于少年或中年白发。

2. 气血两虚

素体虚弱，或大病久病尚未康复，气血两虚，发失荣润而变白。如《黄帝内经》曰："女子……六七，三阳脉衰于上，面皆焦，发始白。"

3. 营血有热

正值血气方刚之年，劳伤精血，血虚生热，虚热熏灼，须发失养而变白。如《儒门事亲》中载："至如年少，发早白落，或白屑者，此血热而太过也。"

4. 气滞血瘀

平素多愁善感，性格急躁，容易激动，忧愁焦虑，使肝失条达，气滞血瘀，血不荣发而变白。我国历史上曾有伍子胥被困昭关时，头发一夜变白的故事。俗话说："愁一愁，白了头。"这是有一定科学道理的。

（三）证候表现

1. 肾气阴两虚证

主要表现：多发于中青年，或工作、生活过于劳累，少许头发根花白，兼有少许稀疏脱落，头发纤细暗淡，或脆弱易断，伴头晕眼花，盗汗怕冷，腰膝酸软，神疲乏力，舌质红，苔薄而少，脉细数。

2. 肾精亏虚证

主要表现：多发于中老年，或大病久病之后，头发花白渐至全部白发，兼有稀疏脱落，头发纤细无光泽，或脆弱易断，伴头晕眼花，耳鸣耳聋，腰膝酸软，不任作强，舌质淡红，苔薄白而少，脉沉细弱。

（四）治疗方法

1. 辨证论治

（1）肾气阴两虚证

治法：补肾益气，滋阴养发。

方药：知柏地黄丸合生脉饮加减。

黄芪 10 克，西洋参 10 克，白术 15 克，知母 10 克，黄柏 10 克，麦冬30 克，怀牛膝 30 克，熟地黄 15 克，山茱萸 10 克，山药 30 克，泽泻 10 克，茯苓 15 克，牡丹皮 10 克。水煎服，每日 1 剂，日服 2 次。

（2）肾精亏虚证

治法：补肾填精，滋阴养发。

方药：七宝美髯丹加减。

制何首乌 15 克，熟地黄 15 克，炒白芍 10 克，当归 10 克，茯苓 10 克，怀牛膝 20 克，枸杞子 15 克，菟丝子 15 克，补骨脂 15 克，龟甲 15 克，巴戟天 15 克，肉苁蓉 15 克，甘草 10 克。水煎服，每日 1 剂，日服 2 次。

2. 其他治法

（1）中成药

①七宝美髯丹，口服，每次 1 丸，每日 2 次，淡盐开水送服。

②金匮肾气丸，口服，每次 1 丸，每日 2 次，淡盐开水送服。

③六味地黄丸，口服，每次 1 丸，每日 2 次，淡盐开水送服。

（2）针灸

①体针

主穴：足三里、气海、关元、三阴交、太溪、阴陵泉。

配穴：肾俞、腰阳关、肝俞、脾俞、太冲。

操作：以补为主，每日或隔日 1 次，每次留针 15 ～ 20 分钟，10 次为 1 个疗程。可以加温和灸，每穴施灸 2 分钟，每日 1 次，10 天为 1 个疗程。

②耳针

穴位：肺、肝、脾、肾、肾上腺。

操作：每次取 2 ～ 3 穴，双耳均选。以王不留行子贴压，敷贴好后宜用拇、食指反复按压至耳郭潮红充血。并嘱患者每日自行按压 3 ～ 4 次，3 天换贴 1 次，一般 3 ～ 5 次为 1 个疗程。

（3）验方

①补肾滋阴乌发汤

北黄芪 20 克，西洋参 10 克，黑芝麻 15 克，当归 15 克，白芍 10 克，巴戟天 10 克，肉苁蓉 10 克，五味子 5 克，枸杞子 10 克，菟丝子 10 克，仙茅 10 克，山茱萸 10 克，熟地黄 15 克，麦冬 15 克。水煎 2 次，分 2 次服，每日 1 剂。

②温肾滋阴养发汤

白芍 10 克，麦冬 10 克，丹参 20 克，山茱萸 10 克，枸杞子 12 克，熟地黄 15 克，高丽参 15 克，玉竹 15 克，甘草 10 克。水煎服，每日 1 剂。15 日为 1 个疗程，一般服 1～3 个疗程。

③补肾益发怡神汤

生黄芪 30 克，当归 10 克，山药 30 克，茯苓 15 克，合欢花 15 克，柴胡 10 克，巴戟天 15 克，黄柏 15 克，白芍 20 克，西洋参 10 克，五味子 10 克，制何首乌 10 克。水煎 2 次，分 2 次服，每日 1 剂，半个月为 1 个疗程。服药期间多饮水，戒房事。

④益肾强发汤

高丽参 30 克，肉桂 2 克，海马 1 对，丹参 15 克，枸杞子 15 克，怀牛膝 15 克，巴戟天 15 克，制何首乌 10 克，补骨脂 10 克，玄参 15 克，陈皮 10 克，当归 10 克。水煎 2 次，分 2 次服，每日 1 剂，半个月为 1 个疗程。服药期间多饮水，戒房事。

⑤三仙补肾滋发汤

鹿茸 10 克，龟甲 20 克，制何首乌 10 克，淫羊藿 10 克，熟地黄 15 克，麦冬 15 克，玄参 15 克，白术 15 克，远志 10 克，当归 20 克，黑芝麻 30 克，五味子 10 克。水煎服，每日 1 剂，日服 2 次。

（4）食疗

①桑莲参芪百合粥

桑椹 15 克，西洋参 10 克，黄芪 15 克，莲子 10 克，枸杞子 10 克，百合 15 克，粳米 100 克，同煮粥，每日早、晚各服 1 次。

②归杜圆杞桑芝饮

当归身 10 克，杜仲 15 克，桂圆肉 30 克，枸杞子 10 克，桑椹 30 克，红枣 10 枚，黑芝麻 10 克，水煎。每日早、晚各服 1 次。

③参芪怀杞养血乌发汤

西洋参 10 克，黄芪 15 克，枸杞子 10 克，桑椹 15 克，红枣 10 枚，怀山药 30 克，瘦肉 300 克，炖汤喝，每日 1 次。

④参杞豆莲滋阴亮发粥

高丽参 10 克，枸杞子 15 克，黑豆 15 克，莲子 10 克，薏苡仁 10 克，粳米 100 克，红枣 10 枚，每日熬粥食之，每日 1 次。适用于体疲乏力、肢体困倦、皮肤松弛、关节酸痛者。

⑤地黄杜杞乌发粥

生地黄 10 克，黄精 10 克，黄芪 15 克，杜仲 15 克，枸杞子 10 克，制何首乌 15 克，莲子 15 克，粳米 30 克。先将六味中药水煎去渣取汁，用药汁煮粳米粥，再配冰糖食之。每日 1 次。

⑥首乌参杞百果粥

制何首乌 30 克，西洋参 10 克，枸杞子 15 克，百合 10 克，腰果 25 克，粳米 200 克，冰糖适量。将制何首乌、西洋参、枸杞子、腰果、百合、粳米、冰糖同放锅内，加水 500 毫升，用文火煮至粥熟即可。

⑦同形参杞杜芪乌发粥

净猪肝 100 克，净猪肾 100 克，枸杞子 10 克，杜仲 15 克，黄芪 15 克，西洋参 10 克，粳米 250 克，七者同煮为粥。每日 1 次，空腹食用。

（五）预防与调摄

1. 注意充分休息，性情开朗，心情舒畅，克服悲观失望的消极情绪。

2. 注意体育锻炼，提高机体的抗病能力，积极治疗原发病。

3. 多食用猪肝、牛肝、肉类、蛋类、番茄、米糠等含有丰富 B 族维生素的食品。

4. 本病治疗多数进展缓慢，故在内治中要守法守方，不可朝令夕改；患者则应坚持治疗，不可急于求成，只有坚持一段时间的正规治疗才能获效。

二十三、脱发

（一）概说

脱发是一种以毛发稀疏脱落为主要特征的一种皮肤病。临床上常见的有斑秃、多种原因所致的局限性脱发和弥漫性脱发等，如普秃、全秃。中医基础理论认为，头发的根源、生长、颜色与肾气、精血的盛衰关系密切，发为血之余，发的生长、营养源于血，但精血化生的真正根源在于肾，肾主藏精，精气充足则能化为血，血荣于发，则发根稳定，毛发茂密而润泽。

现代临床医学认为，此病大多与精神过度紧张、工作、生活劳累、内分泌失调和自身免疫紊乱有关。

（二）病因病机

本病的发生多因精神刺激或阴血亏虚、气血两亏而致，故从以下四点加以阐述。

1. 情志不舒，血热生风

平时工作劳累，受到精神刺激，心绪烦扰，心火亢盛，血热生风，发为血之余，风动则发落。

2. 阴血亏虚，发失所养

素体肝肾虚亏，阴血不足，发为血之余，血虚不能荣养毛发则脱落。素体虚弱，肌肤腠理不密，汗出当风，风邪乘虚而入，风盛血燥，发失所养而脱落。

3. 气血两虚，不能润发

多因久病或产后等原因，气血渐虚，不能荣润头发则脱落。

4. 瘀血阻滞，血不养发

多因久病或产后等原因，久病多瘀，瘀血不去，新血不生，互为因果，血不养发而脱发。

（三）证候表现

1. 肾气阴两虚证

主要表现：头发油亮光泽，发屑多见，经常脱落，日久头顶或两额角处逐渐稀疏，头痒，或兼有耳鸣，腰膝酸软，舌红苔少，脉细数。

2. 肾精亏虚证

主要表现：病程日久，平时头发焦黄或发白，头发暗淡不泽，头屑较少，经常呈小片脱落，头顶或两额角处明显稀疏，失眠心烦，头晕耳鸣，腰膝酸软无力，舌红苔少，脉沉细。

（四）治疗方法

1. 辨证治疗

（1）肾气阴两虚证

治法：补肾滋阴，益气固发。

方药：知柏地黄丸合二至丸加减。

黄芪 10 克，制何首乌 15 克，枸杞子 15 克，西洋参 10 克，白术 15 克，知母 10 克，黄柏 10 克，麦冬 30 克，怀牛膝 30 克，熟地黄 15 克，墨旱莲 15 克，女贞子 15 克，山茱萸 10 克，山药 30 克，泽泻 10 克，茯苓 15 克，牡丹皮 10 克。水煎服，每日 1 剂，日服 2 次。

（2）肾精亏虚证

治法：补肾填精，滋阴固发。

方药：七宝美髯丹加减。

制何首乌 15 克，熟地黄 15 克，炒白芍 10 克，当归 10 克，茯苓 10 克，怀牛膝 20 克，天麻 10 克，枸杞子 15 克，菟丝子 15 克，补骨脂 15 克，龟甲 15 克，巴戟天 15 克，肉苁蓉 15 克，甘草 10 克。水煎服，每日 1 剂，日服 2 次。

2. 其他治法

（1）中成药

①七宝美髯丹，口服，每次 1 丸，每日 2 次，淡盐开水送服。

②金匮肾气丸，口服，每次 1 丸，每日 2 次，淡盐开水送服。

③六味地黄丸，口服，每次 1 丸，每日 2 次，淡盐开水送服。

（2）针灸

①体针

主穴：风池、内关、三阴交、本神、神门、百会。

配穴：肾俞、脾俞、肝俞、足三里、太溪、血海。

操作：患者取仰卧位，用毫针直刺 1 ～ 1.5 寸，平补平泻法，留针 30 分钟，中间行针 1 次，每日 1 次，10 次为 1 个疗程。

②耳针

穴位：肺、肾、内分泌、肾上腺、肝、脾。

操作：每次取 2 ～ 3 穴，双耳均选。以王不留行子贴压，敷贴好后宜用拇、食指反复按压至耳郭潮红充血。并嘱患者每日自行按压 3 ～ 4 次，3 天换贴 1 次，一般 3 ～ 5 次为 1 个疗程。

③皮肤针

用七星针叩刺秃发区，轻度或中度刺激，使头皮发红或轻度渗血，再涂生姜汁，隔日 1 次。

（3）验方

①益肾生发汤

生地黄 15 克，当归 10 克，磁石 10 克，砂仁 5 克，黄精 15 克，川芎 10 克，墨旱莲 15 克，桑椹 15 克，白芍 12 克，制何首乌 15 克，茯神 15 克。水煎服，每日 1 剂，分 2 次服。

②柏叶水

将鲜侧柏叶 30 克加入 100 毫升 75% 的酒精中，浸泡 7 天后备用，用棉球蘸药液少许，在脱发处搽涂，每日 3 次，坚持使用。

③补肾健发汤

高丽参 10 克，制何首乌 15 克，杜仲 15 克，熟地黄 15 克，鹿茸 10 克，枸杞子 15 克，骨碎补 15 克，水煎服，每日 1 剂。适用于肾精不足型。

④养肾强根固发饮

西洋参 15 克，熟地黄 15 克，当归 15 克，白术 15 克，枸杞子 15 克，墨旱莲 15 克，女贞子 10 克，龟甲 10 克，石斛 15 克，鸡血藤 30 克，怀山药 30 克、金银花 10 克，山茱萸 15 克。适用于肾气阴虚型。水煎服，每日 1 剂，日服 2 次。

⑤滋阴养血地黄饮

熟地黄 10 克，制何首乌 14 克，黑芝麻 15 克，山茱萸 10 克，山药 10 克，知母 10 克，黄柏 10 克，芡实 10 克，牡丹皮 10 克，茯苓 10 克，莲子 10 克，煅龙骨 10 克，鹿角胶 10 克（烊化），三七 10 克。适用于肾气阴虚型。水煎服，每日 1 剂，日服 2 次。

（4）食疗

①首仲杞归煲鸡蛋

制何首乌 15 克，杜仲 30 克，枸杞子 15 克，当归 15 克，鸡蛋 2 只。将上四药用清水 2 碗煎取 1 碗，滤渣取汁；鸡蛋煮熟去壳，刺数个小孔，用药汁煮片刻，饮汁吃蛋。每周 5 次，1 个月为 1 个疗程，可以补肾养发，使发根恢复正常。

②归桃鹤杞芪山鸡汤

当归 15 克，核桃 15 克，仙鹤草 30 克，枸杞子 30 克，黄芪 30 克，怀山药15克，乌鸡1只，姜、葱、胡椒粉、食盐、黄酒适量。乌鸡杀好洗净，当归、核桃、怀山药、仙鹤草、枸杞子、黄芪与葱、姜同入鸡腹中，放入罐内，再注入清汤，加盐、胡椒粉、黄酒，上笼蒸2小时，出笼后去姜、葱，加味精调味即食。适用于肾精虚衰型。

③首仙雀参杞蓉汤

麻雀3只，红枣10克，西洋参15克，仙鹤草15克，制何首乌15克，枸杞子15克，肉苁蓉15克，芡实30克，食盐适量。麻雀杀好洗净，红枣洗净去核，与其他原料一同入砂锅内，加水适量，武火煮沸后用文火炖2小时，最后加盐调味即可。适用于肾精不足型。

④滋肾固发首芝鹌鹑汤

鹌鹑3只，制何首乌15克，黑芝麻10克，菟丝子15克，当归10克，黑木耳30克，桑寄生15克，陈皮5克。鹌鹑杀好洗净，菟丝子、制何首乌、黑芝麻、当归、黑木耳、桑寄生用清水1200克煎至400克，去渣取汁；药汁与鹌鹑一同隔水炖熟，最后加盐调味即可。适用于肾精虚衰型。

（五）预防与调摄

1. 在精神上，应避免不良刺激，不可焦虑忧愁，宜情怀宽松，思想开朗，保持充足的睡眠，并须知本症难获速效，要持之以恒，坚持治疗，不可半途而废。

2. 在饮食上，应限制脂肪饮食的摄入，如肥肉、猪油等，并须少吃糖类食物，勿进浓茶，不吃辣椒、生蒜等刺激性食物，宜多摄入蔬菜、水果、豆类及蛋白质较多的食物。

3. 在洗浴上，不宜洗头过勤，不宜用碱性皂，不宜水温过热或过冷，洗头次数一般每周1～2次，选用硼酸皂或硫黄皂洗头为佳，水温以接近体温较为适宜。

4. 平时应避免强力搔抓及梳篦等机械刺激，头皮要多晒太阳，并经常用手按摩患处。

二十四、健忘

（一）概说

健忘，古代医家的著作上又称"善忘""喜忘""多忘"。这是指中老年人记忆力明显减退，遇事易忘的一种病症。一般来说，常由肾亏、脾弱、心虚所致。由于肾为人身之根本，并且藏精、主骨、生髓，故把健忘也归于肾虚病证的范畴。

（二）病因病机

1. 心肾不交

大病之后，身体虚弱，亦可因起居失节，阴精暗耗，肾阴不上交于心，心火亦不下交于肾。如《辨证录》说："肾水资于心，则智慧生生不息，心火资于肾，则智慧亦生生无穷……两不相交，则势必致而相忘矣。"心肾不交，心之神明不能下通于肾，肾之精华不能上达于脑，致脑海空虚，而遇事善忘；阴虚火旺，上扰神明，下动精室，故心烦失眠，时有健忘，头晕耳鸣。

2. 元神不充

年老脏腑早衰，心肾不足，神明失聪。人之神宅于心，而心之精依赖于肾；脑为元神之府、精髓之海，若神明失聪，精髓失养，则必善忘。肾主藏精，主骨生髓，髓通于脑。或为禀赋不足，或为重病大病之后，肾精亏乏，不能上充脑海以充养骨髓，故见腰膝酸软，骨软痿弱，步履维艰，恍惚健忘，精神呆滞。

3. 心脾亏损

思虑过度，劳心劳神，心脾亏损，心主神志，脾志为思，久则损肾，而成健忘。

4. 痰瘀痹阻

肝郁化火，肾阴被灼，炼液生痰；或者喜食肥甘，聚湿生痰，以致痰浊上蒙而多健忘。亦因瘀血内结，与痰交阻，伤及心肾，心神不宁，令人喜忘。

（三）证候表现

1. 肾气阴两虚证

主要表现：遇事善忘，腰腿酸软，记忆模糊，失认失算，头晕耳鸣，手足心热，心烦失眠，舌红苔少，脉细数。

2. 肾精亏虚证

主要表现：恍惚健忘，神疲体倦，失认失算，精神呆滞，须发早白，牙齿松动，毛发脱落，腰膝酸软，骨软痿弱，步履维艰，舌淡苔少，脉沉细。

（四）治疗方法

1. 辨证治疗

（1）肾气阴两虚证

治法：补肾益气，滋阴养神。

方药：七福饮。

熟地黄 20 克，当归 15 克，西洋参 10 克，白术 15 克，远志 10 克，杏仁 10 克，天冬 10 克，麦冬 10 克，杜仲 15 克，怀牛膝 10 克，黄柏 10 克，龟甲 20 克，炙甘草 10 克。水煎服，每日 1 剂，日服 2 次。

（2）肾精亏虚证

治法：补肾益髓，填精养神。

方药：河车大造丸加减。

紫河车 10 克，熟地黄 20 克，天冬 10 克，麦冬 10 克，杜仲 15 克，鹿茸 15 克，怀山药 30 克，黄精 15 克，白术 15 克，怀牛膝 15 克，黄柏 15 克，丹参 30 克，龟甲 15 克。水煎服，每日 1 剂，日服 2 次。

2. 其他治法

（1）中成药

①河车大造丸，口服，每次 1 丸，每日 2 次，淡盐开水送服。

②金匮肾气丸，口服，每次 1 丸，每日 2 次，淡盐开水送服。

③六味地黄丸，口服，每次 1 丸，每日 2 次，淡盐开水送服。

④参茸地黄丸，口服，每次 1 丸，每日 2 次，淡盐开水送服。

（2）针灸

①体针

主穴：四神聪、神门、三阴交、肾俞、心俞、太溪。

配穴：脾俞、肝俞、足三里、血海。

操作：以补法为主，每日或隔日 1 次，每次留针 15 ～ 20 分钟，10 次为 1 个疗程。可以加温和灸，每穴施灸 2 分钟，每日 1 次，10 天为 1 个疗程。

②耳针

穴位：肺、肾、内分泌、肾上腺、肝、脾。

操作：每次取 2 ～ 3 穴，双耳均选。以王不留行子贴压，敷贴好后宜用拇、食指反复按压至耳郭潮红充血。并嘱患者每日自行按压 3 ～ 4 次，3 天换贴 1 次，一般 3 ～ 5 次为 1 个疗程。

（3）验方

①滋肾健脑方

女贞子 15 克，墨旱莲 15 克，五味子 10 克，乌梅肉 30 克，金樱子 15 克，西洋参 10 克，核桃 15 克，远志 10 克，巴戟天 20 克。每日 1 剂，分 2 次煎服。10 日为 1 个疗程，一般服 1 ～ 2 个疗程。

②强肾益脑方

生熟地各 15 克，牡丹皮 10 克，泽泻 10 克，茯苓 10 克，山茱萸 10 克，怀山药 12 克，鹿茸 5 克，黄柏 6 克，知母 12 克，淫羊藿 15 克，黄精 15 克，玉竹 15 克。每日 1 剂，分 2 次煎服。10 日为 1 个疗程，一般服 1 ～ 2 个疗程。

③五子养精补脑方

五味子 10 克，菟丝子 20 克，覆盆子 15 克，枸杞子 15 克，沙苑子 10 克，补骨脂 10 克，当归 15 克，鹿茸 10 克，黄芪 30 克，丹参 15 克。每日 1 剂，分 2 次煎服。

④补肾明脑方

核桃 15 克，肉桂 6 克，熟地黄 30 克，补骨脂 15 克，制何首乌 30 克，五味子 10 克，鹿茸 10 克，肉苁蓉 20 克，石菖蒲 10 克。每日 1 剂，分 2 次煎服。

（4）食疗

①莲核参芪百圆粥

西洋参 10 克，黄芪 15 克，核桃 15 克，桂圆肉 15 克，莲子、枸杞子、百合、粳米各 30 克，同煮粥，每日早、晚各服 1 次。

②归杜圆杞杏芝饮

当归身 10 克，杜仲 15 克，桂圆肉 30 克，枸杞子 10 克，甜杏仁 10 克，红枣 10 枚，灵芝 10 克，水煎。每日早、晚各服 1 次。

③参芪怀杞枣椹汤

西洋参 10 克，黄芪 15 克，枸杞子 10 克，桑椹 15 克，红枣 10 克，怀山药 30 克，排骨 300 克，一起炖汤喝，每日 1 次。

④芝杞豆莲苡枣粥

黑芝麻 15 克，高丽参 10 克，枸杞子 15 克，黑豆 15 克，莲子 15 克，薏苡仁 30 克，粳米 100 克，红枣 10 枚，每日熬粥食之，每日 1 次。

⑤杜杞养肾护脑粥

生地黄 10 克，黄精 10 克，黄芪 15 克，杜仲 15 克，枸杞子 10 克，黑芝麻 10 克，莲子 15 克，粳米 30 克。先将七味中药水煎去渣取汁，用药汁煮粳米粥食之。每日 1 次。

⑥怡脑参杞百果粥

怀山药 30 克，西洋参 10 克，枸杞子 15 克，百合 10 克，黄精 15 克，腰果仁 25 克，粳米 200 克，冰糖适量。将怀山药、西洋参、黄精、枸杞子、腰果仁、百合、粳米、冰糖同放锅内，加水 500 毫升，用文火煮至粥熟即可。每晚睡前 1 小时空腹温热食用。

⑦同形八福滋补粥

净猪脑 100 克，净猪肝 100 克，净猪肾 100 克，枸杞子 10 克，杜仲 15 克，黄芪 15 克，西洋参 10 克，陈皮 5 克，粳米 250 克，九者同煮为粥。每日 1 次，空腹食用。

（五）预防与护理

1. 健忘在临床上常表现在神经衰弱、脑动脉硬化等疾病中。健忘在这些疾病中，可以作为主要症状出现，也可以作为次要症状出现，故治疗这些疾病极为重要，可预防健忘的发生。

2. 健忘除了表现在不少病症中，反映人体的病理变化以外，尚有不少情况表现在生理性功能减退中，这种情况应该予以区别。特别是在老年人中，尤其要注意这种变化。当然，防止早衰也是控制和减缓健忘症状出现的一个重要手段。

3. 清代著名医家张石顽在《张氏医通·健忘》中指出："因病而健忘者，精血亏少，或为痰饮、瘀血所致，是可以药治之。若生平健忘……岂药不所能疗乎？"这说明了对健忘的治疗。使用药物以后，注意清心养神，保持精神上的愉快，生活要有一定的节奏，平时注意不要过度疲劳，保持充足的睡眠，食欲有节，这是非常重要的。龚廷贤在《寿世保元》中说得好："当以幽闲之处，安乐之中，使其绝予忧虑，远其六欲七情，如此渐安矣。"

二十五、视力减退

（一）概说

双眼外观端好，无异常人，自觉视力渐降，昏渺蒙昧不清，为多种内障眼疾常见之症状。本节主要介绍由于肾虚引起的视力减退的眼部疾患，如近视、远视、视疲劳等也可包括在内。

（二）病因病机

1.肝肾阴虚

多因情志内伤或劳伤精血，以及年老、病久或热病伤阴所致。肝肾阴虚，阴精不上濡头目，常致头晕目眩，眼干涩不适。阴精不足，阳气有余，目中神光不能收敛，则致视远尚清，视近模糊。若神膏、精珠失于阴精护养，可变混浊而自视眼前黑花飞舞或视力下降，眼珠混浊严重则不辨人物。肝肾阴精不养目系，可致眼珠隐病，转动时有牵引样物，视力下降，亦可眼无不适，视力渐降，以致失明。若肝肾阴虚，目失濡养，反受虚火侵扰，在外可致目痛羞明，抱轮微红，黑暗生翳，日久不愈；在眼内可引起神水混浊，瞳神紧小或干缺不圆。

2. 肾阳虚衰

多因年老、病久损伤真阳或禀赋不足，素体阳虚所致。肾阳虚衰，目中神光只能发越于近处，则视远不明。温煦和生化功能不足，目失温养，则可引起睛珠、神膏等渐变混浊，自视眼前黑花飞舞，甚至目暗不明。阳衰不能抗阴，亦可致入于阴暗处或黄昏后，或天之阴气转盛时，双目盲不见物。阳虚火衰，不能温化水液，膀胱气化不行，水液不能从小便排泄，则水邪上泛，溢于睑肤之间，可致胞睑浮肿，虚起如球；泛溢眼内则为眼底水肿；若水液大量渗积于视网膜下，则可引起视网膜脱离，严重损害视力。

3. 肾精不足

多因过劳伤精，久病伤肾，年老精亏或先天禀赋不足所致。肾精虚少，引起脏腑上注于目中的精气不足，瞳神失养，轻则视物昏花，重则睛珠变白，神膏变混，甚至通光玄府萎闭，以致失明。又目系上属于脑，若肾精亏虚，精不生髓，髓海不足，目系失于脑汁之濡养，则视物不清，甚至目无所见。

（三）证候表现

1. 肾气阴两虚证

主要表现：视力减退，眼干涩不适，眼前五星缭乱，瞳神紧小或干缺，瞳神淡白，睛珠混浊。全身可见头昏健忘，耳鸣耳聋，腰膝酸痛，失眠多梦，夜间口干，舌有裂纹而少苔，脉细数。

2. 肾精亏虚证

主要表现：视力减退，视物逐渐模糊，多见于胎患内障，眼珠小，以及发育不良所致的先天缺损，如虹膜缺损、眼底脉络膜缺损等。全身可见男子精少不育，女子经闭不孕，智力低下，或见早衰，发脱齿摇，健忘呆钝，动作迟缓，舌淡苔少，脉沉细。

3. 肾阳不足证

主要表现：眼外观端好，自觉视物昏朦不清，夜视罔见，眼底可见视网膜水肿，渗出液难于吸收，视神经盘水肿。全身可见面色㿠白，形寒肢冷，神疲乏力，夜间小便多，舌体胖，苔薄白，脉沉细。若膀胱气化失职，可出现身肿面浮，小便不利。

（四）治疗方法

1. 辨证论治

（1）肾气阴两虚证

治法：补肾益气，滋阴明目。

方药：杞菊地黄丸合生脉饮加减。

熟地黄 25 克，山茱萸 10 克，怀山药 20 克，泽泻 10 克，茯苓 10 克，牡丹皮 10 克，枸杞子 10 克，菊花 10 克，西洋参 10 克，五味子 10 克，麦冬 10 克，玉竹 15 克，石斛 30 克，甘草 10 克。水煎服，每日 1 剂，日服 2 次。

（2）肾精亏虚证

治法：补肾养血，填精明目。

方药：驻景丸加减。

菟丝子 20 克，楮实子 20 克，茺蔚子 10 克，枸杞子 10 克，木瓜 10 克，怀山药 30 克，紫河车 10 克，三七粉 10 克，山茱萸 15 克，熟地黄 15 克，石斛 30 克，鹿茸 5 克，黄精 15 克，五味子 10 克，甘草 10 克。水煎服，每日 1 剂，日服 2 次。

（3）肾阳不足证

治法：温补肾阳，养血明目。

方药：右归丸加减。

熟地黄 20 克，山药 20 克，山茱萸 10 克，枸杞子 20 克，鹿角胶 20 克（烊化），菟丝子 20 克，杜仲 20 克，当归 10 克，肉桂 5 克，制附片 10 克（先煎），麦冬 15 克，石斛 30 克，怀牛膝 15 克。水煎服，每日 1 剂，日服

2 次。

2. 其他治法

（1）中成药

①六味地黄丸，口服，每次 1 丸，每日 2 次，淡盐开水送服。

②驻景丸，口服，每次 1 丸，每日 2 次，淡盐开水送服。

③杞菊地黄丸，口服，每次 1 丸，每日 2 次，淡盐开水送服。

（2）针灸

①体针

主穴：足临泣、太阳、睛明、风池、合谷、光明。

配穴：四白、肝俞、肾俞、丝竹空、养老、足三里、三阴交。

操作：以补为主，每日或隔日 1 次，每次留针 15 ～ 20 分钟，10 次为 1 个疗程。可以加温和灸，每穴施灸 2 分钟，每日 1 次，10 天为 1 个疗程。

②耳穴压丸法

穴位：心、肝、脾、肾、眼。

操作：每次取 2 ～ 3 穴，双耳均选。以王不留行子贴压，敷贴好后宜用拇、食指反复按压至耳郭潮红充血。并嘱患者每日自行按压 3 ～ 4 次，3 天换贴 1 次，一般 3 ～ 5 次为 1 个疗程。

（3）验方

①二至补肾养目散

墨旱莲 100 克，女贞子 100 克，西洋参 50 克，枸杞子 100 克，菊花 50 克，石斛 100 克，黄芪 50 克，机器打粉，共研细末，装入胶囊，每粒含 5 克。每次 3 粒，每日 2 次，连服 1 个月。1 个月为 1 个疗程，连服 2 个疗程，每 2 个疗程中间停药 5 日。温开水冲服。

②补肾滋阴养睛汤

高丽参 10 克，杜仲 10 克，黄芪 10 克，菟丝子 15 克，石斛 15 克，麦芽 10 克，白术 10 克，牡蛎 30 克。水煎服，每日 1 剂。

③十味养目明睛汤

山茱萸 10 克，熟地黄 10 克，山药 10 克，牡丹皮 5 克，泽泻 5 克，茯苓 10 克，枸杞子 15 克，牡蛎 30 克，石斛 30 克，麦冬 10 克，五味子 5 克，高丽参 10 克，肉苁蓉 10 克，怀牛膝 15 克，桑寄生 10 克，炙甘草 6 克。水煎服，每日 1 剂。

（4）食疗

①参芪石龟乌鸡汤

西洋参 10 克，黄芪 15 克，石斛 15 克，龟甲 30 克，乌鸡 1 只，核桃 10 克，食盐、姜蒜、味精各适量。将西洋参、黄芪、石斛、龟甲、乌鸡放入锅内，加水适量，文火炖约 2 小时，再加核桃、食盐、姜蒜继续炖至核桃熟烂，入味精调味即可。

②石蛎参杞贞萸粥

石斛 30 克，牡蛎 30 克，高丽参 10 克，枸杞子 10 克，怀山药 15 克，山茱萸 10 克，女贞子 15 克，粳米 100 克。将牡蛎打碎，煮约 1 小时，再加余下六味药煎半小时，用纱布过滤出药汁，再如法煎煮提取 1 次，把两次药汁合在一起，加入粳米，加适量的水煮粥。

③参芪斛杞亮睛汤

西洋参 10 克，石斛 15 克，黄芪 15 克，枸杞子 10 克，桑椹 15 克，红枣 10 克，怀山药 30 克，瘦肉 300 克，炖汤喝，每日 1 次。

④补肾明目怡神粥

炙黄芪 30 克，高丽参 10 克，杜仲 15 克，枸杞子 15 克，石斛 15 克，牡蛎 15 克，粳米 150 克，红糖 10 克。将上五味中药用冷开水浸泡半小时，入锅煎沸后改用文火煎成浓汁，取汁后再加冷水，如上法煎取药汁去渣，将两次药汁合并，用药汁与粳米一起煮粥，粥成加红糖，稍煮即成。

⑤圆目玉睛粥

高丽参 10 克，黄精 10 克，桂圆肉 10 克，玉竹 10 克，核桃仁 10 克，枸杞子 15 克。将上六味中药用冷开水浸泡半小时，入锅煎沸后改用文火煎成浓汁，取汁后再加冷水，如上法煎取药汁去渣，将两次药汁合并，用药汁与粳米一起煮粥。

⑥贞萸益髓明目汤

西洋参 10 克，黄芪 30 克，决明子 10 克，山茱萸 10 克，女贞子 15 克，猪肝 50 克，猪腿骨（连骨髓）500 克。先将猪骨髓敲碎，与上五味一起加水煮沸，改用文火煮 1 小时，滤去骨片与药渣，将肝切片后入汤内煮熟，加盐与少许味精调味，吃肝喝汤。

（五）预防与调摄

1. 顺应四时，防止外邪侵袭。

2. 调和情志，避免脏腑内损。

3. 劳逸适度，爱护目力。

4. 调和饮食，力戒烟酒。

5. 防止外伤损目，预防传染性眼病。

第三篇

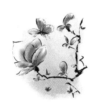

肾虚的分类和治法

一、肾阳虚证

（一）基本概念

由于素体阳虚，或年高肾亏，久病伤阳，或房劳伤肾，下元亏损，命门火衰，肾阳虚损，导致肾的温煦、生殖、气化功能下降所表现的证候。

（二）临床表现

腰膝酸软冷痛，畏寒肢冷，下肢尤甚，面色㿠白或黧黑，神疲乏力，精神萎靡，头晕目眩；小便清长，夜尿增多，排尿无力，尿后余沥不尽，或尿少浮肿，腰以下为甚；或腹胀腹泻，五更泄泻，完谷不化；或性欲减退，男子阳痿早泄，遗精滑精；女子宫寒不孕，带下清稀量多。舌淡胖，苔白或白滑，脉沉迟无力，尺部尤甚。

（三）证候分析

肾主骨，腰为肾之府，肾阳虚衰，不能温养筋骨腰膝，故腰膝酸软冷痛；肾居下焦，为阳气之根，肾阳不足，失于温煦，故畏寒肢冷，下肢尤甚；阳虚无力运行气血，面络不充，故面色㿠白；若肾阳衰惫，阴寒内盛，则本脏之色外现而面色黧黑；阳虚不能鼓舞精神，则神疲乏力，精神萎靡；肾虚不能上养清窍，脑窍失养，故头晕目眩；肾开窍于二阴，肾与膀胱相表里，肾虚不固，膀胱失约，故小便清长，夜尿增多，排尿无力，尿后余沥不尽；肾虚气化不及，水液内停，故尿少浮肿；肾阳虚衰，不能温运脾土，脾失健运，清浊混淆，故腹胀腹泻，五更泄泻，完谷不化；肾为先天之本，藏精，主生殖，肾虚则生殖功能减退，故性欲减退，男子阳痿早泄，遗精滑精，女子宫寒不孕，带下清稀量多。舌淡胖，苔白或白滑，脉沉迟无力，尺部尤甚，皆为肾阳不足之象。

（四）治疗方法

温补肾阳。

（1）本证应以温补肾阳为重点，根据兼证不同而分别佐以温补脾阳、温补心阳。临床上脾肾阳虚、心肾阳虚并不少见。

（2）因为阴阳互根，不能单纯温阳，还应注意滋补阴液，以阴中求阳。

（3）若为单纯肾阳不足，可用附子、肉桂温阳；若为肾病，一般不使用附子类药物，可选择巴戟天、肉苁蓉等药物，以防过于温燥伤阴。

（五）常用药物

1. 附子

附子为毛茛科植物乌头的子根。味辛、甘，性大热，有毒。归心、肾、脾经。回阳救逆，补火助阳，散寒止痛。能上助心阳，中温脾阳，下补肾阳，为"回阳救逆第一品药"，用于亡阳证、阳虚证、寒痹证等。

《神农本草经》记载："味辛，温。主风寒咳逆邪气，温中，金疮，破癥坚、积聚、血瘕，寒湿痿痹，拘挛膝痛不能行步。"

《本草汇言》记载："附子，回阳气，散阴寒，逐冷痰，通关节之猛药也。诸病真阳不足，虚火上升，咽喉不利，饮食不入，服寒药愈甚者，附子乃命门主药，能入其窟穴而招之，引火归原，则浮游之火自息矣。凡属阳虚阴极之候，肺肾无热证者，服之有起死之殊功。"

《本草正义》言："附子，本是辛温大热，其性善走，故为通十二经纯阳之要药，外则达皮毛而除表寒，里则达下元而温痼冷，彻内彻外，凡三焦经络，诸脏诸腑，果有真寒，无不可治。"

2. 肉桂

肉桂为樟科植物肉桂的干燥树皮。味辛、甘，性大热。归肾、脾、心、肝经。补火助阳，散寒止痛，温经通脉，引火归原。用于阳痿、宫冷、腹痛、寒疝、腰痛、胸痹、阴疽、闭经、痛经、虚火上浮等症。

《汤液本草》记载："补命门不足，益火消阴。"

《本草求真》记载："大补命门相火，益阳治阴。凡沉寒痼冷、营卫风寒、阳虚自汗、腹中冷痛、咳逆结气、脾虚恶食、湿盛泄泻、血脉不通、胎衣不下、目赤肿痛，因寒因滞而得者，用此治无不效。"

3. 鹿茸

鹿茸为脊椎动物鹿科梅花鹿或马鹿等雄鹿头上尚未骨化而带绒毛的幼

角。味甘、咸，性温。归肾、肝经。补肾阳，益精血，强筋骨，调冲任，托疮毒。用于肾阳虚衰，精血不足；肾虚骨弱，腰膝无力或小儿五迟；妇女冲任虚寒，崩漏带下；疮疡久溃不敛，阴疽疮肿内陷不起等症。

《神农本草经》记载："味甘，温。主漏下恶血，寒热，惊痫，益气强志，生齿，不老。角，主恶疮、痈肿，逐邪恶气，留血在阴中。"

《名医别录》记载："疗虚劳洒洒如疟，羸瘦，四肢酸痛，腰脊痛，小便利，泄精溺血。"

《本草纲目》记载："生精补髓，养血益阳，强筋健骨。治一切虚损，耳聋目暗，眩晕虚痢。"

4. 淫羊藿

淫羊藿为小檗科植物淫羊藿和箭叶淫羊藿或柔毛淫羊藿的全草。味辛、甘，性温。归肾、肝经。补肾壮阳，祛风除湿。用于肾阳虚衰，阳痿尿频，腰膝无力；风寒湿痹，肢体麻木等症。

《神农本草经》记载："味辛，寒。主阴痿绝伤，茎中痛，利小便，益气力，强志。"

《日华子本草》言："治一切冷风劳气，补腰膝，强心力，丈夫绝阳不起，女子绝阴无子，筋骨挛急，四肢不任，老人昏耄，中年健忘。"

《本草秘录》言："男子命门寒，则阳不举；女子命门寒，则阴不纳。非男子绝阳不能生，女子绝阴而尚可产也。本草言女子绝阴不产者乃讹写也。淫羊藿补阳而不补阴，取其补男女之阳，则彼此之化生不息。"

5. 仙茅

仙茅为石蒜科植物仙茅的根茎。味辛，性热，有毒。归肾、肝经。温肾壮阳，祛寒除湿。用于肾阳不足，命门火衰，阳痿精冷，小便频数，腰膝冷痛，筋骨痿软等症。

《本经逢原》记载："仙茅性热，为三焦命门之药，惟阳衰精冷，下元虚弱，老人失溺，无子，男子禀赋素虚者宜之，若体壮相火炽盛者服之，反能动火，为害叵测。"

《本草正义》云："仙茅是补阳温肾之专药，亦兼能祛除寒湿，与巴戟天、淫羊藿相类，而猛烈又过之。"

《开宝本草》言："主心腹冷气，不能食，腰脚风冷挛痹不能行，丈夫虚劳，老人失溺，无子，益阳道……强记，助筋骨，益肌肤，长精神，明目。"

《神农本草经疏》言："凡味之毒者必辛，气之毒者必热。仙茅味辛，气大热，其为毒可知矣。虽能补命门，益阳道，助筋骨，除风痹，然而病因不同，寒热迥别，施之一误，祸如反掌。况世之人火旺致病者，十居八九。火衰成疾者，百无二三。辛温大热之药，其可常御乎？"

6. 巴戟天

巴戟天为茜草科植物巴戟天的根。味辛、甘，性微温。归肾、肝经。补肾助阳，祛风除湿。用于阳痿不举，宫冷不孕，小便频数，风湿腰膝疼痛，肾虚腰膝酸软等症。

《神农本草经》记载："味辛，微温。主大风邪气，阴痿不起，强筋骨，安五脏，补中，增志，益气。"

《本草备要》记载："补肾益精，治五劳七伤，辛温散风湿，治风湿脚气水肿。"

《本草正义》记载："味辛，气温，专入肾家，为鼓舞阳气之用。温养元阳，则邪气自除，起阴痿，强筋骨，益精，治小腹阴中相引痛，皆温肾散寒之效。"

《本草秘录》云："夫命门火衰，则脾胃虚寒，不能大进饮食。用附子、肉桂以温命门，未免过于太热，何如用巴戟天之甘温，补其火而不烁其水之为妙耶。"

7. 杜仲

杜仲为杜仲科植物杜仲的树皮。味甘，性温。归肝、肾经。补肝肾，强筋骨，安胎。用于肾虚腰痛及各种腰痛；胎动不安，习惯性堕胎等症。

《神农本草经》记载："味辛，平。主腰脊痛，补中益精气，坚筋骨，强志，除阴下痒湿，小便余沥。"

《本经逢原》记载："王好古言是肝经气分药。盖肝主筋，肾主骨，肾充则骨强，肝充则筋健。屈伸利用皆属于筋，故入肝而补肾，子能令母实也。但肾虚火炽，梦泄遗精而痛者勿用，以其辛温引领虚阳下走也。"

《本草汇言》云："凡下焦之虚，非杜仲不补；下焦之湿，非杜仲不利；足胫之酸，非杜仲不去；腰膝之疼，非杜仲不除。然色紫而燥，质绵而韧，气温而补，补肝益肾诚为要剂。"

8. 续断

续断为川续断科植物川续断的干燥根。味苦、辛，性微温。归肝、肾经。补益肝肾，强筋健骨，止血安胎，疗伤续折。用于阳痿不举，遗精遗尿；腰膝酸痛，寒湿痹痛；崩漏下血，胎动不安；跌打损伤，筋伤骨折等症。

《神农本草经》记载："味苦，微温。主伤寒，补不足，金疮痈伤，折跌，续筋骨，妇人乳难。"

《本经逢原》记载："续断入肝，主续筋骨，为妇人胎产崩漏之首药。又主带脉为病。久服益气力，利关节，治腰痛，暖子宫，疗金疮折伤，散痈肿瘀血，疗妇人乳难。《本经》治伤中补不足等病，总取和血通经之义。又能止小便多，治遗泄。"

9. 肉苁蓉

肉苁蓉为列当科植物肉苁蓉的带鳞叶的肉质茎。味甘、咸，性温。归肾、大肠经。补肾助阳，润肠通便。用于肾阳亏虚，精血不足，阳痿早泄，宫冷不孕，腰膝酸痛，痿软无力，肠燥津枯便秘等症。阴虚火旺及大便滑泄者慎用，胃肠实热而大便秘结者忌用。

《神农本草经》记载："味甘，微温。主五劳七伤，补中，除茎中寒热痛，养五脏，强阴，益精气，多子，妇人癥瘕。久服轻身。"

《本草汇言》云："肉苁蓉，养命门，滋肾气，补精血之药也。男子丹元虚冷而阳道久沉，妇人冲任失调而阴气不治，此乃平补之剂，温而不热，补而不峻，暖而不燥，滑而不泄，故有苁蓉之名。"

《本草秘录》云："若多用之，能滑大肠。古人所以治虚人大便结……正取其补虚而滑肠也……骤用之而滑者，久用之而后自止矣。"

10. 锁阳

锁阳为锁阳科肉质寄生草本植物锁阳的肉质茎。味甘，性温。归肝、肾、大肠经。补肾助阳，润肠通便。用于肾阳亏虚，精血不足，阳痿，不孕，下肢痿软，筋骨无力；血虚津亏，肠燥便秘等症。注意阴虚阳亢、脾虚泄泻、实热便秘者均忌服。

《本草衍义补遗》记载："大补阴气，益精血，利大便。虚人大便燥结者，嗽之可代苁蓉，煮粥弥佳，不燥结者勿用。"

《本经逢原》记载："肉苁蓉与锁阳，总是一类，味厚性降，命门相火不足者宜之。"

《本草秘录》认为："锁阳……虽能补阴兴阳，而功效甚薄。"

11. 补骨脂

补骨脂为豆科植物补骨脂的成熟果实。味苦、辛，性温。归肾、脾经。补肾壮阳，固精缩尿，温脾止泻，纳气平喘。用于肾阳虚痿，腰膝冷痛；肾虚遗精，遗尿，尿频；脾肾阳虚，五更泄泻；肾不纳气，虚寒喘咳等症。阴虚火旺、大便秘结者忌用。

《本草纲目》言其："治肾泻，通命门，暖丹田，敛精神。"

《本草经疏》记载："补骨脂能暖水脏，阴中生阳，壮火益土之要药也。"

《本草秘录》云："故纸治泻有神，非治脾泻，治肾泻也……若命门不寒而脾自泻者，是有火之泻，用补骨脂正其所恶，又安能宜哉……故纸是阴阳两补之药也，但两补之中，补火之功多于补水。制之以胡桃，则水火两得其平矣。"

12. 核桃仁

核桃仁为胡桃科植物，落叶乔木胡桃果实的核仁。味甘，性温。归肾、肺、大肠经。补肾温肺，润肠通便。用于肾阳虚衰，腰痛脚弱，小便频数；肺肾不足，虚寒喘咳，肺虚久咳，气喘，肠燥便秘等症。

《本草纲目》言："补气养血，润燥化痰，益命门，利三焦，温肺润肠，治虚寒喘嗽，腰脚重痛。"

《本草秘录》记载："润能生精，涩能止精，更益肾火，兼乌须发，愈石淋，实温补命门之药，不必助以破故纸始佳，愈腰疼尤效。尤善安气逆，佐人参、熟地、山药、麦冬、牛膝之类，定喘实神。"

《医学衷中参西录》言："为滋补肝肾、强健筋骨之要药。故善治腰疼腿疼，一切筋骨疼痛。为其能补肾，故能固齿牙、乌须发，治虚劳喘嗽、气不归元、下焦虚寒、小便频数、女子崩带诸症。其性又能消坚开瘀，治心腹疼痛，砂淋、石淋杜塞作疼，肾败不能漉水，小便不利。"

《本草经疏》言："性本热，惟虚寒者宜之。如肺家有痰热，命门火炽，阴虚吐衄等症，皆不得施。"

13. 益智仁

益智仁为姜科植物益智的成熟果实。味辛，性温。归肾、脾经。暖肾固精缩尿，温脾开胃摄唾。用于下元虚寒，遗精遗尿，小便频数；脾胃虚寒，腹痛吐泻，口涎自流等症。

《本经逢原》记载："益智行阳退阴，三焦命门气弱者宜之。脾主智，此物能益脾胃，理元气，补肾虚精滑，胃虚多唾，女人崩漏。治心气不足，梦泻，夜多小便，及冷气腹痛，于土中益火也。"

《本草备要》云："能涩精固气，温中进食，摄涎唾，缩小便，治呕吐泄泻，客寒犯胃，冷气腹痛，崩带泄精。"

《本草经疏》云："其香可入脾开郁，辛能散结，复能润下，于开通结滞之中，复有收敛之义故也。"并且说明："益智乃脾肾二经之药，其用专在脾，所以亦能入肾者，辛以润之故也。然其气芳香，性本温热，证属燥热，病人有火者，皆当忌之。故凡呕吐由于热而不因于寒；气逆由于怒，而不由于虚；小便余沥由于水涸津亏内热，而不由于肾气虚寒；泄泻由于湿火暴注，而不由于气虚肠滑，法并忌之。"

14. 菟丝子

菟丝子为旋花科植物菟丝子的成熟种子。味辛、甘，性平。归肾、肝、脾经。补肾益精，养肝明目，止泻，安胎。用于肾虚腰痛，阳痿遗精，尿频，宫冷不孕；肝肾不足，目暗不明；脾肾阳虚，便溏泄泻以及肾虚胎动不安等症。

《神农本草经》记载："味辛，平。主续绝伤，补不足，益气力，肥健人"，"久服明目，轻身延年。"

《本草经疏》云："《本经》言其味辛平，《别录》益之以甘者，正雷公所谓禀中和、凝正阳之气而结者也，其为无毒明矣。五味之中，惟辛通四气，复兼四味，《经》曰：'肾苦燥，急食辛以润之。'菟丝子之属是也。与辛香燥热之辛迥乎不同矣。学者不可以辞害意可也。为补脾、肾、肝三经要药。"

《本经逢原》记载："菟丝子，祛风明目，肝肾气分药也。其性味辛温质黏，与杜仲之壮筋暖腰膝无异……其功专于益精髓，坚筋骨，止遗泄，主茎寒精出，溺有余沥，去膝胫酸软，老人肝肾气虚，腰痛膝冷，合补骨脂、杜仲用之，诸经膜皆属于肝也。气虚瞳子无神者，以麦门冬佐之，蜜丸服，效。凡阳强不痿，大便燥结，小水赤涩者勿用，以其性偏助阳也。"

15. 蛇床子

蛇床子为伞形科植物蛇床的成熟果实。味辛、苦，性温，有小毒。归肾经。杀虫止痒，燥湿，温肾壮阳。用于阴部湿痒，湿疹，疥癣；寒湿带下，湿痹腰痛；肾虚阳痿，宫冷不孕等症。阴虚火旺或下焦有湿热者不宜内服。

《神农本草经》记载："味苦，平。主妇人阴中肿痛，男子阴痿，湿痒，除痹气，利关节，癫痫，恶疮。"

《本草秘录》记载："治阴户肿痛且痒，温暖子宫。疗男子阴囊湿痒，坚举尿茎，敛阴汗。却癫痫，扫疮疡，利关节，主腰膝胯痛，祛手足痹顽，治产后阴脱不起，妇人无孕，最宜久服。此药功颇奇，内外俱可施治，而外治尤良……然亦宜于因寒无火之人，倘阴虚火动者，服之非宜。"

16. 紫石英

紫石英为卤化物类紫石英矿石。味甘，性温。归心、肺、肾经。温肾助阳，镇心安神，温肺平喘。用于肾阳亏虚，宫冷不孕，崩漏带下；心悸怔忡，虚烦不眠；肺寒气逆，痰多咳喘等症。阴虚火旺不能摄精之不孕症及肺热气喘者忌用。

《神农本草经》记载："味甘，温。主心腹咳逆邪气，补不足，女子风寒在子宫，绝孕十年无子，久服温中，轻身延年。"

《名医别录》记载："疗上气心腹痛，寒热邪气结气，补心气不足，定惊悸，安魂魄，填下焦，止消渴，除胃中久寒，散痈肿，令人悦泽。"

《本草经疏》记载："紫石英，其性镇而重，其气暖而补，故心神不定，肝血不足，及女子血海虚寒不孕者，诚为要药。然而止可暂用，不宜久服，凡系石类皆然，不独石英一物也。妇人绝孕由于阴虚火旺，不能摄受精气者忌用。"

17. 五加皮

五加皮为五加科植物细柱五加的干燥根皮。味辛、苦，性温。归肝、肾经。祛风湿，补肝肾，强筋骨，利水。用于风湿痹证，筋骨痿软，小儿行迟，体虚乏力，水肿，脚气等症。

《神农本草经》记载："味辛，温。主心腹疝，气腹痛，益气疗躄，小儿不能行，疽疮，阴蚀。"

《名医别录》记载："主男子阴痿，囊下湿，小便余沥，女人阴痒及腰脊痛，两脚疼痹风弱，五缓，虚羸，补中益精，坚筋骨，强志意，久服轻身耐老。"

《本草经疏》言："气味俱厚，沉而阴也，入足少阴、足厥阴经。观《本经》所主诸证，皆因风寒湿邪伤于二经之故，而湿气尤为最也……此药辛能散风，温能除寒，苦能燥湿，二脏得其气而诸证悉瘳矣。"然"下部无风寒湿邪而有火者，不宜用；肝肾阴虚而有火者，亦忌之。"

《本草思辨录》云："五加皮，宜下焦风湿之缓证。若风湿搏于肌肤，则非其所司。"

（六）常用方剂及中成药

1. 金匮肾气丸（成药名：桂附地黄丸）

药物组成：熟地黄、山茱萸、山药、茯苓、泽泻、牡丹皮、制附片、肉桂。

功能主治：温补肾阳。用于肾阳不足之腰膝酸软、四肢逆冷、少腹拘急冷痛、小便不利或夜尿清长、阳痿早泄，以及痰饮、喘咳、水肿、消渴等症。现代常用于慢性肾炎、糖尿病、腰肌劳损及性神经衰弱等具有肾阳虚者。

成药剂量：蜜丸剂，9克／丸，1丸／次，2次／日，温开水或淡盐汤送下。

2. 济生肾气丸

药物组成：熟地黄、茯苓、山茱萸、山药、牡丹皮、泽泻、桂枝、炮附子、牛膝、车前子。

功能主治：温补肾阳，化气行水。用于肾阳不足，水湿内停之水肿、小便不利、消渴、哮喘、眩晕、痰饮等症，见有腰膝酸痛、脚软，或全身浮肿，或腰腹以下为甚，动则气喘，肢冷畏寒，下半身欠温，少腹拘急，小便不利或小便反多，大便溏等症。现代多用于慢性肾炎、肾功能不全、心源性水肿、内分泌失调、营养障碍、糖尿病、尿崩症、前列腺肥大、慢性肾上腺皮质功能减退。

成药剂量：①水丸：每40粒约3克，6克／次，2～3次／日；②蜜丸：9克／丸，1丸／次，2次／日。

3. 右归丸

药物组成：熟地黄、炮附子、肉桂、菟丝子、枸杞子、杜仲、山药、山茱萸、当归（酒炒）、鹿角胶。

功能主治：温补肾阳，填精益髓。用于肾阳不足，命门火衰，或先天禀赋不足，或年老久病，气衰神疲，畏寒肢冷，腰膝酸软，阳痿遗精，食少便溏，尿频而清等症。现代多用于性功能减退、慢性肾炎等见有上述症状者。

成药剂量：小蜜丸，4.5 克／次，3 次／日。饭前用淡盐汤或温开水送服。

4. 青蛾丸

药物组成：补骨脂（盐炙）、杜仲、核桃肉、大蒜。

功能主治：补肾散寒。用于肾虚腰膝酸痛、起坐不利、阳痿遗精、少腹冷痛、小便频数等症。

成药剂量：大蜜丸，9 克／丸，内服，9 克／次，2 次／日。

二、肾阴虚证

（一）基本概念

由于禀赋不足；或久病及肾，或温热病后期伤阴；或过服温燥劫阴之品；或房事不节，思虑过度，耗伤肾阴，导致相关组织器官失养和虚火内生所表现的证候。

（二）临床表现

腰膝酸软而痛，头晕目眩，耳鸣耳聋，失眠多梦，形体消瘦，五心烦热，潮热盗汗，面红颧赤，口干咽燥，大便干结，小便短赤，男子阳强易举，遗精早泄，女子经少闭经，或崩漏。舌红少苔或无苔，脉细数。

（三）证候分析

肾阴为人身阴液之根本，具有滋养濡润各脏腑组织器官，并制约阳亢之功。肾阴不足，骨、脑、耳窍失养，故腰膝酸软而痛，头晕目眩，耳鸣耳聋；肾阴亏于下，心火亢于上，水火失济，故失眠多梦；肾阴亏虚，阴不制阳，虚火内生，形体失养，故形体消瘦；阴虚生内热，故五心烦热，潮热盗汗，面红颧赤；阴虚津液不能上承，故口干咽燥；阴液不足，肠道失润，故大便干结；阴虚内热，故小便短赤；肾阴亏虚，相火妄动，扰动精室，故男子阳强易举，遗精早泄；女子以血为用，阴亏则经血来源不足，故经少闭经；阴虚火旺，迫血妄行，则见崩漏。舌红少苔或无苔，脉细数，皆为阴虚内热之象。

（四）治疗方法

滋补肾阴。

（1）本证重在滋补肾阴，甘寒、咸寒药物并用，常用的药物有生地黄、天冬、玉竹、炙鳖甲等，应注意补而不腻。

（2）阴虚生内热者，可加滋阴清热的药物，如地骨皮、女贞子、墨旱莲、黄柏等。

（3）根据阴阳互根的理论，治疗时可适当配以温阳药物，以阳中求阴。

（4）治疗肾阴亏虚证见效较慢，须坚持治疗，缓慢图治。

（五）常用药物

1. 生地

生地黄为玄参科植物地黄的新鲜或干燥块根。味甘、苦，性寒。归心、肝、肾经。清热凉血，养阴生津，既可清实热，又可退虚热。主治热入营血，舌绛烦渴，斑疹吐衄；阴虚内热，骨蒸劳热；津伤口渴，内热消渴，肠燥便秘等症。

《神农本草经》记载："干地黄，味甘，寒。主折跌绝筋，伤中，逐血痹，填骨髓，长肌肉，作汤除寒热积聚，除痹。生者尤良。"

《珍珠囊》记载："凉血，生血，补肾水真阴。"

《本经逢原》记载地黄的不同炮制方法："采得鲜者即用为生地黄，炙焙干收者为干地黄，以法制过者为熟地黄。"认为"生地黄与干地黄功用不同，岂可混论。"至于其药性，则"生地黄性禀至阴，功专散血，入手足少阴、厥阴，兼行足太阴、手太阳……观《本经》主治皆指鲜者而言，只缘诸家本草从未明言，且产处辽远，药肆仅有干者，鲜者绝不可得，是不能无混用之失。""干地黄，内专凉血滋阴，外润皮肤荣泽，病人虚而有热者宜加用之。戴元礼曰，阴微阳盛，相火炽强，来乘阴位，日渐煎熬，阴虚火旺之症，宜生地黄以滋阴退阳。浙产者，专于凉血润燥，病人元气本亏，因热邪闭结，而舌干焦黑，大小便秘，不胜攻下者，用此于清热药中，通其秘结最佳，以其有润燥之功，而无滋腻之患也。"并且指出："凡药之未经火者，性皆行散，已经炙焙，性皆守中，不独地黄为然也。"

2. 玄参

玄参为玄参科植物玄参的干燥根。味甘、苦、咸，性微寒。归肺、胃、肾经。清热凉血，泻火解毒，滋阴。用于温邪入营，内陷心包，温毒发斑；热病伤阴，津伤便秘，骨蒸劳嗽；目赤咽痛，瘰疬，白喉，痈肿疮毒等症。

《神农本草经》记载："味苦，性微寒。主腹中寒热积聚，女子产乳余疾，补肾气，令人明目。"

《名医别录》记载："下水，止烦渴，散颈下核，痈肿。"

《本草纲目》记载："滋阴降火，解斑毒，利咽喉，通小便血滞。"

《本经逢原》云："玄参专清上焦氤氲之气，无根之火。"

3. 女贞子

女贞子为木犀科植物女贞的成熟果实。味甘、苦，性凉。归肝、肾经。滋补肝肾，乌须明目。主治肝肾阴虚诸症。脾胃虚寒及阳虚便溏者慎用。

《本草纲目》记载："强阴，健腰膝，变白发，明目。"

《本草备要》记载："益肝肾，安五脏，强腰膝，明耳目，乌须发，补风虚，除百病。"

4. 墨旱莲

墨旱莲为菊科一年生草本植物鳢肠的地上部分。味甘、酸，性寒。归肝、肾经。滋补肝肾，凉血止血。用于肝肾阴虚诸症，以及阴虚血热的失血症。脾虚便溏者慎用。

《新修本草》记载："洪血不可止者，傅之立已。汁涂发眉，生速而繁。"

《本草正义》曰："入肾补阴而生长毛发，又能入血，为凉血止血之品。"

5. 桑椹

桑椹为桑科植物桑的果穗。味甘、酸，性寒。归肝、肾经。滋阴补血，生津润燥。用于肝肾阴虚诸症；津伤口渴，消渴以及肠燥便秘等症。

《新修本草》言："主消渴。"

《滇南本草》记载："益肾脏而固精，久服黑发明目。"

《本草经疏》言："为凉血补血益阴之药。"

6. 石斛

石斛为兰科植物环草石斛、金钗石斛等的干燥茎。味甘，性微寒。归胃、肾经。益胃生津，滋阴清热。主治胃阴虚证，热病伤津证，以及肾阴虚诸症。

《神农本草经》记载："味甘、平。主伤中，除痹，下气，补五脏虚劳羸瘦，强阴，久服厚肠胃。"

《本经逢原》言："甘可悦脾，故厚肠胃而治伤中；咸能益肾，故益精气而补虚羸。为治胃中虚热之专药，又能坚筋骨，强腰膝，骨痿痹弱，囊湿精少，小便余沥者宜之。"

《本草纲目拾遗》言："清胃，除虚热，生津，已劳损。"

《本草再新》记载："清胃火，除心中烦渴，疗肾经虚热。"

《本草秘录》记载："石斛却惊定志，益精强阴，尤能健腰膝之力……降阴虚之火，大有殊功……金钗石斛妙是寒药，而又有补性，且其性又下行，而不上行。若相火则宜升而不宜降者，得石斛则降而不升矣……盖黄柏知母泻中无补，而金钗石斛则补中有泻也……金钗石斛非益精强阴之药，乃降肾中命门虚火之药也。"

7. 龟甲

龟甲为龟科动物乌龟的腹甲及背甲。味甘，性寒。归肾、肝、心经。滋阴潜阳，益肾健骨，养血补心。用于阴虚阳亢，阴虚内热，虚风内动；肾虚骨痿，囟门不合；阴血亏虚，惊悸，失眠，健忘等症。

《神农本草经》记载："味咸，平，主漏下赤白，破癥瘕，痎疟，五痔，阴蚀，湿痹，四肢重弱，小儿囟不合。"

《本草纲目》言："补心、补肾、补血，皆以养阴也……观龟甲所主诸病，皆属阴虚血弱。"

《本草通玄》言："大有补水制火之功，故能强筋骨，宜心智……止新血。"

8. 鳖甲

鳖甲为鳖科动物鳖的背甲。味甘、咸，性寒。归肝、肾经。滋阴潜阳，退热除蒸，软坚散结。用于肝肾阴虚诸症，以及癥瘕积聚。

龟甲与鳖甲，均能滋养肝肾之阴，平肝潜阳，但龟甲长于滋肾，鳖甲长于退虚热。此外，龟甲兼有健骨、补血、养心等功效；鳖甲兼能软坚散结。

《神农本草经》记载："味咸，平。主心腹癥瘕，坚积寒热，去痞、息肉、阴蚀、痔、恶肉。"

（六）常用方剂及中成药

1. 六味地黄丸

药物组成：熟地黄、山茱萸（制）、牡丹皮、山药、茯苓、泽泻。

功能主治：滋阴补肾。用于肾阴亏损，头晕耳鸣，腰膝酸软，骨蒸潮热，盗汗遗精，手足心热，消渴及小儿五迟。现代常用于高血压、肺结核、慢性感染性疾患或自主神经功能紊乱、慢性肾炎、肾结核、糖尿病及小儿发育不良等见有上述表现者。

成药剂量：①小蜜丸：120克/瓶，9克/次；②大蜜丸：9克/次，2次/日，温开水送服。

2. 杞菊地黄丸

药物组成：枸杞子、菊花、熟地黄、山药、茯苓、山茱萸、泽泻、牡丹皮。

功能主治：滋肾养肝，清头明目。用于肝肾阴虚所致的头目眩晕、视物模糊，或枯涩眼痛、迎风流泪、羞明畏光，或耳鸣耳聋、潮热盗汗等症。现代常用于神经衰弱、球后视神经炎、视神经萎缩、中心性视网膜炎、慢性青光眼等。

成药剂量：①小蜜丸：120克/瓶，9克/次；大蜜丸1丸/次，2次/日；②口服液：10毫升/支，10支/盒，1支/次，2次/日。

3. 知柏地黄丸

药物组成：知母、黄柏、熟地黄、山茱萸、牡丹皮、山药、茯苓、泽泻。

功能主治：滋阴降火。用于肝肾阴虚、虚火上炎所致的腰膝酸软、头目昏晕、耳鸣耳聋、牙痛及口干咽痛、遗精、盗汗、小便短赤，或骨蒸潮热、颧红、喉燥等。现代多用于神经衰弱、肺结核、糖尿病、甲状腺功能亢进、肾结核、慢性肾炎、高血压、功能性子宫出血等属于肝肾阴虚兼有内热者。

成药剂量：①小蜜丸：120 克 / 瓶，9 克 / 次；②水蜜丸：6 克 / 次；③大蜜丸：9 克 / 次。蜜丸均 2 次 / 日，空腹时淡盐温开水送下。

4. 麦味地黄丸

药物组成：麦冬、五味子、熟地黄、山茱萸、牡丹皮、山药、茯苓、泽泻。

功能主治：滋肾补肝，养肺生津。用于肺肾阴虚之喘咳、消渴、遗精等症，见有潮热盗汗、咽干咯血、眩晕耳鸣、腰膝酸软、动则喘息、口干舌燥、小便频数等症。

成药剂量：①小蜜丸：120 克 / 瓶，9 克 / 次；②水蜜丸：6 克 / 次；③大蜜丸：9 克 / 次。蜜丸均 3 次 / 日，空腹时温开水送服。

5. 明目地黄丸

药物组成：熟地黄、山茱萸、牡丹皮、枸杞子、菊花、当归、山药、茯苓、白芍、蒺藜、石决明、泽泻。

功能主治：滋肾，养肝，明目。用于肝肾阴虚之目涩畏光、视物模糊、迎风流泪等症。

成药剂量：蜜丸剂，120 克 / 瓶，口服，9 克 / 次，3 次 / 日。

6. 左归丸

药物组成：熟地黄、山药（炒）、山茱萸、菟丝子、鹿角胶、龟甲胶、枸杞子、牛膝（炒）、茯苓。

功能主治：滋阴补肾，填精益髓。用于真阴不足之头晕目眩、耳鸣耳聋、腰膝酸软、遗精盗汗、骨蒸潮热、神疲失眠、口干舌燥等属于精髓内亏、津液枯涸的病症。

成药剂量：小蜜丸，9 克 / 次，2 ～ 3 次 / 日，饭前温开水送服。

7. 大补阴丸

药物组成：熟地黄、知母（盐炒）、黄柏（盐炒）、龟甲（制）、猪脊髓。

功能主治：滋阴降火。用于阴虚火旺引起的骨蒸潮热、遗精、盗汗、吐血、咯血、头晕、耳鸣耳聋、五心烦热、失眠多梦、口干咽燥、腰膝酸软等症。现代多用于神经衰弱、肺结核、甲状腺功能亢进、糖尿病等属阴虚火旺者。

成药剂量：蜜丸剂，6 克 / 包，6 克 / 次，2 ～ 3 次 / 日。淡盐汤或温开水送服。

8. 二至丸

药物组成：女贞子（蒸）、墨旱莲。

功能主治：补益肝肾，滋阴止血。用于肝肾阴虚之眩晕耳鸣、咽干口苦、腰膝酸痛、烦热失眠、遗精盗汗、须发早白、脱发及月经量多和衄血、尿血等症。现代多用于神经衰弱、早期高血压、血小板减少性紫癜等属于肝肾阴虚者。

成药剂量：丸剂，120 克 / 瓶，9 克 / 次，3 次 / 日，空腹时温开水送服。

9. 虎潜丸（成药名：健步丸）

药物组成：羊肉、龟甲（盐炒）、黄柏、牛膝、知母（盐炒）、熟地黄、白芍（酒炒）、当归、虎骨、锁阳、陈皮（盐炒）、干姜。

功能主治：滋阴降火，强壮筋骨。用于肝肾不足，阴虚内热之痿证。症见腰膝酸软、筋骨痿弱、步履乏力，或眩晕耳鸣、遗精遗尿等。现代多用于重症肌无力、肌营养不良、神经炎、风湿性关节炎、痛风等见有肝肾亏虚者。

成药剂量：蜜丸，9 克 / 丸，内服，9 克 / 次，2 次 / 日。

三、肾气不固证

（一）基本概念

由于年幼肾气未充，或年高肾气亏虚；或劳损过度；或久病失养，肾气亏耗，失其封藏固摄之权所表现的证候。

（二）临床表现

腰膝酸软，耳鸣耳聋，神疲乏力，面色㿠白，尿频而清长，尿后余沥不尽，或遗尿，或夜尿频数，男子遗精、滑精、早泄、白浊，女子带下清稀量多，或胎动滑胎，舌淡苔白，脉沉弱。

（三）证候分析

腰为肾之府，肾主骨生髓，开窍于耳，肾气亏虚，骨髓耳窍失养，故腰膝酸软，耳鸣耳聋；肾为先天之本，肾虚则全身功能减退，故神疲乏力，面色㿠白；肾主水，肾脏有化气摄尿之功，肾气亏虚，气化无力，膀胱失约，故尿频而清长，尿后余沥不尽，或遗尿，或夜尿频数。肾藏精，为封藏之本，肾气虚，精关不固，故男子遗精、滑精、早泄、白浊；肾虚则带脉失约，故女子带下清稀量多；胎元不固，则胎动滑胎。舌淡苔白，脉沉弱，皆为肾气虚衰之象。

（四）治疗方法

补肾固摄。

（1）气属阳，肾气不固应属于阳虚的范畴，因此，治疗本证应以温阳益气为主，佐以固涩。

（2）根据阴阳互根的理论，应注意滋阴药物的使用，以达阴中求阳的目的。

（3）固涩药物可选择覆盆子、桑螵蛸、莲子、莲须、芡实、金樱子等。

（五）常用药物

1. 芡实

芡实为睡莲科植物芡的成熟种仁。味甘、涩，性平。归脾、肾经。益肾固精，健脾止泻，除湿止带。用于遗精滑精、脾虚久泻及带下等症。

《神农本草经》记载："味甘，平。主湿痹腰脊膝痛，补中，除暴疾，益精气，强志，令耳目聪明。"

《本草经疏》云："其功全在补肾除湿……芡实补中祛湿，性又不燥，故能祛邪水而补真水，与补阴之药同用，尤能助之以添精，不虑多投以增湿也。芡实不特益精且能涩精，补肾之圣药也。"

《本草纲目》言："止渴益肾，治小便不禁，遗精，白浊，带下。"

《本草求真》云："味甘补脾。"

2. 五味子

五味子为木兰科植物五味子或华中五味子的成熟果实，前者习称"北五味子"，后者习称"南五味子"。味酸、甘，性温。归肺、心、肾经。收敛固涩，益气生津，补肾宁心。用于久咳虚喘；自汗，盗汗；遗精滑精；久泻不止；津伤口渴，消渴；心悸，失眠，多梦等症。

《神农本草经》记载："味酸，温。主益气，咳逆上气，劳伤羸瘦，补不足，强阴，益男子精。"

《本草备要》言："性温，五味俱全，酸咸为多，故专收敛肺气而滋肾水，益气生津，补虚明目，强阴涩精，退热敛汗，止呕住泻，宁嗽定喘，除烦渴。"

3. 山茱萸

山茱萸为山茱萸科植物山茱萸的成熟果实。味酸、涩，性微温。归肝、肾经。补益肝肾，收敛固涩。用于腰膝酸软，头晕耳鸣，阳痿；遗精滑精，遗尿尿频；崩漏，月经过多；大汗不止，体虚欲脱等症。

《神农本草经》记载："味酸，平。主心下邪气，寒热，温中，逐寒湿痹，去三虫。"

《医学衷中参西录》云："山茱萸，味酸性温，大能收敛元气，振作精神，固涩滑脱。因得木气最厚，收涩之中兼具条畅之性，故又通利九窍，流通血脉，治肝虚自汗，肝虚胁疼腰疼，肝虚内风萌动，且敛正气而不敛邪气，与他酸敛之药不同。"

4. 金樱子

金樱子为蔷薇科植物金樱子的成熟果实。味酸、涩，性平。归肾、膀胱、大肠经。固精缩尿止带，涩肠止泻。用于遗精滑精，遗尿尿频，带下；久泻久痢等症。

《本草备要》记载："酸涩，入脾、肺、肾三经，固精秘气，治梦泻遗精，泻痢便数。"

《蜀本草》记载："主治脾泻下痢，止小便利，涩精气。"

《本草秘录》云："精滑非涩药可止之也……金樱子只能涩精不能益精，所以愈涩而愈遗也。"

5. 沙苑子

沙苑子为豆科植物扁茎黄芪的成熟种子。味甘，性温。归肝、肾经。补肾固精，养肝明目。用于肾虚腰痛，阳痿遗精，遗尿尿频，白带过多；目暗不明，头昏眼花等症。

《本草纲目》记载："补肾，治腰痛泄精，虚损劳乏……古方补肾祛风，皆用刺蒺藜。后世补肾多用沙苑蒺藜，或以熬膏和药，恐其功亦不甚相远也。"

《本草汇言》云："沙苑蒺藜，补肾涩精之药也……能养肝明目，润泽瞳仁，能补肾固精，强阳有子，不烈不燥，兼止小便遗沥，乃和平柔润之剂也。"

6. 海螵蛸

海螵蛸为乌贼科动物乌贼或金乌贼的内壳。味咸、涩，性微温。归肝、肾经。固精止带，收敛止血，制酸止痛，收湿敛疮。用于遗精，带下；崩漏，吐血，便血，外伤出血；胃痛吐酸；湿疮，湿疹，溃疡不敛等症。

《神农本草经》记载："味咸，微温。主女子赤白漏下经汁，血闭，阴蚀肿痛，寒热癥瘕，无子。"

《本草备要》记载："咸走血，温和血，入肝肾血分。通血脉，祛寒湿，治血枯，血瘕，血崩，血闭，腹痛环脐，阴蚀肿痛，疟痢疳虫，目翳泪出，聤耳出脓。厥阴、少阴经病。"

7. 莲子（附莲须）

莲子为睡莲科植物莲的成熟种子。味甘、涩，性平。归脾、肾、心经。固精止带，补脾止泻，益肾养心。用于遗精滑精，带下，脾虚泄泻，心悸，失眠等症。

莲须为莲花中的雄蕊。味甘、涩，性平。能固肾涩精。主治遗精，滑精，带下，尿频等症。

《本经逢原》记载："莲子得水土之精英，补中养神，益气清心，固精止泻，除崩带赤白浊，能使心肾交而成既济之妙。""莲须清心通肾，以其味涩，故为秘涩精气之要药。"

《本草经疏》记载："藕实正禀稼穑之化，乃脾家之果，故主补中养神，益气力，除百疾，及久服轻身耐老，不饥延年也……大明主止渴去热，安心，止痢，治腰痛及泄精。多食令人喜，皆资其补益心脾之功也。""莲蕊须……乃是足少阴经药，亦能通于手少阴经。能清心入肾，固精气，乌须发，止吐血，疗滑泄。"

《本草秘录》云："莲子及花、藕俱能益人，而莲子之功最胜。世人谓食莲子不宜食心，恐成卒暴霍乱。不知……莲子之心清心火，又清肾火，二火炎则心肾不交，二火清则心肾自合。去莲心而只用莲肉，徒能养脾胃，而不能益心肾矣。"

8. 龙骨

龙骨为古代大型哺乳类动物象类、三趾马类、犀类、鹿类、牛类等骨骼的化石。味甘、涩，性平。归心、肝、肾经。镇惊安神，平肝潜阳，收敛固涩。用于心神不宁，心悸失眠，惊痫癫狂；肝阳眩晕；湿疮痒疹，疮疡久溃不敛以及滑脱诸症。注意实热积滞者不宜使用。

《神农本草经》记载："味甘，平。主心腹鬼疰，精物老魅，咳逆，泻痢脓血，女子漏下，癥瘕坚结，小儿热气惊痫。龙齿，主小儿、大人惊痫，癫疾狂走，心下结气，不能喘息，诸痉，杀精物。"

《本草纲目》记载："益肾镇惊，止阴疟，收湿气，脱肛，生肌敛疮。"

《本草经百种录》云："龙骨最黏涩，能收敛正气，凡心神耗散，肠胃滑脱之疾，皆能已之，且敛正气而不敛邪气，所以仲景于伤寒之邪气未尽者亦用之。"

《医学衷中参西录》云："龙骨，味淡，微辛，性平。质最黏涩，具有翕收之力，故能收敛元气，镇安精神，固涩滑脱。凡心中怔忡，多汗淋漓，吐血衄血，二便下血，遗精白浊，大便滑泄，小便不禁，女子崩带，皆能治之。其性又善利痰，治肺中痰饮咳嗽，咳逆上气，其味微辛，收敛之中仍有开通之力……龙骨若生用之，凡心中怔忡，虚汗淋漓，经脉滑脱，神昏浮荡诸疾，皆因元阳不能固摄，重用龙骨，借其所含之元阴以翕收此欲涣之元阳，则功效立见。若煅用之，其元阴之气因煅伤损，纵其质本黏涩，煅后其黏涩增加，而其翕收之力则顿失矣。"

《神农本草经读》云："痰，水也，随火而升……（龙骨）能引上逆之火，泛滥之水而归其宅，若与牡蛎同用，为治痰之神品，今人只知其性涩以止脱，何其浅也。"

9. 牡蛎

牡蛎为牡蛎科动物长牡蛎、大连湾牡蛎或近江牡蛎的贝壳。味咸，性微寒。归肝、胆、肾经。重镇安神，潜阳补阴，软坚散结，收敛固涩。用于心神不安，惊悸失眠；肝阳上亢，头晕目眩；痰核、瘰疬、瘿瘤、癥瘕积聚以及滑脱诸症。

《神农本草经》记载："味咸，平。主伤寒寒热，温疟洒洒，惊恚怒气，除拘缓，鼠瘘，女子带下赤白。久服强骨节，杀邪鬼，延年。"

《海药本草》记载："主男子遗精，虚劳乏损，补肾正气，止盗汗，去烦热，治伤寒热痰，能补养安神，治孩子惊痫。"

《本草备要》云："咸以软坚化痰，消瘰疬结核，老血疝瘕。涩以收脱，治遗精崩带，止嗽敛汗，固大小肠。"

《医学衷中参西录》云："牡蛎，味咸而涩，性微凉。能软坚化痰，善消瘰疬，止呃逆，固精气，治女子崩带……龙骨、牡蛎，若专取其收涩可以煅用。若用以滋阴，用以敛火，或取其收敛兼具开通者（二药皆敛而能开），皆不可煅。"

（六）常用方剂及中成药

1. 金锁固精丸

药物组成：龙骨、牡蛎、芡实、沙苑子、莲须、莲肉。

功能主治：补肾涩精。用于肾虚精关不固之遗精滑泄、腰酸耳鸣、神疲乏力等症。

成药剂量：蜜丸剂，120克/瓶，内服，9克/次，2次/日。空腹时淡盐水送服。

2. 水陆二仙丹

药物组成：芡实、金樱子。

功能主治：补肾涩精。用于男子遗精白浊，女子白带过多，以及小便频数清长、小儿遗尿等属肾虚不摄者。

成药剂量：水丸剂，每50粒重3克，9克/次，3次/日。空腹淡盐水送服。

3. 缩泉丸

药物组成：山药、益智仁、乌药。

功能主治：温肾祛寒，缩尿止遗。用于下元虚冷之小便频数及小儿遗尿等症。

成药剂量：丸剂，120 克 / 瓶，6 ～ 9 克 / 次，2 次 / 日，饭前淡盐汤或温开水送服。

4. 茯菟丸

药物组成：茯苓、菟丝子（酒炒）、五味子、山药、莲子肉。

功能主治：健脾益肾，固精止带。用于脾肾两虚兼湿浊下注所致的男子遗精白浊、女子带下、消渴等症。

成药剂量：水丸剂，每 40 粒重 3 克，9 克 / 次，3 次 / 日，淡盐水送服。

5. 锁阳固精丸

药物组成：锁阳、肉苁蓉、巴戟天、韭菜子、山茱萸、菟丝子、熟地黄、鹿角霜、八角茴香、芡实、莲子、莲须、牡蛎、龙骨、补骨脂、杜仲、牡丹皮、山药、茯苓、泽泻、知母、黄柏、牛膝、大青盐。

功能主治：益肾填精，温肾壮阳，涩精止遗。用于肾虚精滑，腰膝酸软，眩晕耳鸣，四肢无力等症。

成药剂量：蜜丸，120 克 / 瓶，内服，9 克 / 次，2 次 / 日。

6. 五子衍宗丸

药物组成：枸杞子、菟丝子、覆盆子、五味子、车前子。

功能主治：补肾益精，助阳止遗。用于因先天不足，或久病伤身，房劳过度，肾气受损而致的肾虚腰痛、遗精早泄、阳痿不育等症。现代多用于性神经衰弱、慢性前列腺炎、精子缺少症等属肾虚者。

成药剂量：蜜丸剂，60 克 / 瓶，口服，6 克 / 次，3 次 / 日。

四、肾精不足证

（一）基本概念

由于先天禀赋不足，或后天失于调养，或久病伤肾，或房劳过度，耗伤肾精，肾精不足，导致生长发育迟缓，生殖功能低下及早衰等证候。

（二）临床表现

小儿发育迟缓，囟门迟闭，身材矮小，智力低下，动作迟笨，骨骼痿软；成人早衰，腰膝酸软，足痿无力，眩晕健忘，耳鸣耳聋，齿摇发落，性欲减退，男子阳痿早泄，遗精滑精，精少不育，女子经少闭经。舌体瘦小，脉细无力。

（三）证候分析

肾主生长发育，肾精不足，不能生髓化血，充骨养脑，故小儿发育迟缓，囟门迟闭，身材矮小，智力低下，动作迟笨，骨骼痿软；肾精不足可致成人早衰。精亏髓减，则骨骼失养，故腰膝酸软，足痿无力；肾主藏精生髓，脑为髓海，耳为肾窍，髓海不足，故眩晕健忘，耳鸣耳聋；齿为骨之余，肾精亏虚，不能养骨，故齿摇脱落；肾之华在发，肾精亏虚，毛发失养，故发落；肾为先天之本，藏生殖之精，肾虚则性欲减退，阳痿早泄，遗精滑精，精少不育；肾虚精少，冲任失充，故经少闭经。舌体瘦小，脉细无力，皆为精血亏虚之象。

（四）治疗方法

补肾填精。

（1）本证治疗当以补肾填精为法，药物选择应以动物类为主，如龟甲、鳖甲、紫河车、冬虫夏草、鹿角胶等血肉有情之品。

（2）肾精不足证可偏于阳虚或偏于阴虚，治疗时当分别根据阴虚和阳虚的轻重而决定是以甘寒滋润为主，还是以甘温助阳为主。

（五）常用药物

1. 熟地

熟地黄为玄参科植物地黄的块根，经加工炮制而成。味甘，性微温。归肝、肾经。补血养阴，填精益髓。用于血虚诸症以及肝肾阴虚诸症。本品质润入肾，善滋补肾阴，填精益髓，为补肾阴之要药。古人称其"大补五脏真阴"，"大补真水"。又能补阴益精以生血，为养血补虚之要药。

《本经逢原》记载："熟地黄假火力蒸晒，转苦为甘，为阴中之阳，故能补肾中元气。必须蒸晒多次，得太阳真火，却有坎离交济之妙用。若但煮熟，不加蒸曝，虽服奚益……其功专于填骨髓，长肌肉，生精血，补五脏内伤不足，通血脉，利耳目，黑须发，男子五劳七伤，女子伤中胞漏下血，经候不调，胎产百病，滋肾水真阴，疗脐腹急痛，病后胫骨酸痛，坐而欲起，目晄晄如无所见。"

《医学衷中参西录》云："其性微温，甘而不苦，为滋阴补肾主药。治阴虚发热，阴虚不纳气作喘，劳瘵咳嗽，肾虚不能漉水，小便短少，积成水肿，以及各脏腑阴分虚损者，熟地黄皆能补之。"

2. 紫河车

紫河车为健康产妇的胎盘。味甘、咸，性温。归肺、肝、肾经。补肾益精，养血益气。用于阳痿遗精，腰酸，头晕，耳鸣；肺肾虚喘以及气血不足诸症。

《本草纲目》记载："治男女一切虚损劳极，癫痫失志恍惚，安神养血，益气补精。"

《本经逢原》记载："紫河车禀受精血结孕之余液，得母之气血居多，故能峻补营血。用以治骨蒸羸瘦，喘嗽虚劳之疾，是补之以味也。"

3. 何首乌

何首乌为蓼科植物何首乌的块根。味苦、甘、涩，性微温。归肝、肾经。制用补益精血；生用解毒，截疟，润肠通便。用于精血亏虚，头晕眼花，须发早白，腰膝酸软；久疟，痈疽，瘰疬，肠燥便秘等症。

《日华子本草》云："味甘，久服令人有子，治腹脏宿疾，一切冷气及肠风。"

《本草纲目》记载："能养血益肝，固精益肾，健筋骨，乌髭发，为滋补良药，不寒不燥，功在地黄、天冬诸药之上。"

《开宝本草》记载："主瘰疬，消痈肿，疗头面风疮，五痔，止心痛，益气血，黑髭鬓，悦颜色，久服长筋骨，益精髓，延年不老。亦治妇人产后及带下诸疾。"

《本草秘录》云："生首乌用治疟实有速效，攻痈亦有神功，世人不尽知也。虽然首乌蒸熟以黑须发，又不若生用之尤验。盖何首乌经蒸之后，气味尽失，又经铁器，全无功效矣……首乌本甘而气温，生者原自益人，又何必制之耶？况生者味涩，凡人之精未有不滑者也，正以其味涩以止遗，奈何反制其不涩，使补者不补也？"

4. 枸杞子

枸杞子为茄科植物宁夏枸杞的成熟果实。味甘，性平。归肝、肾经。滋补肝肾，益精明目。用于肝肾阴虚及早衰等症。

《本草正》记载："枸杞，味重而纯，故能补阴。阴中有阳，故能补气。所以滋阴而不致阴衰，助阳而能使阳旺。虽谚云离家千里勿食枸杞，不过谓其助阳耳，似亦未必然也。此物微助阳而无动性，故用之以助熟地黄最妙。其功则明耳目，添精固髓，健骨强筋，善补劳伤，尤止消渴，真阴虚而脐腹疼痛不止者，多用神效。"

《本草经疏》云："枸杞子……味甘平，其气微寒，润而滋补，兼能退热，而专于补肾润肺，生津益气，为肝肾真阴不足，劳乏内热补益之要药……补内伤大劳嘘吸，坚筋骨强阴，利大小肠，又久服坚筋骨，轻身不老，耐寒暑……老人阴虚者，十之七八，故服食家为益精明目之上品。"

《本经逢原》云："枸杞子味甘色赤，性温无疑……质润味厚，峻补肝肾冲督之精血，精得补益，水旺骨强，而肾虚火炎热中消渴，血虚目昏，腰膝疼痛悉愈，而无寒暑之患矣……然无阳气衰，阴虚精滑，及妇人失合，劳嗽蒸热之人慎用。"

《医学衷中参西录》云："枸杞子，味甘多液，性微凉。为滋补肝肾最良之药，故其性善明目，退虚热，壮筋骨，除腰疼，久服有益，此皆滋补肝肾之功也……性未必凉而确有退热之功效。"

（六）常用方剂及中成药

1. 河车补丸

药物组成：紫河车、熟地黄、生牡蛎、怀牛膝（去头）、天冬、麦冬、续断、黄柏、五味子（醋炙）、人参（去芦）、陈皮、干姜。

功能主治：滋肾阴，补元气。用于肾阴不足、元气亏损引起的身体消瘦，精神倦怠，腰膝酸软，四肢无力，潮热骨蒸，自汗盗汗，遗精早泄，甚至阳痿等症。

成药剂量：蜜丸剂，9克／丸，1丸／次，3次／日，空腹时温开水送下。

2. 七宝美髯丸

药物组成：何首乌、当归、菟丝子、枸杞子、茯苓、怀牛膝、补骨脂。

功能主治：滋养肝肾，补益精血，乌须黑发。用于肝肾亏虚、精血不足之须发早白、脱发、牙齿动摇、腰膝酸软、头晕耳鸣、梦遗滑精、肾虚不育等症。

成药剂量：①蜜丸剂：120克／瓶，成人9克／次，3次／日；②糖浆剂：10毫升／支，成人10毫升／次，2～3次／日。

3. 参茸丸

药物组成：人参（去芦）、鹿茸（去毛）、熟地黄、山药、茯苓、百合、党参、大枣、芡实、莲肉、枸杞子、龙眼肉、续断。

功能主治：补气填精，健脾益肾。用于体质虚弱、耳鸣心悸、遗精早泄、贫血萎黄。

成药剂量：水丸剂，内服，1～3克／次，2次／日。

五、肾虚的食疗

中医认为，药物有四气五味，食物也是如此。食物的四气五味，就是食性。老百姓在长期的实践中已经把利用食物强身健体和治疗疾病作为中医学的一个重要组成部分，素有"食药同源"之说。我国最早的一部药物学专著《神农本草经》，就记载了既是药物又是食物等多种食物品种，如薏苡仁、大枣、莲子、百合等，并记录了这些食物具安延年益寿的功效。为此，人们提出食补、食疗及药膳的理论，在防病治病过程中将食物与药物并论。药补往往只能解决单一营养素的缺乏，而食补可以同时补充多种营养素，并能保证营养素之间的平衡。

（一）常用的补肾食物

1. 山药

山药性平，味甘，为中医"上品"之药，除了具有补肺、健脾的作用外，还能益肾填精。如明代李时珍指出："益肾气，健脾胃。"《本草正》亦载："山药，能健脾补虚，滋精固肾，治诸虚百损，疗五劳七伤。"《神农本草经读》还说："山药，能补肾填精，精足则阴强、目明、耳聪。"唐代食医孟诜曾说："山药利丈夫，助阴力。"《日华诸家本草》记载："山药助五脏，主泄精健忘。"《本草求真》亦云："山药，本为食物，且其性涩，能治遗精不禁。"凡上品之药，法宜久服，多则终身，少则数年，与五谷之养人相佐，以臻寿考。所以，凡肾虚之人，宜常食之。

2. 韭菜子

韭菜子能补益肝肾，壮阳固精。《名医别录》中还说："韭子，主梦泄精。"《本草纲目》也解释说："韭子之治遗精漏泄者，补下焦肝及命门之不足，命门者藏精之府。"《备急千金要方》中亦有介绍："治男子肾虚冷，梦遗：韭子七升，醋煮千沸，焙，研末，炼蜜丸，梧子大。每服三十丸，空心温酒下。"由此可见，男子遗精早泄者宜食韭菜子。

3. 淡菜

淡菜有补肝肾、益精血的功效。《随息居饮食谱》中说它"补肾，益血填精"。《本草汇言》亦云："淡菜，补虚养肾之药也，此物本属介类，气味甘美而淡，性本清凉，善治肾虚有热。"所以，凡肾虚羸瘦、劳热骨蒸、眩晕盗汗、腰痛阳痿之人，食之最宜。

4. 粟米

粟米又称谷子、稞子，能补益肾气。《名医别录》及《滇南本草》中都说："粟米养肾气。"李时珍还说："粟，肾之谷也，肾病宜食之，煮粥食益丹田，补虚损。"

5. 豇豆

豇豆又称饭豆、长豆。性平，味甘，能补肾健脾。除脾虚者宜食外，肾虚之人也宜食用，对肾虚消渴、遗精、白浊，或小便频数，妇女白带，食之最宜。《本草纲目》曾这样记载："豇豆理中益气，补肾健胃，生精髓。"《四川中药志》也说它能"滋阴补肾，健脾胃，治白带、白浊和肾虚遗精"。

6. 胡桃

见 204 页。

7. 栗子

栗子性温，味甘。除有补脾健胃的作用外，更有补肾壮腰之功，对肾虚腰痛者最宜食用。如唐代养生学家孙思邈曾说："生食之，甚治腰脚不遂。"明代李时珍亦曾记载："治肾虚腰脚无力，以袋盛生栗悬干，每旦吃十余颗，次吃猪肾粥助之，久必强健。"

8. 黑米

黑米性味甘温，有益气补血、暖胃健脾、滋补肝肾、缩小便止咳喘等作用，特别适合脾胃虚弱、体虚乏力、贫血失血、心悸气短、咳嗽喘逆、早泄、滑精、小便频等患者食用。现代营养学研究表明，黑米含有丰富的蛋白质、淀粉、脂肪、多种维生素及钙、磷、铁、镁、锌等矿物质和天然黑色素，是谷类食物中的佼佼者。

9. 莲子

见 217 页。

10. 黑豆

黑豆又名乌豆，味甘性平，有补肾强身、活血利水、解毒的功效，特别适合肾虚者食用。肾虚所致的腰痛、耳鸣者可取黑豆 50 克、狗肉 500 克，一起煮烂，加入各种调味品后食用。此外，黑豆制成的豆浆、豆腐等豆制品，也是肾虚所致的须发早白、脱发患者的冬季食疗佳品。李时珍说："黑豆入肾功多，故能治水肿，消胀下气，制风热而活血解毒。"中医认为，黑豆有养阴补气、滋肾明目、除湿及调中下气等功用，为滋养强壮药。

11. 牛骨髓

牛骨髓有润肺、补肾、益髓的作用。《本草纲目》说它能"润肺补肾，泽肌，悦面"。对肾虚赢瘦、精血亏损者尤为适宜。

12. 狗肉

狗肉性温，味咸。除有补中益气的作用外，还能温肾助阳，故肾阳不足、腰膝软弱或冷痛者食之最宜。《日华子本草》认为："补胃气，壮阳，暖腰膝，补虚劳，益气功。"清代医家张璐说："犬肉，下元虚人，食之最宜。"下元虚者，即肾阳虚弱、命门火衰是也。

13. 羊骨

羊骨性温，味甘，能补肾强筋骨。《饮膳正要》认为："羊尾骨益肾明目，补下焦虚冷。"《本草纲目》中记载："羊脊骨补骨虚，通督脉，治腰痛下痢；羊胫骨主脾弱，肾虚不能摄精，白浊。"唐代《食医心镜》还介绍："治肾脏虚冷，腰脊转动不得：羊脊骨一具，捶碎煮烂，空腹食之。"对肾虚劳损，腰膝无力怕冷，筋骨挛痛者，最宜食之。

14. 羊肾

羊肾为山羊或绵羊的睾丸，又称羊外肾。本品有补肾、益精、助阳的作用，肾虚遗精者宜食之。明代李时珍认为，羊外肾"主治肾虚精滑"。《本事方》中有"金锁丹"一方，是专门用于"治遗精梦泄"的，其中也用到了羊外肾。所以，清代名医王孟英说过："功同内肾而更优，治下部虚寒，遗精……宜煨烂或熬粥食。"

15. 猪肾

猪肾性平，味咸。唐代孟诜认为猪肾"主人肾虚"。《日华子本草》说它能"补水脏，治耳聋"。水脏者实指肾脏而言。故凡因肾虚所致的腰酸腰痛、遗精、盗汗及老人肾虚耳聋耳鸣，宜常食之。

16. 猪肚

凡体弱遗精者，也适宜常吃猪肚，如《随息居饮食谱》说："猪肚甘温，补胃，益气，充饥，止遗精。虚弱遗精，猪肚一枚，入带心连衣红莲子，煮糜，杵丸桐子大，每淡盐汤下三十丸。"不必为丸，单用猪肚、莲子煨烂服食亦佳。

17. 猪髓

猪脊髓和猪骨髓，对遗精者也颇有效验，正如清代王孟英所说："猪骨髓甘平，补髓，养阴，治骨蒸劳热、带浊、遗精。"

18. 鸡肉

鸡肉性温，味甘，有温中、益气、补精、添髓的作用。《日华子本草》还说："黄雌鸡，添髓补精，助阳气，止泄精。"故体弱气虚之人遗精早泄者，食之颇宜。

19. 海参

海参性温，味咸，能补肾益精。《药性考》中说它"降火滋肾"，《食物宜忌》也认为海参能"补肾经，益精髓"。古有"海参丸"，用于治疗"腰痛、梦遗、泄精"，就是以海参为主，同胡桃肉、猪骨髓、龟甲等研制而成的。对心肾不交、阴虚火旺的遗精早泄者，成为适宜。海参味甘、咸，性温，入心、肾、脾、肺经。海参营养丰富，它还含有较多的糖类、无机盐和多种氨基酸，很适合高血压、心脏病、肾炎等病人食用。海参除供食用外，还是一种名贵的药品。中医认为，海参营养价值丰富，是美味佳品，能补肾经，益精髓，消痰涎，壮阳疗痿，是身体虚弱的滋补健身妙品。凡手术后失血过多的病人，多吃些海参能够促进生血，帮助恢复元气。海参有很好的清肠通便作用，习惯性便秘的老年人可将适量发好的海参与木耳切碎，填入猪大肠中，煮熟后食用。海参还含有一种叫做硫酸软骨素的成分，可以抑制肌肉的老化，延缓人的衰老。

20. 鲈鱼

鲈鱼又称花鲈、鲈子鱼。性平，味甘，既能补脾胃，又可补肝肾，益筋骨。《本草经疏》曾有记载："鲈鱼，味甘淡，气平，与脾胃相宜。肾主骨，肝主筋，滋味属阴，总归于脏，益二脏之阴气，故能益筋骨。"《嘉祐本草》认为："鲈鱼，多食宜人，作脍尤良。"凡肝肾阴虚或脾虚胃弱者皆宜。

21. 干贝

干贝又称江珧柱。性平，味甘咸，能补肾滋阴，故肾阴虚者宜常食之，清代食医王孟英认为："干贝补肾，与淡菜同。"《本草求真》中也说它能"滋真阴"，实则指滋补肾阴之义。

22. 虾

虾性温，味甘咸，入肾经，有补肾壮阳的作用。凡因肾气虚弱、肾阳不足所致的腰脚软弱无力，或阳痿，或男子不育症患者，宜多食虾。《食物中药与便方》还曾介绍："肾虚，阳痿，腰脚痿弱无力：小茴香30克，炒研末，生虾肉90～120克，捣和为丸，黄酒送服，每服3～6克，每日2次。"

23. 枸杞子

见223页。

24. 冬虫夏草

冬虫夏草性温，味甘，有补肾和补肺的作用，是一种平补阴阳的名贵药材。如《本草从新》说它"保肺益肾"。《药性考》亦云："虫草秘精益气，专补命门。"《柑园小识》还说："以酒浸数枚啖之，治腰膝间痛楚，有益肾之功。"冬虫夏草虽然是一种副作用很少的滋补强壮中药，但直接用于方剂者不多。凡肾虚者最宜用虫草配合肉类（如猪瘦肉、鸡肉或鸭肉），甚至新鲜胎盘等共炖，成为补益食品，更为有益。

25. 杜仲

见 202 页。

26. 何首乌

见 222 页。

27. 海马

海马性温，味甘，能补肾壮阳，故凡肾阳不足之人，皆宜食之，包括肾阳虚所致的阳痿、不育、多尿、夜遗、虚喘等，食之颇宜。可将海马研细，每次 1～2 克，黄酒送服，每日 2～3 次。

28. 芡实

见 215 页。

29. 白果

白果又称银杏，对遗精者宜蒸熟、炒熟或煨熟食用。明代李时珍曾说："熟食温肺益气，定喘嗽，缩小便，止白浊。其气薄味厚，性涩而收。"《本草再新》认为，白果"补气养心，益肾滋阴"。民间常将白果作为治疗遗精的食品。如《山东中药》中载："治遗精，遗尿。"《湖南药物志》中介绍："治梦遗：银杏三粒，酒煮食，连食四至五日。"中国药科大学叶橘泉教授的经验有二，一是用白果仁 10 克，炒后入水煎，加糖，连汤食之，或炒燥研粉服；二是用生白果仁 2～3 粒，研末，另取鸡蛋 1 个，开个小孔，将白果末塞入鸡蛋，以纸糊封，于饭锅上蒸熟，每日吃蛋 1～2 个。

30. 莲子心

此为成熟莲子种仁内的绿色胚芽，民间常用以泡茶饮，有清心火、止遗精的作用，对心肾不交、阴虚火旺的遗精患者，食之最宜。如《随息居饮食谱》所云："莲子心敛液止汗，清心安神，止血固精。"《温病条辨》中亦说："莲心，由心走肾，能使心火下通于肾，又回环上升，能使肾水上潮于心。"这正是莲子心交通心肾的解说。《医林纂要》还介绍一法："治遗精：莲子心一撮，为末，入辰砂一分。每服一钱，白汤下，日二。"这更增强了其清心祛热的作用。

31. 莲须

见 217 页。

32. 柏子仁

柏子仁性平，味甘，有养心、安神、益智之功，对于劳心过度，心血亏损，精神恍惚，心神失养，怔忡惊悸，健忘遗精早泄之人，经常食用，有宁心定志、补肾滋阴的效果。著名古方"柏子养心丸"用于遗泄之证，就是以柏子仁为主。所以，明代李时珍称赞说："柏子仁，性平而不寒不燥，味甘而补，辛而能润，其气清香，能透心肾，益脾胃，盖上品药也，宜乎滋养之剂用之。"

33. 金樱子

见 216 页。

34. 薜荔

薜荔俗称凉粉果、木馒头。性平，味甘。明代李时珍说它能"固精"。《乾坤生意秘韫》中介绍："治惊悸遗精：木馒头、白牵牛等分，为末。每服二钱，用米饮调下。"《上海常用中草药》亦载："治阳痿遗精：凉粉果 12 克，葎草 12 克，煎服，连服半个月。"

35. 荷叶

荷叶性平，味苦涩。明代药学家认为荷叶能"涩精液"。《本草图解》中亦云："荷叶止血固精。"《现代实用中药》载："用于男子遗精或夜尿证。"中国药科大学叶橘泉教授的经验是："梦遗滑精：荷叶 30 克研末，每服 3 克，每日早、晚各 1 次，热米汤送服，轻者一二料，重者三料愈。"

36. 鹿角胶

鹿角胶性温，味甘咸，能补血益精，凡肾气不足之遗精者，宜用开水或黄酒烊化服食。《玉楸药解》中记载："温补肝肾，滋益精血。治阳痿精滑。"明代李时珍还说它"治尿精"。

37. 蚕蛹

本品含有丰富的蛋白质、脂肪、维生素，是民间传统的美味佳肴，遗精早泄者宜常食之，有补肝益肾、壮阳涩精的功效。《名医别录》中云："主益精气，强阴道，止精。"《日华子本草》亦载："壮阳事，止泄精。"所以，蚕的蛹蛾可作为昆虫食品，遗精患者食之最宜。

38. 肉苁蓉

见 203 页。

39. 白茯苓

白茯苓性平，味甘淡，凡遗精之人，无论虚实，皆宜食用。虚证遗精，白茯苓有补益心脾之功；湿热遗精，白茯苓有健脾利湿之效。古方"威喜丸"，是用于"治丈夫元阳虚惫，肾气不固，梦寐频泄"之证，仅用白茯苓一味为末，熔黄蜡为丸吞服。《仁斋直指方》亦有介绍："治心虚梦泄，白茯苓末二钱，米汤调下，日二服。"

40. 锁阳

见 203 页。

41. 紫河车

见 222 页。

42. 刺猬皮

遗精之人宜食之。清代王孟英在《随息居饮食谱》中说："其皮煅研服，治遗精甚效。"民间常用炒刺猬皮研末，每次 6 克，日服 2 次，专治遗精。

43. 鱼鳔

鱼鳔又称鱼胶、鱼肚。性平，味甘，能补肾益精，滋养筋脉。《本草求原》中认为鱼鳔又能"固精"。《本草新编》还说："鳔胶合沙苑蒺藜名聚精丸，为固精要药。"《证治准绳》中曾介绍"治肾虚封藏不固，梦遗滑泄"，就是以黄鱼鳔胶为主，配用沙苑子、五味子为丸服食。所以，男子遗精滑精早泄者，食之最宜。

44. 林檎

林檎俗称花红。性平，味酸甜，有收敛涩精的作用。如《食疗本草》中即有"主谷痢、泄精"的记载。这对遗精滑精早泄之人，食之颇宜。

45. 桑椹

见 210 页。

46. 黑芝麻

黑芝麻有显著的医疗保健功效。黑芝麻中的维生素 E 非常丰富，可延缓衰老；润五脏，强筋骨，益气力；可强壮身体，益寿延年，滋补肝肾，润养脾肺。肺阴虚的干咳、皮肤干燥及胃肠阴虚所致的便秘，产后阴血不足所致的乳少，都可以得到缓解或根除。如《本草经疏》中就曾记载："芝麻，气味和平，不寒不热，补肝肾之佳谷也。"尤其是肾虚之人腰酸腿软，头昏耳鸣，发枯发落及早年白发，大便燥结者，宜食之。

（二）常用的补肾菜肴

关于补肾的菜肴有很多，下面介绍几种简单的家常菜品，美味又具有补养作用。

1. 补肾粥谱

（1）栗子粥

原料：栗子100克，粳米60克，冰糖30克。

做法：冰糖敲碎成冰糖屑，备用。栗子洗净，切开，放入沸水中煮10分钟，捞出，冷水过凉后，剥去包膜，栗子肉研碎后与淘净的粳米同放入砂锅，加适量水，大火煮沸，改用小火煨煮30分钟，待栗子肉、粳米熟烂呈黏稠状，调入冰糖屑，再煨煮至沸即成。

特点：益气健脾，补肾壮骨。

（2）栗子山药姜枣粥

原料：栗子60克，红枣10枚，怀山药30克，生姜片、红糖各适量，粳米60克。

做法：栗子洗净，切开，按常法水煮后去包膜，与洗净切片的怀山药共研成粗粒状，备用。红枣洗净，去核，与淘净的粳米同入砂锅，加适量水，用大火煮沸后，放入栗子、山药粗粒及生姜片，改用小火煨煮至粳米酥烂，粥成黏稠状时，调入红糖，拌匀即成。

特点：温中健脾，补肾益精。

（3）栗子莲子粥

原料：栗子100克，莲子20克（去心），炒扁豆20克，粳米100克，冰糖、水适量。

做法：将栗子洗净，切口，放入开水中煮2～3分钟，剥去外壳及内皮；莲子洗净，去心；粳米淘洗干净。砂锅内加米和水，上火煮开，加入莲子、栗子、炒扁豆，改用文火煮烂成粥，加入适量冰糖，待冰糖溶化后即可食用。

特点：此粥能固肾厚肠，强壮筋骨。适用于脾虚久泻、遗精、腰膝无力等症者，效果显著。

（4）栗子猪肾粥

原料：板栗 150 克，猪肾 1 对，粳米 120 克，水适量。

做法：将板栗洗净，切口，放入开水中煮 2～3 分钟，待口裂、体胀后，去壳、去内衣，切碎。将猪肾洗净，切片；粳米淘洗干净。锅内装入粳米，加水煮开后，改用文火加入肾片、栗子，煨到粥烂、肉熟即可。

特点：猪肾能治肾虚腰疼、身面水肿等疾，栗子与之同用，能助其补肾之功。适用于肾虚腿软、虚弱无力等症。

（5）黑豆粥

原料：小米 90 克，黑豆 30 克，鸡蛋 2 个。

做法：将以上 3 种材料同煮，至蛋熟，去蛋壳再煮至粥熟，即当晚餐服食，服后以出汗为佳。

特点：滋补肝肾，健脾补中。

（6）山药粳米粥

原料：鲜山药 100 克，扁豆 50 克，核桃仁 30 克，粳米 60 克，水适量。

做法：将山药洗净，刮皮，切块待用。粳米淘洗干净，装入砂锅中，先煮开。将扁豆洗净后浸泡，待用；核桃仁冲洗干净；将山药块、核桃仁、扁豆一起加入粳米锅中，文火炖烂成粥即可。

特点：山药能健脾补肺，固肾益精，补气除湿；扁豆能健脾和中，清暑解毒，化湿消肿；核桃仁能补肾助阳，润肺平喘，润肠通便。三者合用，健脾补肺、化湿消肿的功力更强。适用于慢性肾炎及肾虚体弱的患者。

（7）芡实粳米粥

原料：芡实 30 克，粳米 30 克，白果仁 10 克。

做法：芡实、白果仁分别拣去杂质，洗净，芡实敲碎，白果仁去心，与淘净的粳米同入砂锅，加水适量，大火煮沸后，改用小火煨煮至熟烂如酥、粥黏稠即成。

特点：补益脾肾，固精止遗。

（8）海参粥

原料：水发海参（切碎）50 克，粳米 100 克。

做法：同煮成粥，加少许葱姜、食盐调味。

特点：有补肾益精、滋阴补血的作用，适用于肾虚阴亏所致的体质虚弱、腰膝酸软、失眠盗汗等。

（9）枸杞猪腰粥

原料：枸杞子 10 克，猪肾 1 个（去内膜，切碎），粳米 100 克，葱姜、食盐少许。

做法：同煮成粥。

特点：有益肾阴、补肾阳、固精强腰的作用，适用于肾虚劳损、阴阳俱亏所致的腰脊疼痛、腰膝酸软、腿足痿弱、头晕耳鸣等。

（10）苁蓉羊腰粥

原料：肉苁蓉 10 克，羊腰 1 个（去内膜，切碎），粳米 100 克。

做法：同煮成粥。

特点：有补肾助阳、益精通便的作用，适用于中老年人肾阳虚衰所致的畏寒肢冷、腰膝冷痛、小便频数、夜间多尿、便秘等。

（11）鹿角胶粥

原料：鹿角胶 6 克，粳米 100 克。

做法：将粳米煮成粥后，将鹿角胶打碎后放入热粥中溶解，加白糖适量。

特点：有补肾阳、益精血的作用，适用于肾阳不足、精血虚损所致的形体羸瘦，腰膝酸软、疼痛，遗精、阳痿等。

2. 补肾汤谱

（1）银耳冰糖羹

原料：银耳 10 克，鸡蛋 1 个，冰糖 60 克，猪油适量。

做法：水发银耳摘去蒂头，拣去杂质，漂洗洁净，加水适量，急火煮沸后改用文火煮熟，至银耳酥烂，加入冰糖，搅拌至溶化。鸡蛋取蛋清，加少许水搅匀后入锅中，再以文火令沸，出锅前加入熟猪油少许即成。

特点：润肺补气，滋阴补肾。适宜于肺虚咳嗽，午后潮热，盗汗烦躁，心悸失眠者服用。

（2）山药扁豆莲子汤

原料：鲜山药 250 克，白扁豆 15 克，芡实 30 克，莲子 15 克，冰糖屑

20 克。

做法：山药洗净，刨去薄层外皮，切成片，放入碗中，备用。白扁豆、芡实、莲子分别拣去杂质，洗净后，同放入砂锅，加足量水浸泡 30 分钟，大火煮沸，改用小火煨煮 30 分钟，加入山药片，煮沸后，继续用小火煨煮至白扁豆、芡实、莲子熟烂香酥即成。

特点：健脾补肾，祛湿消肿。

（3）首乌鲤鱼汤

原料：活鲤鱼 1 条（约 300 克），制何首乌 5 克，葱花、姜末、料酒、味精、精盐各适量。

做法：鲤鱼宰杀，去鳃，不刮鳞，除弃苦胆，保留内脏，横切成若干段，备用。制何首乌拣去杂质，洗净，放入砂锅，加水适量，大火煮沸，改用小火煎熬 1 小时，过滤，去渣，留汁待用。锅内放入鲤鱼段，加水足量（以淹没鲤鱼段为度），大火煮沸，加料酒、葱花、姜末，改用小火煨炖 1 小时，待鲤鱼肉熟烂，调入制何首乌煎汁，拌匀，继续煨煮至沸即成。

特点：补益肝肾，利水消肿。

（4）冬瓜腰片汤

原料：连皮冬瓜 250 克，猪肾 1 对，黄芪 15 克，薏苡仁 15 克，山药 15 克，料酒、鸡汤、葱花、姜片各适量。

做法：冬瓜洗净，刨下外皮（勿弃）后，冬瓜切成块状，冬瓜皮切碎，放入纱布袋，扎紧口袋，备用。薏苡仁、山药、黄芪分别拣去杂质，洗净；山药、黄芪切成片，待用。猪肾洗净，剥去包膜，剖开后，去除臊腺，用快刀切成薄片，放入碗中，加料酒、葱花、姜末，拌揉均匀。冬瓜皮纱布袋放入砂锅，加适量水，大火煮沸，改用小火煎煮 20 分钟，取出纱布袋，虑尽汁液，加薏苡仁、山药，煎煮 30 分钟，加入冬瓜块、猪腰片及黄芪，煮沸后，继续用小火煨煮至冬瓜、腰片熟烂，汤汁浓稠时，加适量鸡汤，煮至沸即成。

特点：补肾强腰，利湿降压。

（5）莲枣芡实肉片汤

原料：莲子 50 克，红枣 15 枚，芡实 50 克，猪瘦肉 150 克，精盐适量。

做法：莲子、芡实、红枣分别拣去杂质，洗净，同放入温水中浸泡 30

分钟，莲子去心，芡实敲碎，红枣去核，同放入砂锅，加水适量，用中火煨煮40分钟，待用。猪肉洗净，切成薄片，放入砂锅，大火煮沸后，改用小火再煨煮30分钟，待莲子肉酥烂，汤汁浓稠时，加入少许精盐，拌匀即成。

特点：补脾固肾，养血补气。

（6）刀豆羊腰汤

原料：刀豆子10粒，羊肾（腰子）1个，料酒、葱花、姜末、鲜汤、胡椒粉、精制油、精盐各适量。

做法：刀豆子洗净，放入碗中，加煮沸的开水浸泡。羊肾剥去包膜，剖为两半，去尽臊腺，入沸水锅中焯透，捞出，冷水中过凉，切成羊腰片。烧锅上火，加油烧至七成热时，加葱花、姜末煸炒出香，即下入羊腰片，烹入料酒，翻炒均匀，加清水适量，倒入刀豆子及其浸泡水，大火煮沸，改用小火煨煮至刀豆子熟透，加入鲜汤、胡椒粉及少许精盐，拌匀，煮至沸即成。

特点：益肾补脾。

（7）菟丝子木耳腰花汤

原料：猪肾（腰子）1对，水发黑木耳30克，菟丝子15克，葱花、姜末、料酒、鲜汤、精盐各适量。

做法：菟丝子拣去杂质，洗净，放入碗中，加清水浸泡；水发黑木耳撕成小朵状，洗净，备用。将猪肾的包膜剥去，剖开后，去臊腺，洗净，用快刀按菱形纹切成腰花状，入沸水锅焯一下，呈卷曲的腰花，捞出，冷水中过凉。将猪腰花、黑木耳、菟丝子同放入砂锅，加水适量，大火煮沸，烹入料酒，加葱花、姜末，改用小火煨煮30分钟，待腰花熟烂，加精盐少许，拌匀即成。

特点：健脾益气，益肾强筋。

（8）鸭肉海参汤

原料：白鸭肉250克，水发海参50克，食盐、味精、水各适量。

做法：将鸭肉洗净，切片；水发海参洗净，切薄片。锅中装入鸭肉、海参，加水，上火煮开，改用小火炖至鸭肉熟烂。加食盐、味精即可。

特点：汤鲜肉香。鸭肉适用于水肿、小便不利等症，与海参同用，具有补肝肾、强身体之功，是精血耗损、腰酸乏力、小便频数等症的食疗佳品。

（9）羊肉虾米汤

原料：羊肉 200 克，虾仁 50 克，青蒜 50 克，姜 2 片，食盐、味精、水各适量。

做法：将羊肉洗净，切片；虾仁用温水泡软。青蒜择去头尾，洗干净，切段。在锅中加水、生姜，旺火烧开，加入虾仁、羊肉，水开后改文火炖至羊肉熟。加入青蒜、食盐，水再开后加入味精适量，即可食用。

特点：汤鲜肉嫩。羊肉与虾仁配伍，营养丰富，有滋阴暖肾之功效，对肾虚尿频者有食疗作用。

（10）枸杞牛肉汤

原料：枸杞子 20 克，鲜牛肉 250 克，食盐、味精、水各适量。

做法：将枸杞子洗净，用温水泡开，捞出待用。将牛肉洗净，切成小块，在开水中焯一下，捞出，沥干水分，再把小块牛肉剁碎，放入锅中加水，加食盐适量，文火炖烂，取汁去渣。将泡好的枸杞子放入碗中，肉汁倒在碗里，加盐少许，隔水蒸半小时，加入味精适量即可。

特点：牛肉能补脾胃，益气血，强筋壮骨，止消渴。其与能明目、益肾气的枸杞子同用，尤能补脾开胃，强筋壮骨，对腰膝酸软、体力虚弱者有食疗作用。

3. 补肾菜肴

（1）杜仲腰花

原料：杜仲 12 克，煎煮过滤备用；猪腰 1 对，去内膜，切为腰花。

做法：用杜仲药液做调料汁，加葱姜、食盐爆炒后食用。

特点：有补肝肾，强筋骨，降血压的作用，适用于中老年人肝肾不足所致的肾虚腰痛、腰膝无力、头晕耳鸣、高血压。

（2）炒核桃仁

原料：核桃仁 10 克。

做法：炒香嚼食。

特点：有补肾温肺、润肠通便的作用，适用于肾虚腰痛脚弱，或虚寒咳喘及便秘者。

（3）鹌鹑烩玉米

原料：鹌鹑 3 只，玉米仁 150 克，松子仁 50 克，熟猪肥膘 50 克，鸡蛋清1个，黄酒、精盐、味精、麻油、胡椒粉、鸡汤、淀粉、猪油、精制植物油各适量。

做法：先将鹌鹑宰杀，去毛、内脏，洗净；将鹌鹑肉、猪肉切成玉米粒大小，盛入碗中，加入鸡蛋清、味精、黄酒、淀粉拌匀；松子仁下沸水锅煮熟捞出，沥干水分，锅中放生油，烧至五成热，将松子仁下锅内炸至金黄色捞出；将玉米仁倒出，沥干水分，放鸡汤、味精、精盐、麻油、胡椒粉、湿淀粉，调成芡汁待用；炒锅上火，放油烧至四成热，投入鹌鹑、猪肉粒，用勺划开，泡2分钟，捞出沥干油；原锅倒入玉米粒，并将鹌鹑、猪肉放入炒锅，烹入黄酒，倾入调匀的芡汤，烧开后加入猪油推匀，撒上松子仁即成。

特点：本品色亮味美，可补益五脏，壮阳补肾。

（4）鲜虾烩韭菜

原料：鲜虾250克，鲜嫩韭菜100克，精制植物油、黄酒、酱油、生姜丝、醋各适量。

做法：先将鲜虾洗净，去壳取虾仁；韭菜拣好洗净，切成3厘米长的小段；炒锅上火，放油烧热，先煸炒虾仁，加入黄酒、酱油、醋、生姜丝等，稍烹即好；再将韭菜用植物油煸炒至嫩熟为度，烩入虾仁，炒匀起锅即成。

特点：本品虾白韭绿，鲜嫩爽口，可补肾壮阳。

（5）烩木耳夹心虾

原料：水发黑木耳200克，虾仁100克，鲜汤200克，鸡肉茸50克，芝麻30克，黄酒25克，鲜番茄50克，生姜汁15克，菠菜叶50克，精制植物油1000克（实耗约100克），葱花、干淀粉、精盐、味精各适量。

做法：先将虾仁上浆后，过油划开；水发黑木耳漂洗干净，挤去水，用刀剁成茸，放入碗中，加精盐、味精、芝麻、鸡肉茸、干淀粉和鲜汤，搅拌均匀，抓捏在手心，捏成约10克重的丸子，每个丸子包入1粒虾仁；鲜番茄切成块；炒锅上火，放油烧至七成热，将丸子一个个下锅，略炸一下捞出，放入漏勺沥油；炒锅上火，放油烧热，下葱花、番茄块煸炒几下，再烹入黄酒、生姜汁，放入鲜汤、精盐、味精，丸子烧开，略熘入味，下菠菜叶，用湿淀粉勾芡，推匀盛入盘中即成。

特点：本品咸鲜适口，虾嫩醇香，可滋阴壮阳，补益肝肾。

（6）滋肾核桃鸭

原料：白芝麻、核桃仁各30克，鸭1只（500～600克），葱、姜段等调料各适量。

做法：把白芝麻、核桃仁放锅内炒香，放入洗净血污的鸭腹内，再放入几块葱姜段，把鸭入笼蒸熟（旺火15分钟）。

特点：补肾健脾，固本强身。

（7）枸杞黄芪炖羊肉

原料：枸杞子30克，黄芪30克，红枣15枚，羊肉200克，葱段、姜片、料酒、冰糖屑各适量。

做法：枸杞子、黄芪、红枣分别择洗干净，枸杞子、黄芪、红枣放入温水中浸泡，红枣去核；黄芪切成片，备用。羊肉洗净，入沸水锅焯透，捞出，冷水过凉后，切成羊肉片，将羊肉片放入炖锅内，加葱段、姜片、料酒，并放上红枣肉、黄芪片，枸杞子撒在上面，再放入冰糖屑及适量清水，合上盖，入笼屉，上笼，用大火蒸1小时，待羊肉酥香熟烂即成。

特点：滋补肝肾，滋养气血，提高免疫能力。

（8）枸杞松子炒鲜虾

原料：枸杞子30克，松子仁30克，鲜虾200克，精制油、葱花、姜末、料酒、白糖各适量。

做法：鲜虾洗净，取虾仁，备用。枸杞子、松子仁拣去杂质，洗净，放入碗中，加水少许浸泡，待用。炒锅上火，加油烧至七成热时，加葱花、姜末煸炒出香，即加入虾仁，划散，翻炒后加枸杞子、松子仁及其浸泡水，烹入料酒，大火煮沸，加入白糖，拌匀，改用小火不断翻炒至熟即成。

特点：滋阴补肾，养精填髓。

（9）芪红炖鲈鱼

原料：黄芪30克，红枣15枚，鲈鱼1条（约250克），料酒、葱花、姜末、食醋各适量。

做法：黄芪、红枣分别拣去杂质，洗干净，黄芪切成片，红枣去核，备用。鲈鱼宰杀，去鳞、鳃及内脏，洗净，将黄芪片、红枣纳入鱼腹，用细线扎一下，放入砂锅，加适量水，大火煮沸，烹入料酒，加葱花、姜末及少许食醋，改用小火煨炖1小时，待鲈鱼肉熟烂酥香即成。

特点：滋补脾肾，温中利水。

（10）党参炖猪肾

原料：猪肾1个，党参20克，芡实20克，黄芪20克，水适量，食盐少许。

做法：将猪肾洗净，剖开去筋膜，切片，放入锅中，加入党参、黄芪、芡实，加水煮开，改用文火煮20分钟，加入少许食盐，煨好后食肾喝汤。

特点：党参有补中气、健脾胃、滋补强壮之效。

（11）鹌鹑炖板栗

原料：鹌鹑300克，板栗150克，韭菜30克，味精、麻油、水各适量。

做法：将鹌鹑宰杀，去毛、肠、内杂等物，剪去嘴及爪，洗净。韭菜择去杂草和黄叶，洗净，切段。板栗洗净，切口，放入水锅中煮2～3分钟，待口裂、体胀后剥去外壳及内皮。锅内装鹌鹑、板栗，加水，上火煮10分钟后，加韭菜、食盐，水再开时，视鹌鹑、板栗熟后，加入味精，淋上麻油即可。

特点：汤鲜肉嫩，味微甜，适口。鹌鹑能补脾益气，强筋壮骨，利水除湿；板栗亦能补肾气，强筋骨，健脾胃，活血止血。二者与能补肾壮阳的韭菜相合，对脾虚气弱、体倦乏力、腰膝酸软等症的食疗效果更佳。

（12）茭白炖猪蹄

原料：猪蹄1对（约600克重），茭白100克，黄酒1匙，葱2段，姜2片，食盐、味精、水各适量。

做法：将猪蹄用开水烫后，刮去浮皮，去毛，洗净，用刀顺着两蹄劈开，放入锅中，加入黄酒、水、姜片、葱段，武火烧开，撇去浮沫，改用文火焖至酥烂。茭白洗净，切片，加入猪蹄中煮5分钟后，加入盐、味精适量即可。

特点：猪蹄酥烂，味道鲜美。猪蹄有益髓健骨、强筋养体之功效，与茭白合用疗效尤佳。适用于体质虚弱、腰膝乏力者食用。

（13）韭菜炒羊肾

原料：韭菜150克，羊肾1对，料酒、食盐、酱油、植物油各适量。

做法：将韭菜择去老叶、茎衣、老梗、杂草等，洗净，切成段待用。将羊肾洗净，去筋膜，切片待用。炒锅上火，下油，待油热后，下羊肾翻炒2分钟，加入料酒、盐、酱油，翻炒几下，加入韭菜，炒熟后加入味精，即可食用。

特点：色泽悦目，肾肉鲜嫩。韭菜有补肾壮阳的功效，羊肾可补肾气、益精髓。二者合用，使补肾、助阳、益精的功效大增。对阳痿早泄、腰膝酸软、畏寒肢冷等症均有一定的疗效。

（14）胡桃仁栗子蒸母鸡

原料：老母鸡1只（约1500克重），胡桃仁150克，板栗500克，料酒半杯，姜4片，食盐适量。

做法：将母鸡宰杀后，去毛、爪尖和嘴，并腹弃肠杂，洗净，剁成块，待用。将栗子洗净、切口，放入开水锅中煮2～3分钟，待口裂、体胀后去壳、内衣；胡桃仁洗净，鸡块、胡桃仁、栗子同放入大瓷钵中，加入料酒、姜片、盐，隔水蒸至鸡烂熟止，需2～3个小时。

特点：鸡烂肉香，味微甘，适口。母鸡肉温中益气，善治虚劳羸瘦等症，与胡桃仁、栗子同用，助其健脾益肾之功效。对肾亏尿频、腰膝酸软、无力等症尤宜。

六、其他补肾方法

（一）特效功法

1. 固腰肾养生功

（1）练功方法

①擦：用双手掌或拳眼（握拳后虎口一侧）擦后腰肾俞穴（后背正对肚脐的命门穴，左右旁开1寸半处），上下搓擦几十次，擦到发热。两侧交替擦或上下同步擦均可。

②敲：半握拳，轻轻敲击腰背数十次，以震动刺激肾脏。

③转：即转腰。就是身体缓缓向左转，转到极点，头也尽量向后扭转；然后再右转，左右转动为1次，这样连续转动30余次。

④俯：即俯身。慢慢俯下身，两腿要伸直，两手慢慢摸脚，逐渐能摸到以后，再抓住脚尖或脚两侧，头尽量向大腿靠，这样做十余次。此动作有高血压者不宜做，可改为在床上伸直两腿，直身坐好，然后用两手攀脚尖。这一动作前人称为"两手攀足固肾腰"。

（2）功效

肾是人体的重要器官，肾功能的好坏直接影响全身各脏器功能的协调和平衡。肾的保健就是要推迟和延缓它的衰退期，维持其旺盛的生理功能。通过固腰肾养生功的锻炼，就能不同程度地刺激肾脏，疏通带脉，增强肾脏的功能，强腰壮肾，并可防治腰肾的一些疾患。

2. 摩腰养生功

（1）练功方法

①两手拇指按于肋弓下缘，其余四指放于后腰处，先顺时针揉按 32 次，再逆时针揉按 32 次；然后两手掌自后腰部至尾骨端，上下反复斜擦 32 次。

②两手握拳，以拳眼对两侧腰部，上下搓动约 40 次。动作要快速有力。

③自然站立，全身放松，双手半握拳或手指平伸均可，然后腰部自然而然地左右转动，随着转腰动作，上肢也跟着甩动。当腰向右转动时，带动左上肢的手掌向右腹部拍打。同时，右上肢及手背向右腰部拍打，如此反复转动，手掌或拳有意识地拍打腰部、腹部，每侧拍打 200 次。

（2）功效

中医认为，腰为肾之府。腰部又有带脉通过，故经常擦摩腰部能补肾益气、强腰健骨、聪耳明目。这对疏通血气、延年益寿、预防腰痛十分有利，并能防治泌尿生殖系统疾病。

3. 补肾功

（1）练功方法

①站桩，收气入小腹，然后上身右转，同时左手引气沿腰部后移，上身转向左侧后，左手按在后腰部，右手按在小腹上。

②然后上身右转，同时左手回至小腹，右手移至后腰。左右手各反复做 9 次后，右手回至小腹，身体转正。

③之后，双手分别从两侧引气向后，身体前俯。两手至后腰后再向前返回小腹，同时身体后仰，操作 9 次后，双手交叠于丹田，轻轻揉按，双手停于小腹片刻，收功。

（2）功效

此功对白内障有防治效果。

4. 聪耳功

（1）练功方法

①预备式：坐位或站位，全身放松，两耳反听，闭口垂帘。自然呼吸，排除杂念。

②鸣天鼓：两手掌按耳（两手心劳宫穴对准两耳孔），手指放于脑后部，用食指压中指，再用力滑下，轻轻弹击脑后部 24 次，自己可听到"咚咚"的声音。

③按耳导气：两手掌紧按两耳孔，再放开，使耳内鼓气 10 次。按压、放开时不可用力过大、过猛。既要紧按速放，又要轻柔适中。

④按摩耳轮：用拇指轻捏耳轮之上部，顺耳轮自上而下反复按摩 24 次，使耳轮有热感为好。

（2）功效

此功对耳鸣、耳聋有较好的疗效。

5. 立位强健内脏功

（1）练功方法

①立位，把腹部轻轻地缩入，然后竭尽全力地缩向脊柱。

②当腹部缩入已达到极限时，用力将积存的忍气吐出，与此同时，快速地把腹部"弹出"，恢复原状。

（2）功效

此功对胃、肠、肝、肾、胰腺可造成刺激，在腰胁的四周，甚至可以听到"吱、吱"的消化液分泌的声音。此功是一种强健内脏器官的良好方法。

6. 运动水土健身功

（1）练功方法

①站式或坐式，两手上下摩两胁 21 次。自然呼吸，意想胁部，并尽量使胁部放松。

②接上势，两手掌心（劳宫穴）分别对准腰部两侧肾俞穴，按揉 1～3 分钟。自然呼吸，意守两侧肾俞穴，并注意两侧肾俞穴的感应。

③接上势，两手按于两侧肾俞穴 1 分钟。呼吸与意念同上，细心体验肾俞穴的热感，并意想这热感越来越强。

（2）功效

本功有补益脾肾、理气和胃之效，久行之可令诸脉流通、五脏安和。对胸闷不舒、胸胁满闷、消化不良、饮食积滞等病症有较好的防治效果。

7. 强腰健腰搓腰功

（1）练功方法

①搓：端坐，两脚开立，与肩同宽。两手掌对搓生热后，紧按两侧腰眼处（第3腰椎棘突左右各10厘米的凹陷处）。稍停3～5次呼吸后，两手掌顺着腰椎两旁，上下用力搓动。向上搓到两臂后屈尽处，向下搓至尾骨下长强穴（尾骨尖与肛门之间）处。连续做36次。

②捏：双手拇指和食指同时夹捏脊椎正中的皮肤，从与脐平行的命门穴（第2腰椎棘突下）开始往下捏，捏一下松一下，直至尾椎处。如此捏脊4次。

③摩：两手轻握拳，拳眼向上，以掌指关节突出部分在两侧腰眼处做旋转揉摩。先以顺时针方向旋摩18圈，再以反时针方向旋摩18圈。两侧可同时进行，也可先左后右进行。

④叩：两手轻握拳，拳眼向下，同时用两拳的掌面轻叩（以不痛为度）骶尾部。左右拳各叩36次。

⑤抓：两手反叉腰，拇指向前，按于腰侧不动，其余四指放在腰椎两侧处，用指腹向外抓擦皮肤。两手同时进行，各抓擦36次。

⑥旋：直立，两脚开立，与肩同宽，两手叉腰（四指在前，拇指在后）。

a. 两手用力向前推，使腹部凸出，体向后仰。

b. 左手用力向右推，上体尽量后弯。

c. 两手向后推，臀部竭力后坐，上体尽量前弯。

d. 右手用力左推，上体尽量后弯。

以上4组动作为圈，以顺时针方向旋腰9圈，再逆时针方向旋腰9圈。

（2）功效

搓腰功是一种很好的腰部保健操。中医学认为，腰眼和腰正中是足太阳膀胱经的腰部和尾骶部，进行适当的按摩，有散风祛湿、驱寒温肌、调和气血、疏通经络、固精益肾和止痛的作用。从现代医学的观点看，搓摩腰部可以使腰部皮肤的毛细血管网扩张，促进血液循环，改善腰肌的血液供应和营养，加速代谢产物的排除，使腰肌发达，防止萎缩，使韧带弹性、韧性及腰部脊柱关节的灵活性增强。所以，搓腰功可以预防和治疗功能性腰痛，特别是对于慢性腰肌劳损、急性腰扭伤和体位性的腰痛，治疗效果较佳；对腰椎间盘突出症、坐骨神经痛也有一定的疗效。

8. 强肾体操

（1）练功方法

①自然站立，两手叉腰，拇指在前，四指在后，上身尽可能向左侧弯，直到不能再弯时，再向右侧弯，左右各做 15 次。

②自然站立，两手叉腰，拇指在后，四指并拢在前，轻按脐下 10 厘米处。然后上身尽可能向前后俯仰，注意膝部不可弯曲，这样前后各做 15 次。

③双脚并拢伸直，仰卧床上（木床为宜）。不用手支撑，只靠腰部力量使上身坐起，双手叉腰（拇指在前，四指在后），上下起卧各做 15 次。

④双脚并拢伸直，俯卧床上（木床为宜），双手握拳放在脐下 10 厘米左右（小腹）上，以此双拳为支点，如跷跷板似地摆动，各做 15 次。

⑤深呼吸，吸时提起肛门，使肛门用力，吸气后自 1 数至 30，放松肛门，再行吐气。吐气时要尽量把胸中之气吐出，使腹壁收缩，此时会感觉肛门自然上提。

（2）功效

常练此功，有强肾健体之效。

9. 简易背部健身功

（1）练功方法

①捶背法：双手半握拳，反向背部，自上而下，有节奏地轻轻叩击 36 ～ 60 次（由少到多）。以自我感觉周身轻爽、精神愉快为宜。

②擦背法：每日临睡前，用热毛巾揩身擦背（如洗澡状，即用两手扯着毛巾的两端，在背部来回不停地擦），每次 2 ～ 10 分钟。一年四季均不间断。

（2）功效

中医认为，背为阳中之阳，是足太阳膀胱经和督脉循行的部位。而督脉起着总督一身阳气和阳经的作用。从穴位分布的情况来看，人体的五脏六腑在背部都有背俞穴。因此，通过背部的健身保养，可以刺激背部的经络和穴位，使脏腑气血阴阳趋于平衡，从而达到防病祛病、强壮身体的目的。

10. 秘传提肾功

（1）练功方法

①端坐凳子上，双脚踏地，两脚距离同肩宽，双手分别放在双腿上，掌心向上或向下均可。思想集中于身体阴部。

②腹式顺呼吸，即呼气时腹部凹进，同时略用点力将身体下部提起，也就是往上一紧缩，如忍小便状；吸气时，腹部凸出，同时放松身体下部，即一松。

这样，随着呼吸，腹部和下部一紧一松，反复练习 18 次，最多不要超过 24 次。

（2）功效

提肾功是一种简易安全的古老功法，对全身性衰弱有调节性疗效，对生殖系统疾病、胃肠炎、腰椎肥大性关节炎有针对性疗效。

（二）针灸

1. 气海（任脉）

本穴为生气之海，故名气海。具有调气机、益元气、补肾虚、固精血的作用，故为养生长寿之保健要穴。

（1）位置

在腹中线上，脐下 1.5 寸处。

（2）防治作用

腹痛、腹泻、便秘、遗尿、遗精、阳痿、疝气、月经不调、经闭、虚脱等。

（3）操作

①灸法

古代多用艾炷直接灸（化脓灸），常在每年秋冬季连续施灸百壮至三百壮（分数日或十数日灸完此壮数）。现代可用直接灸（非化脓灸），每次 5～7 壮，隔日 1 次，10 次为 1 个疗程。休息 5～7 天后，再进行第 2 个疗程的治疗。作为保健治疗，每年可灸 2～3 个疗程。亦可用温灸器施灸或艾条温和灸，每次 15～20 分钟，灸至局部红晕热略痛，每天 1 次，连续灸 10 次为 1 个疗程，休息 5～7 天后，可再进行第 2 个疗程的治疗。

②针刺法

直刺 0.5 ～ 1 寸，或向下斜刺 1 ～ 2 寸，局部有酸胀感，或向下（外生殖器方向）扩散。注意：孕妇不宜针刺，一般应让患者排尿后进行针刺。若为尿潴留患者，针刺宜浅。

③按摩

指推法、点按、指摩、指揉法。作为养生保健，可左手掌放于右手掌下，掌根紧贴于气海穴上，逆时针揉 50 ～ 100 次，再换以右手掌紧贴于气海穴，顺时针揉 50 ～ 100 次，揉至有热感时效佳。

2. 关元（任脉）

关元又名下丹田，为一身元气之所在。关元穴在脐下胞宫之上，为生化之源，男子藏精、女子藏血之处，故为全身养生保健的强壮要穴。长期施灸可使人元气充足，延年益寿。本穴培肾固本，调气回阳，主生殖，主元气。主治诸虚百损及泌尿生殖系统各种病症。

（1）位置

在肚脐直下 3 寸处。

（2）防治作用

①泌尿生殖系统疾病

尿频、尿闭、遗尿、遗精、早泄、阳痿、月经不调、痛经、带下、崩漏、恶露不止、胞衣不下、脱肛、便血、不孕、疝气等。

②养生保健，延年益寿

全身衰弱、少气乏力、精神不振、少腹虚寒、年老体弱及无病之人增强体质、防病保健、延年益寿。

③消化系统疾病

慢性腹泻、腹胀纳呆、五更泄、痢疾。

（3）操作

灸法、针刺法、按摩均同气海穴的操作。

3. 命门（督脉）

此为生命之门，具有补肾壮阳之功，为强壮保健要穴之一。临床上多用于肾虚及各种虚寒病症，如五劳七伤、虚损腰痛、尿频、遗尿、阳痿、早泄。

（1）位置

在背正中线，第 2 腰椎棘突之下的凹陷中。

（2）防治作用

五劳七伤、虚损腰痛、遗尿、遗精、阳痿、早泄、白浊、赤白带下、胎屡坠、手足逆冷、头晕耳鸣、脊强反折等。

（3）操作

①灸法

直接灸 5 ～ 7 壮，或温和灸 10 ～ 15 分钟。古代记载灸至数百壮，但不是一次施灸，而是分多次施灸的。

②针刺法

直刺或针尖稍向上刺 0.5 ～ 1.5 寸，局部发胀。深刺时可有麻电感向两下肢放散。

③按摩

点按法、摩法、揉法。自我保健可用中指尖按于命门穴（拇指附于同侧肋骨下缘），由轻而重地揉按，每手 40 ～ 60 次；再捏空拳横擦，每手 40 ～ 50 次。

4. 腰阳关（督脉）

此穴位于腰部正中，主治腰痛及肾虚诸症。

（1）位置

在腰部正中，第 4、5 腰椎棘突之间。

（2）防治作用

腰骶疼痛、下肢痿痹、月经不调、遗精、阳痿等。

（3）操作

①灸法

直接灸 3 ～ 7 壮，或温和灸 10 ～ 15 分钟，亦可用温灸器置于腰阳关部位施灸。

②针刺法

直刺 0.5 ～ 1.5 寸。深刺时可有麻电感向下肢放散。

③按摩

点按法、摩法、揉法。

5. 肾俞（膀胱经）

此为养生保健的主穴之一。肾为先天之本，为人身精气出入之源泉，主宰一身之元气。本穴具有补肾气、强腰膝、健脑明目、强壮身体的功效。按摩或针灸均有良好的效果，常用于肾虚之遗尿、遗精、阳痿、月经不调、耳鸣、耳聋、腰膝酸软等症。

（1）位置

俯卧，在第2腰椎棘突下，督脉旁开1.5寸处。简便取穴法：医生一手中指按到患者脐中，另一手在背中线（脊柱正中）摸到与脐中相对处，此为命门穴，由命门穴旁开1.5寸取穴。由于肥胖者腹壁下垂，取穴不准，故对其不能使用。

（2）防治作用

①生殖泌尿系统疾病

遗精、阳痿、遗尿、小便频数、月经不调、带下、不孕症、小便不利、急慢性肾炎、淋病等。

②年老体弱、肾气虚怠诸症

腰膝酸软、耳鸣、耳聋、目昏、脱发、毛发干枯、失眠、多梦、四肢不温、水肿、消渴、肾虚喘咳少气。中风后遗症，针刺肾俞，给予中度刺激，可增强体力，有利于半身不遂，特别是下肢无力的康复。

（3）操作

①灸法

直接灸3～7壮，或温和灸5～15分钟。

②针刺法

略向脊柱方向斜刺0.5～1.2寸，治疗腰痛时以有局部酸胀感即可。治疗下肢无力、水肿等，可使针感向臀部及下肢放散，不可直刺过深，以免伤及肾脏。

③按摩

点按、一指禅推法、擦法、揉法。自我保健按摩可用两手搓擦肾俞百遍，每日坚持，可强腰膝、增体力，防止耳聋目花等老年虚衰诸症。

6. 关元俞（膀胱经）

此穴作用与关元穴相近，具有培肾固本、强壮保健的作用，主要防治腰痛、泌尿系统病及肠病。

（1）位置

在第 5 腰椎棘突下，旁开背正中线 1.5 寸处。

（2）防治作用

腰痛、遗尿、小便不利、消渴、腹胀、泄泻。

（3）操作

①灸法

直接灸 5 ～ 7 壮，或温和灸 5 ～ 15 分钟。

②针刺法

直刺 1 ～ 1.5 寸。

③按摩

推法、点按、揉法、摩法。

7. 三阴交（脾经）

此穴为肝、脾、肾三经交会穴，具有健脾利湿、补肝益肾、调和营血的作用。因肝、脾、肾三经无论是从经脉的循行还是从脏腑的功能来说，都与泌尿、生殖系统有着密切的联系，三阴交是治疗泌尿生殖系统疾病的要穴。无病常灸或点按三阴交，可以有效地防治月经不调、痛经、带下、阳痿、小便不利、不孕以及消化不良诸症。

（1）位置

内踝尖上 3 寸，胫骨后缘。

（2）防治作用

①防治妇科病

月经不调、痛经、经闭、功能性出血、带下、阴挺、癥瘕、难产、产后血晕、恶露不行、不孕。

②防治泌尿生殖系统疾病

阳痿、遗精、阴茎痛、疝气、梦遗、水肿、小便不利、遗尿、睾丸缩腹、早泄。

③防治胃肠病

脾胃虚弱、肠鸣腹胀、飧泄、消化不良、纳呆、痢疾、便秘等。

④其他防治作用

皮肤病：荨麻疹、神经性皮炎、湿疹等。治疗时常与血海、曲池相配使用。

神经系统疾病：失眠、头痛、下肢麻痹、偏瘫等。

咽、眼、舌病：咽喉肿痛、麦粒肿、眼睑低垂、梅核气、舌本强痛、目视不明。

内分泌系统疾病：糖尿病、更年期综合征等。

（3）操作

①灸法

直接灸 3 ～ 7 壮，温和灸 10 ～ 20 分钟。

②针刺法

直刺 1 ～ 2 寸，局部有酸胀感，若针尖略向后刺入，可有麻电感向足底放散。孕妇禁针。

③按摩

点按、揉法、擦法、指推法。

8. 太溪（肾经）

此为肾经原穴。主要防治泌尿生殖系统疾病，如遗精、阳痿、尿频、月经不调等，以及腰痛、耳鸣、失眠等肾虚诸症。

（1）位置

内踝高点与跟腱之间的凹陷中。

（2）防治作用

月经不调、遗精、阳痿、遗尿、小便频数、便秘、消渴、腰痛、耳鸣、耳聋、失眠、咯血、气喘、牙痛、咽喉肿痛。

（3）操作

①灸法

直接灸 3 ～ 5 壮，温和灸 5 ～ 15 分钟。

②针刺法

直刺 0.5 ～ 1 寸，局部有酸胀感，有时麻电感可向足底放散。

③按摩

点按、指推法、擦法、揉法。自我保健可用食指按于同侧太溪穴，拇指按于昆仑穴，对拿 30 ～ 40 次。

七、增强性功能的药物（彩图见附录）

（一）鹿茸

味甘、咸，性温，入肝、肾经。

鹿茸含有激素（雌酮等），各种鹿茸制剂都有雄性激素样作用。鹿茸本身属于强壮性补益药，其增强性功能的作用是双重的，既有全身性的强壮作用，又有雄性激素样作用，可以提高性欲，增强性功能。临床常用于肾阳虚弱型的性欲减退，或各种男女性功能障碍，常与人参、熟地黄、枸杞子等药配伍使用。一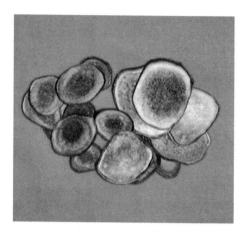般用量为 1～2 克，研末冲服，或做成丸、散、酒剂。

宜从小剂量开始，缓缓加量，不宜骤然用大剂量，以免上火。

（二）紫河车

味甘、咸，性温，入肝、肾、肺经。

紫河车含有促性腺激素 A 和 B、催乳素、促甲状腺素、缩宫素样物质；多种甾体激素，如雌酮、雌二醇、雌三醇、孕甾酮、雄甾酮、去氧皮质甾酮激素。其具有促进胸腺、脾脏、子宫、阴道、乳腺、甲状腺、睾丸发育的作用，也能增强机体的体力和耐力。紫河车属于强壮性的补益药，既有全身性的强壮作用，也有增强性功能的作用。临床常用于虚弱性的性欲减退，或各种男女性功能障碍。可单独用，也可与其他药物配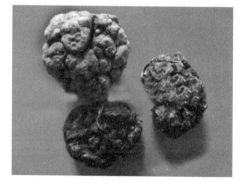

合使用。一般用量为每天 3 ～ 6 克，洗净、焙干、研末冲服。

（三）蛤蚧

味咸，性平，入肺、肾经。

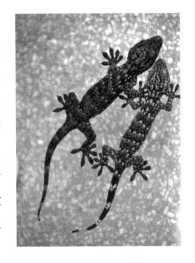

蛤蚧的乙醇提取物可延长正常雌性小鼠的动情期，对去卵巢小鼠也可使之出现动情期，并使子宫及卵巢（正常小鼠）重量增加。以雄性小鼠的前列腺、精囊、肛提肌的重量为指标，蛤蚧提取液表现为雄性激素样作用。蛤蚧也具有全身性的强壮作用，临床可用于各种男女性功能障碍，可增强性功能。一般用量为 1 ～ 1.5 克，最多不超过 6 克，研末冲服。

（四）韭菜子

味辛、甘，性温，入肝、肾经。

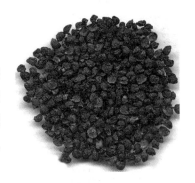

韭菜子含有硫化物、苷类、蛋白质、维生素 C 等，具有增强性功能和强壮作用。临床可用于治疗性欲减退，或各种男女性功能障碍。常与菟丝子、枸杞子、补骨脂等同用。一般用量为 3 ～ 10 克。

（五）蛇床子

味辛、苦，性温，入肾经。

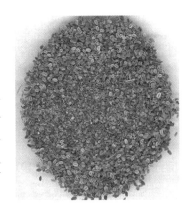

蛇床子含有挥发油，主要成分为左旋蒎烯、左旋坎烯及异戊酸龙脑酯等。另有白色结晶体及黑绿色油脂状物，其中有不饱和脂肪酸、饱和脂肪酸、甘油等。蛇床子提取物有雄性激素样作用，可延长小鼠动情期，使卵巢及子宫重量增加，有类似性激素样作用。

临床用于治疗各种男女性功能障碍，一般用量 3 ～ 10 克。

（六）仙茅

味辛，性热，有小毒，入肾经。

仙茅煎剂给大鼠灌胃，可明显增加卵巢、子宫、垂体前叶的重量，提高卵巢对黄体生成素的反应性，改善性功能。

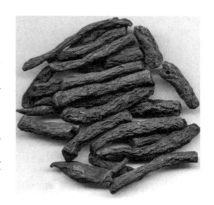

仙茅具有温肾壮阳的功能，可用于治疗肾阳虚弱导致的各种性功能障碍。一般用量为 3 ～ 9 克。

（七）淫羊藿

味辛、甘，性温，入肝、肾经。

淫羊藿可促进精液分泌，精囊充满后刺激感觉神经，间接兴奋性欲。实验证明，淫羊藿使前列腺、精囊、肛提肌重量增加，具有雄性激素样作用。

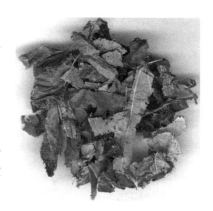

淫羊藿具有温肾壮阳的功能，可增强性功能，治疗各种性功能障碍。一般用量为 3 ～ 9 克。

（八）冬虫夏草

味甘，性温，入肺、肾经。

冬虫夏草对性腺有促进作用，可增加精囊腺的重量，有显著的雄性激素样作用。

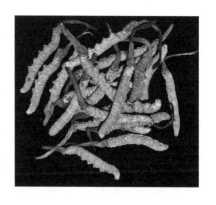

冬虫夏草属于强壮性的补益药，亦属名贵药材。一方面具有全身性的补益作用，另一方面具有明显的雄性激素样作用，可增强性功能，治疗各种性功能障碍。一般用量为 3 ～ 6 克。

（九）脐带

味甘、咸，性温，入肺、肾经。

脐带可促进幼小鼠进入发情期，有性激素样作用，能兴奋子宫。

本品属于强壮性的补益药，可增强性功能，用于治疗各种性功能障碍。一般用量为 1～3 克，焙干研末吞服。

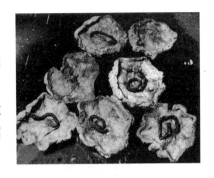

（十）海马

味甘，性温，入肝、肾经。

克氏海马的乙醇提取物可延长正常小鼠的动情期，对去势鼠可出现动情期，使子宫及卵巢重量增加，并有雄性激素样作用。

本品属于强壮性的补益药，可增强性功能，用于治疗各种性功能障碍。一般用量为 1～3 克，用黄酒湿润，再用文火焙干，研成细末，淡盐汤送服。

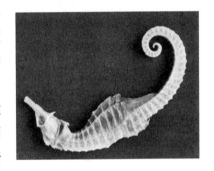

（十一）海狗肾

味咸，性热，入肾经。

本品含有雄性激素、蛋白质、脂肪等，可提高性欲，增强性功能。

本品具有温肾壮阳功能，用于治疗肾阳虚弱导致的各种性功能障碍。一般用量为 1～2 克，研末吞服。

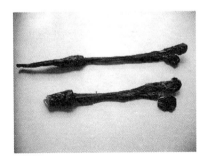

（十二）狗肾

味咸，性温，入肾经。

本品含有雄性激素、蛋白质、脂肪等，可提高性欲，增强性功能。

本品具有温肾壮阳功能，用于治疗肾阳虚弱导致的各种性功能障碍。一般用量为 1 ～ 2 克，研末吞服。

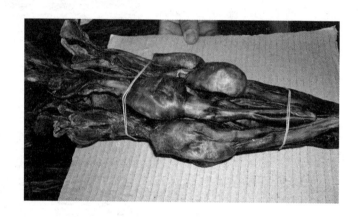

附篇

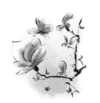

《黄帝内经》对肾的论述

（一）《素问》

《上古天真论》

女子七岁，肾气盛，齿更发长；二七而天癸至，任脉通，太冲脉盛，月事以时下，故有子；三七，肾气平均，故真牙生而长极；四七，筋骨坚，发长极，身体盛壮；五七，阳明脉衰，面始焦，发始堕；六七，三阳脉衰于上，面皆焦，发始白；七七，任脉虚，太冲脉衰少，天癸竭，地道不通，故形坏而无子也。丈夫八岁，肾气实，发长齿更；二八，肾气盛，天癸至，精气溢泻，阴阳和，故能有子；三八，肾气平均，筋骨劲强，故真牙生而长极；四八，筋，骨隆盛，肌肉满壮；五八，肾气衰，发堕齿槁；六八，阳气衰竭于上，面焦，发鬓颁白；七八，肝气衰，筋不能动；八八，天癸竭，精少，肾脏衰，形体皆极，则齿发去。肾者主水，受五脏六腑之精而藏之，故五脏盛乃能泻。今五脏皆衰，筋骨解堕，天癸尽矣，故发鬓白，身体重，行步不正，而无子耳。

《四气调神大论》

冬三月……此冬气之应，养藏之道也。逆之则伤肾，春为痿厥，奉生者少。

逆冬气，则少阴不藏，肾气独沉。

《生气通天论》

因而强力，肾气乃伤，高骨乃坏。

味过于咸，大骨气劳，短肌，心气抑。味过于甘，心气喘满，色黑，肾气不衡。

《金匮真言论》

北风生于冬，病在肾，俞在腰股。

冬气者，病在四肢。

冬不病痹厥。

夫精者，身之本也。故藏于精者，春不病温。

北方黑色，入通于肾，开窍于二阴，藏精于肾，故病在溪，其味咸，其类水，其畜彘，其谷豆，其应四时，上为辰星，是以知病之在骨也，其音羽，其数六，其臭腐。

《阴阳应象大论》

北方生寒，寒生水，水生咸，咸生肾，肾生骨髓，髓生肝，肾主耳。其在天为寒，在地为水，在体为骨，在脏为肾，在色为黑，在音为羽，在声为呻，在变动为栗，在窍为耳，在味为咸，在志为恐。恐伤肾，思胜恐；寒伤血，燥胜寒；咸伤血，甘胜咸。

《灵兰秘典论》

肾者，作强之官，伎巧出焉。

《六节藏象论》

肾者，主蛰，封藏之本，精之处也，其华在发，其充在骨，为阴中之少阴，通于冬气。

《五脏生成》

肾之合骨也，其荣发也，其主脾也。

多食甘，则骨痛而发落，此五味之所伤也。

肾欲咸，此五味之所合也。

黑如炲者死……此五色之见死也。

黑如乌羽者生，此五色之见生也。

生于肾，如以缟裹紫，此五脏所生之外荣也。

色味当五脏……黑当肾、咸……黑当骨。

是以头痛巅疾，下虚上实，过在足少阴、巨阳，甚则入肾。

黑，脉之至也，上坚而大，有积气在小腹与阴，名曰肾痹，得之沐浴清水而卧。

《诊要经终论》

十一月、十二月，冰复，地气合，人气在肾。

《脉要精微论》

腰者肾之府，转摇不能，肾将惫矣。

骨者髓之府，不能久立，行则振掉，骨将惫矣。

肾脉搏坚而长，其色黄而赤者，当病折腰；其耎而散者，当病少血，至令不复也。

肝与肾脉并至，其色苍赤，当病毁伤不见血，已见血，湿若中水也。

尺内两傍，则季胁也，尺外以候肾，尺里以候腹。

《平人气象论》

冬胃微石曰平，石多胃少曰肾病，但石无胃曰死，石而有钩曰夏病，钩甚曰今病。脏真下于肾，肾藏骨髓之气也。

肾见戊己死，是谓真脏见皆死。

平肾脉来，喘喘累累如钩，按之而坚，曰肾平，冬以胃气为本。病肾脉来，如引葛，按之益坚，曰肾病。死肾脉来，发如夺索，辟辟如弹石，曰肾死。

《玉机真脏论》

冬脉者肾也，北方水也，万物之所以合藏也，故其气来沉以搏，故曰营，反此者病。帝曰：何如而反？岐伯曰：其气来如弹石者，此谓太过，病在外；其去如数者，此谓不及，病在中。帝曰：冬脉太过与不及，其病皆如何？岐伯曰：太过则令人解㑊，脊脉痛而少气不欲言；其不及则令人心悬如病饥，䏚中清，脊中痛，少腹满，小便变。

肾受气于肝，传之于心，气舍于肺，至脾而死。

因而喜大虚则肾气乘矣。

真肾脉至，搏而绝，如指弹石辟辟然，色黑黄不泽，毛折，乃死。

《经脉别论》

是以夜行则喘出于肾，淫气病肺。

渡水跌仆，喘出于肾与骨，当是之时，勇者气行则已，怯者则着而为病也。

持重远行，汗出于肾。

一阳独啸，少阳厥也，阳并于上，四脉争张，气归于肾，宜治其经络，泻阳补阴。

《脏气法时论》

肾主冬，足少阴太阳主治，其日壬癸，肾苦燥，急食辛以润之。开腠理，致津液，通气也。

病在肾，愈在春，春不愈，甚于长夏，长夏不死，持于秋，起于冬，禁犯焠㶼热食、温灸衣。肾病者，愈在甲乙，甲乙不愈，甚于戊己，戊己不死，持于庚辛，起于壬癸。肾病者，夜半慧，四季甚，下晡静。肾欲坚，急食苦以坚之，用苦补之，咸泻之。

肾病者，腹大胫肿，喘咳身重，寝汗出，憎风；虚则胸中痛，大腹小腹痛，清厥，意不乐。取其经，少阴太阳血者。

肾色黑，宜食辛，黄黍、鸡肉、桃、葱皆辛。

《宣明五气》

五味所入……咸入肾。

五气所病……肾为欠为嚏。

五精所并：精气……并于肾则恐。

五脏所恶……肾恶燥。

五脏化液……肾为唾。

五脏所藏……肾藏志。

五脏所主……肾主骨。

五劳所伤……久立伤骨。

五脉应象……肾脉石。

《刺热》

肾热病者，先腰痛胻酸，苦渴数饮，身热。热争则项痛而强，胻寒且酸，足下热，不欲言，其逆则项痛员员澹澹然。戊己甚，壬癸大汗，气逆则戊己死。刺足少阴、太阳。诸汗者，至其所胜日汗出也。

肾热病者，颐先赤。

热病气穴……七椎下间主肾热。

《评热病论》

帝曰：有病肾风者，面胕痝然壅，害于言，可刺不？岐伯曰：虚不当刺，不当刺而刺，后五日其气必至。帝曰：其至何如？岐伯曰：至必少气时热，时热从胸背上至头，汗出手热，口干苦渴，小便黄，目下肿，腹中鸣，身重难以行，月事不来，烦而不能食，不能正偃，正偃则咳，病名曰风水，论在《刺法》中。

帝曰：愿闻其说。岐伯曰：邪之所凑，其气必虚，阴虚者阳必凑之，故少气时热而汗出也。小便黄者，少腹中有热也。不能正偃者，胃中不和也。正偃则咳甚，上迫肺也。诸有水气者，微肿先见于目下也。帝曰：何以言？岐伯曰：水者阴也，目下亦阴也，腹者至阴之所居，故水在腹者，必使目下肿也。真气上逆，故口苦舌干，卧不得正偃，正偃则咳出清水也。诸水病者，故不得卧，卧则惊，惊则咳甚也。腹中鸣者，病本于胃也。薄脾则烦不能食，食不下者，胃脘隔也。身重难以行者，胃脉在足也。月事不来者，胞脉闭也，胞脉者属心而络于胞中，今气上迫肺，心气不得下通，故月事不来也。帝曰：善。

《逆调论》

帝曰：人有身寒，汤火不能热，厚衣不能温，然不冻栗，是为何病？岐伯曰：是人者，素肾气胜，以水为事，太阳气衰，肾脂枯不长，一水不能胜两火，肾者水也，而生于骨，肾不生则髓不能满，故寒甚至骨也。所以不能冻栗者，肝一阳也，心二阳也，肾孤脏也，一水不能胜二火，故不能冻栗，病名曰骨痹，是人当挛节也。

夫不得卧，卧则喘者，是水气之客也，夫水者循津液而流也，肾者水脏，主津液，主卧与喘也。

《疟论》

帝曰：夫病温疟与寒疟而皆安舍，舍于何脏？岐伯曰：温疟者，得之冬，中于风，寒气藏于骨髓之中，至春则阳气大发，邪气不能自出，因遇大暑，脑髓烁，肌肉消，腠理发泄，或有所用力，邪气与汗皆出，此病藏于肾，其气先从内出之于外也。如是者，阴虚而阳盛，阳盛则热矣，衰则气复反入，入则阳虚，阳虚则寒矣，故先热而后寒，名曰温疟。

《气厥论》

黄帝问曰：五脏六腑，寒热相移者何？岐伯曰：肾移寒于脾，痈肿少气……肺移寒于肾，为涌水，涌水者，按腹不坚，水气客于大肠，疾行则鸣濯濯，如囊裹浆，水之病也。

《咳论》

人与天地相参，故五脏各以治时，感于寒则受病，微则为咳，甚则为泄为痛……乘冬则肾先受之。

肾咳之状，咳则腰背相引而痛，甚则咳涎。

肾咳不已，则膀胱受之，膀胱咳状，咳而遗溺。

《举痛论》

余知百病皆生于气也……恐则气下……恐则精却，却则上焦闭，闭则气还，还则下焦胀，故气不行矣。

《风论》

以冬壬癸中于邪者为肾风。

肾风之状，多汗恶风，面痝然浮肿，脊痛不能正立，其色炲，隐曲不利，诊在颐上，其色黑。

《痹论》

风寒湿三气杂生，合而为痹也……以冬遇此者为骨痹。

帝曰：内舍五脏六腑，何气使然？岐伯曰：五脏皆有合，病久而不去者，内舍于其合也。故骨痹不已，复感于邪，内舍于肾。

凡痹之客五脏者……肾痹者，善胀，尻以代踵，脊以代头。

淫气遗溺，痹聚在肾。

《痿论》

肾主身之骨髓。

肾气热，则腰脊不举，骨枯而髓减，发为骨痿。

有所远行劳倦，逢大热而渴，渴则阳气内伐，内伐则热舍于肾，肾者水脏也，今水不胜火，则骨枯而髓虚，故足不任身，发为骨痿。故《下经》

曰：骨痿者，生于大热也。

肾热者色黑而齿槁。

《厥论》

夫酒气盛而慓悍，肾气有衰，阳气独胜，故手足为之热也。

《病能论》

帝曰：有病厥者，诊右脉沉而紧，左脉浮而迟，不然病主安在？岐伯曰：冬诊之，右脉固当沉紧，此应四时，左脉浮而迟，此逆四时，在左当主病在肾，颇关在肺，当腰痛也。帝曰：何以言之？岐伯曰：少阴脉贯肾络肺，今得肺脉，肾为之病，故肾为腰痛之病也。

《奇病论》

帝曰：人有重身，九月而喑，此为何也？岐伯对曰：胞之络脉绝也。帝曰：何以言之？岐伯曰：胞络者系于肾，少阴之脉贯肾系舌本，故不能言。帝曰：治之奈何？岐伯曰：无治也，当十月复。

帝曰：有病痝然如有水状，切其脉大紧，身无痛者，形不瘦，不能食，食少，名为何病？岐伯曰：病生在肾，名为肾风，肾风而不能食，善惊，惊已心气痿者死。

《大奇论》

肝满肾满肺满皆实，即为肿……肾雍，胠下至少腹满，胫有大小，髀骱大跛，易偏枯。

肾脉小急，肝脉小急，心脉小急，不鼓皆为瘕。

肾肝并沉为石水，并浮为风水，并虚为死，并小弦欲惊。肾脉大急沉，肝脉大急沉，皆为疝。

肾脉小搏沉，为肠澼下血，血温身热者死。

脉至如省客，省客者，脉塞而鼓，是肾气予不足也，悬去枣华而死……脉至如偃刀，偃刀者浮之小急，按之坚大急，五脏菀熟，寒热独并于肾也，如此其人不得坐，立春而死。

《脉解》

内夺而厥，则为瘖痱，此肾虚也。少阴不至者，厥也。

《刺要》

刺筋无伤骨，骨伤则内动肾，肾动则冬病胀、腰痛。刺骨无伤髓，髓伤则销铄胻酸，体解㑊然不去矣。

《刺禁论》

肝生于左，肺藏于右，心部于表，肾治于里，脾为之使，胃为之市。

刺中肾，六日死，其动为嚏。

《经络论》

心赤、肺白、肝青、脾黄、肾黑。

《骨空论》

督脉者，起于少腹以下骨中央，女子入系廷孔，其孔，溺孔之端也，其络循阴器合篡间，绕篡后，别绕臀，至少阴与巨阳中络者，合少阴上股内后廉，贯脊属肾，与太阳起于目内眦，上额交颠上，入络脑，还出别下项，循肩髆，内夹脊抵腰中，入循膂络肾；其男子循茎下至篡，与女子等；其少腹直上者，贯脐中央，上贯心入喉，上颐环唇，上系两目之下中央。此生病，从少腹上冲心而痛，不得前后，为冲疝。其女子不孕，癃痔遗溺嗌干。督脉生病治督脉，治在骨上，甚者在脐下营。

《水热穴论》

黄帝问曰：少阴何以主肾？肾何以主水？岐伯对曰：肾者，至阴也，至阴者，盛水也；肺者，太阴也，少阴者，冬脉也，故其本在肾，其末在肺，皆积水也。帝曰：肾何以能聚水而生病？岐伯曰：肾者，胃之关也，关门不利，故聚水而从其类也。上下溢于皮肤，故为胕肿，胕肿者，聚水而生病也。

帝曰：诸水皆生于肾乎？岐伯曰：肾者，牝脏也，地气上者属于肾，而生水液也是，故曰至阴。勇而劳甚则肾汗出，肾汗出逢于风，内不得入于脏腑，外不得越于皮肤，客于玄府，行于皮里，传为胕肿，本之于肾，名曰风水。所谓玄府者，汗空也。

帝曰：水俞五十七处者，是何主也？岐伯曰：肾俞五十七穴，积阴之所聚也，水所从出入也。尻上五行行五者，此肾俞，故水病下为胕肿大腹，上为喘呼，不得卧者，标本俱病，故肺为喘呼，肾为水肿，肺为逆不得卧，分为相输俱受者，水气之所留也。伏兔上各二行行五者，此肾之街也，三阴之所交结于脚也。踝上各一行行六者，此肾脉之下行也，名曰太冲。

《调经论》

心藏神，肺藏气，肝藏血，脾藏肉，肾藏志。

《四时刺逆从论》

太阳有余，病骨痹身重；不足病肾痹；滑则肾风疝；涩则病积善时颠疾。

刺五脏……中肾六日死，其动为嚏欠。

《标本病传论》

肾病少腹腰脊痛，胻酸，三日背膂筋痛，小便闭，三日腹胀，三日两胁支痛。三日不已，死。冬大晨，夏晏晡。

《五运行大论》

北方生寒，寒生水，水生咸，咸生肾，肾生骨髓，髓生肝，其在天为寒，在地为水，在体为骨，在气为坚，在脏为肾。其性为凛，其德为寒，其用为藏，其色为黑，其化为肃，其虫鳞，其政为静，其令霰雪，其变凝冽，其眚冰雹，其味为咸，其志为恐。恐伤肾，思胜恐；寒伤血，燥胜寒；咸伤血，甘胜咸。

《气交变大论》

岁土太过，雨湿流行，肾水受邪。民病腹痛，清厥意不乐，体重烦冤，上应镇星。甚则肌肉萎，足痿不收，行善瘛，脚下痛，饮发中满食减，四肢不举。变生得位，藏气伏，化气独治之，泉涌河衍，涸泽生鱼，风雨大至，土崩溃，鳞见于陆，病腹满溏泄肠鸣，反下甚而太溪绝者死不治，上应岁星。

岁水不及，湿乃大行，长气反用，其化乃速，暑雨数至，上应镇星。民病腹满身重，濡泄，寒疡流水，腰股痛发，腘腨股膝不便，烦冤，足痿，清厥，脚下痛，甚则胕肿。藏气不政，肾气不衡，上应辰星，其谷秬。上临太阴，则大寒数举，蛰虫早藏，地积坚冰，阳光不治，民病寒疾于下，甚则腹满浮肿，上应镇星，其主黅谷。复则大风暴发，草偃木零，生长不鲜，面色时变，筋骨并辟，肉䐜瘛，目视𥊑𥊑，物疏璺，肌肉胗发，气并膈中，痛于心腹，黄气乃损，其谷不登，上应岁星。

水不及，四维有湍润埃云之化，则不时有和风生发之应；四维发埃昏骤注之变，则不时有飘荡振拉之复。其眚北，其脏肾，其病内舍腰脊骨髓，外在溪谷踹膝。

《五常政大论》

静顺之纪，藏而勿害，治而善下，五化咸整，其气明，其性下，其用沃衍，其化凝坚，其类水，其政流演，共候凝肃，其令寒，其脏肾，肾其畏湿，其主二阴，其谷豆，其果栗，其实濡，其应冬，其虫鳞，其畜彘，其色黑，其养骨髓，其病厥，其味咸，其音羽，其物濡，其数六。

涸流之纪，是谓反阳。藏令不举，化气乃昌，长气宣布，蛰虫不藏，土润水泉减，草木条茂，荣秀满盛。其气滞，其用渗泄，其动坚止，其发燥槁，其脏肾，其果枣杏，其实濡肉，其谷黍稷，其味甘咸，其色黅玄，其畜彘牛，其虫鳞倮，其主埃郁昏翳，其声羽宫，其病痿厥坚下，从土化也。少羽与少宫同，上宫与正宫同。其病癃閟，邪伤肾也。埃昏骤雨，则振拉摧拔，眚于一。其主毛显狐貉，变化不藏。

敦阜之纪……其脏脾肾。

流衍之纪……其脏肾心……邪伤肾也。

太阴司天，湿气下临，肾气上从，黑起水变，埃冒云雨，胸中不利，阴痿，气大衰而不起不用。当其时，反腰脽痛，动转不便也，厥逆。

《至真要大论》

太阴司天，湿淫所胜……病本于肾。

太阴之复，湿变乃举……甚则入肾，窍泻无度。

湿气大来，土之胜也，寒水受邪，肾病生焉。

诸寒收引，皆属于肾。

诸病水液，澄澈清冷，皆属于寒。

《著至教论》

肾且绝，惋惋日暮，从容不出，人事不殷。

《示从容论》

肝虚肾虚脾虚，皆令人体重烦冤。

肾小浮似脾。

雷公曰：于此有人，头痛，筋挛骨重，怯然少气，哕噫腹满，时惊，不嗜卧，此何脏之发也？脉浮而弦，切之石坚，不知其解，复问所以三脏者，以知其比类也。帝曰：夫从容之谓也……夫浮而弦者，是肾不足也。沉而石者，是肾气内著也。怯然少气者，是水道不行，形气消索也。咳嗽烦冤者，是肾气之逆也。

《阴阳类论》

二阴二阳皆交至，病在肾，骂詈妄行，癫疾为狂。二阴一阳，病出于肾。

《方盛衰论》

肾气虚则使人梦见舟船溺人，得其时则梦伏水中，若有畏恐。

《解精微论》

是以悲哀则泣下，泣下水所由生。水宗者积水也，积水者至阴也，至阴者肾之精也，宗精之水所以不出者，是精持之也，辅之裹之，故水不行也。

（二）《灵枢》

《九针十二原》

阴中之太阴，肾也，其原出于太溪，太溪二。

《本输》

肾出于涌泉，涌泉者，足心也，为井木；溜于然谷，然谷，然骨之下者也，为荥；注于太溪，太溪，内踝之后，跟骨之上，陷者中也，为输；行于复溜，复溜，上内踝二寸，动而不休，为经；入于阴谷，阴谷，辅骨之后，大筋之下，小筋之上也，按之应手，屈膝而得之，为合，足少阴经也。

肾合膀胱，膀胱者，津液之腑也。少阴属肾，肾上连肺，故将两脏。

《邪气脏腑病形》

有所用力举重，若入房过度，汗出浴水，则伤肾。

肾脉急甚为骨癫疾；微急为沉厥奔豚，足不收，不得前后。缓甚为折脊；微缓为洞，洞者，食不化，下嗌还出。大甚为阴痿；微大为石水，起脐以下至小腹䐃䐃然，上至胃脘，死不治。小甚为洞泄；微小为消瘅。滑甚为癃㿉；微滑为骨痿，坐不能起，起则目无所见。涩甚为大痈；微涩为不月沉痔。

《官针》

五曰输刺，输刺者，直入直出，深内之至骨，以取骨痹，此肾之应也。

《本神》

故生之来谓之精，两精相搏谓之神。

肾盛怒而不止则伤志，志伤则喜忘前言，腰脊不可以俯仰屈伸，毛悴色夭，死于季夏。

恐惧而不解则伤精，精伤则骨酸痿厥，精时自下。

肾藏精，精舍志，肾气虚则厥，实则胀，五脏不安。

《终始》

少阴终者，面黑，齿长而垢，腹胀闭塞，上下不通而终矣。

《经脉》

人始生，先成精，精成而脑髓生。

膀胱足太阳之脉……其直者，从巅入络脑，还出别下项，循肩髆内，夹脊抵腰中，入循膂，络肾属膀胱。

肾足少阴之脉，起于小指之下，邪走足心，出于然骨之下，循内踝之后，别入跟中，以上踹内，出腘内廉，上股内后廉，贯脊，属肾，络膀胱；

其直者，从肾上贯肝膈，入肺中，循喉咙，挟舌本；其支者，从肺出络心，注胸中。是动则病饥不欲食，面如漆柴，咳唾则有血，喝喝而喘，坐而欲起，目肮肮如无所见，心如悬若饥状，气不足则善恐，心惕惕如人将捕之，是为骨厥。是主肾所生病者，口热舌干，咽肿上气，嗌干及痛，烦心心痛，黄疸，肠澼，脊股内后廉痛，痿厥嗜卧，足下热而痛。

足少阴气绝则骨枯，少阴者，冬脉也，伏行而濡骨髓也。故骨不濡则肉不能着也，骨肉不相亲则肉软却，肉软却故齿长而垢，发无泽，发无泽者骨先死，戊笃己死，土胜水也。

《经别》

足太阳之正，别入于腘中，其一道下尻五寸，别入于肛，属于膀胱，散之肾，循膂当心入散。

足少阴之正，至腘中，别走太阳而合，上至肾，当十四椎，出属带脉；其直者，系舌本，复出于项，合于太阳，此为一合。成以诸阴之别，皆为正也。

《经水》

足少阴外合于汝水，内属于肾。

足少阴深二分，留三呼。

《经筋》

足少阴之筋，起于小指之下，并足太阴之筋，邪走内踝之下，结于踵，与太阳之筋合而上结于内辅之下，并太阴之筋而上循阴股，结于阴器，循脊内夹膂，上至项，结于枕骨，与足太阳之筋合。其病足下转筋，及所过而结者皆痛及转筋。病在此者，主痫瘛及痉，在外者不能俯，在内者不能仰。故阳病者腰反折不能俯，阴病者不能仰。治在燔针劫刺，以知为数，以痛为输，在内者熨引饮药。此筋折纽，纽发数甚者，死不治，名曰孟秋痹也。

《五邪》

邪在肾，则病骨痛阴痹。阴痹者，按之而不得，腹胀腰痛，大便难，肩背颈项痛，时眩。取之涌泉、昆仑，视有血者尽取之。

《寒热病》

骨寒热者，病无所安，汗注不休，齿未槁，取其少阴于阴股之络；齿已槁，死不治。骨厥亦然。

骨痹，举节不用而痛，汗注烦心。取三阴之经补之。

《热病》

热病身重骨痛，耳聋而好瞑，取之骨，以第四针，五十九刺，骨病不食，啮齿耳青，索骨于肾，不得索之土，土者脾也。

《厥病》

厥心痛，与背相控，善瘈，如从后触其心，伛偻者，肾心痛也，先取京骨、昆仑，发针不已，取然谷。

《杂病》

厥，气走喉而不能言，手足清，大便不利，取足少阴。

嗌干，口中热如胶，取足少阴。

腰痛……中热而喘，取足少阴、腘中血络。

腹满，大便不利，腹大，亦上走胸嗌，喘息喝喝然，取足少阴。

《口问》

黄帝曰：人之欠者，何气使然？歧伯答曰：卫气昼日行于阳，夜半则行于阴，阴者主夜，夜者卧，阳者主上，阴者主下，故阴气积于下，阳气未尽，阳引而上，阴引而下，阴阳相引，故数欠，阳气尽阴气盛，则目瞑，阴气尽而阳气盛，盛则寤矣，泻足少阴，补足太阳。

黄帝曰：人之哕者，何气使然？歧伯曰：谷入于胃，胃气上注于肺。今有故寒气与新谷气，俱还入于胃，新故相乱，真邪相攻，气并相逆，复出于胃，故为哕。补手太阴，泻足少阴。

黄帝曰：人之唏者，何气使然？歧伯曰：此阴气盛而阳气虚，阴气疾而阳气徐，阴气盛而阳气绝，故为唏。补足太阳，泻足少阴。

黄帝曰：人之涎下者，何气使然？歧伯曰：饮食者皆入于胃，胃中有热则虫动，虫动则胃缓，胃缓则廉泉开，故涎下。补足少阴。

黄帝曰：人之自啮舌者，何气使然？歧伯曰：此厥逆走上，脉气辈至也。少阴气至则啮舌……视主病者则补之。

肾主为欠，取足少阴；肺主为哕，取手太阴、足少阴；唏者，阴盛阳绝，故补足太阳，泻足少阴……涩下，补足少阴。

《师传》

肾者主为外，使之远听，视耳好恶，以知其性。

《决气》

两神相搏，合而成形，常先身生，是谓精……谷入气满，淖泽注于骨，骨属屈伸，泄泽，补益脑髓，皮肤润泽，是谓液。

精脱者，耳聋……液脱者，骨属屈伸不利，色夭，脑髓消，胫酸，耳数鸣。

《海论》

脑为髓之海，其腧上在于其盖，下在风府。

髓海有余，则轻劲多力，自过其度；髓海不足，则脑转耳鸣，胫酸眩冒，目无所见，懈怠安卧。

《胀论》

肾胀者，腹满引背央央然，腰髀痛。

《五癃津液别》

五脏六腑……肾为之主外。

五谷之津液，和合而为膏者，内渗入于骨空，补益脑髓，而下流于阴股。阴阳不和，则使液溢而下流于阴，髓液皆减而下，下过度则虚，虚故腰背痛而胫痠。

《五阅五使》

耳者，肾之官也。

肾病者，颧与颜黑。

《阴阳系日月》

肾为阴中之太阴。

《病传》

病先发于肾，三日而之膂膀胱，三日而上之心，三日而之小肠，三日不已，死。冬大晨，夏晏晡。

《淫邪发梦》

肾气盛则梦腰脊两解不属。

厥气……客于肾，则梦临渊，没居水中。

《顺气一日分为四时》

肾为牝脏，其色黑，其时冬，其日壬癸，其音羽，其味咸。

《本脏》

肾小则脏安难伤；肾大则善病腰痛，不可以俛仰，易伤以邪。肾高则苦背膂痛，不可以俛仰；肾下则腰尻痛，不可以俛仰，为狐疝。肾坚则不病腰背痛；肾脆则善病消瘅易伤。肾端正则和利难伤；肾偏倾则苦腰尻痛也。

黑色小理者肾小，粗理者肾大。耳高者肾高，耳后陷者肾下。耳坚者肾坚，耳薄不坚者肾脆。耳好前居牙车者肾端正，耳偏高者肾偏倾也。

肾合三焦膀胱，三焦膀胱者，腠理毫毛其应。

肾应骨，密理厚皮者，三焦、膀胱厚；粗理薄皮者，三焦、膀胱薄。疏腠理者，三焦、膀胱缓；皮急而无毫毛者，三焦、膀胱急。毫毛美而粗者，三焦、膀胱直；稀毫毛者，三焦、膀胱结也。

《五色》

挟大肠者，肾也。

肾乘心，心先病，肾为应，色皆如是。

黑为肾……肾合骨也。

《背腧》

肾俞在十四椎之旁，皆夹脊相去三寸所，则欲得而验之，按其处，应在中而痛解，乃其俞也。

《卫气》

足少阴之本，在内踝下上三寸中，标在背腧与舌下两脉也。

《天年》

九十岁，肾气焦，四脏经脉空虚。

《五味》

谷味咸，先走肾。

五谷……大豆咸。

五果……栗咸。

五畜……猪咸。

五菜……藿咸。

五色……黑色宜咸。

肾病者，宜食大豆黄卷、猪肉、栗、藿。

五禁……肾病禁甘。

《卫气失常》

耳焦枯受尘垢，病在骨。

《动输》

黄帝曰：足少阴何因而动？岐伯曰：冲脉者，十二经之海也，与少阴之大络，起于肾下，出于气街，循阴股内廉，邪入腘中，循胫骨内廉，并少阴之经，下入内踝之后，入足下；其别者，邪入踝，出属跗上，入大指之间，注诸络，以温足胫，此脉之常动者也。

《五味论》

黄帝曰：苦走骨，多食之，令人变呕，何也？少俞曰：苦入于胃，五谷之气，皆不能胜苦，苦入下脘，三焦之道皆闭而不通，故变呕。齿者，骨之所终也，故苦入而走骨，故入而复出，知其走骨也。

《五音五味》

上羽与大羽同，谷大豆，畜彘，果栗，足少阴，脏肾，色黑，味咸，时冬。

《百病始生》

用力过度，若入房汗出浴，则伤肾。

《邪客》

卫气者……常从足少阴之分间，行于五脏六腑。

肾有邪，其气留于两腘。

《论疾诊尺》

目赤色者病在心……黑在肾。

《卫气行》

其始入于阴，常从足少阴注于肾，肾注于心，心注于肺，肺注于肝，肝注于脾，脾复注于肾，为一周。

《九宫八风》

风从北方来，名曰大刚风，其伤人也，内舍于肾，外在于骨与肩背之膂筋，其气主为寒也。

《九针论》

五脏气……肾主欠。

五味……咸入肾。

五并……精气……并肾则恐。

五恶……肾恶燥。

五液……肾主唾。

五劳……久立伤骨。

五走……咸走骨。

五裁……病在骨，无食咸。

《大惑论》

骨之精为瞳子。

附录 舌象及药物彩图

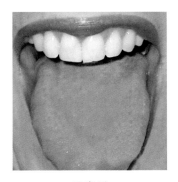

正常舌

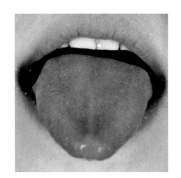

绛红舌

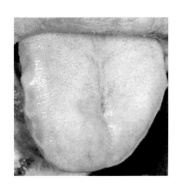

胖大舌

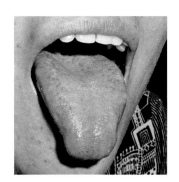

光剥舌

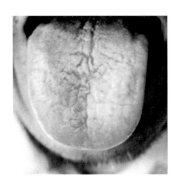

裂纹舌

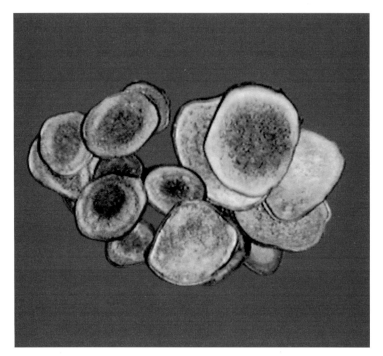

鹿茸

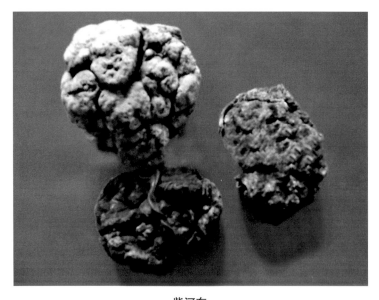

紫河车

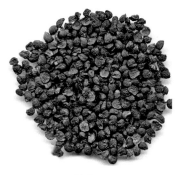

韭菜子

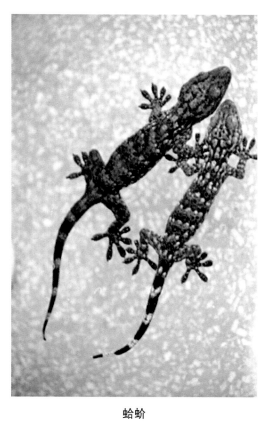

蛤蚧

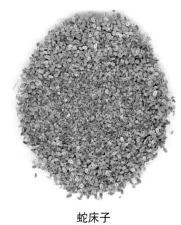

蛇床子

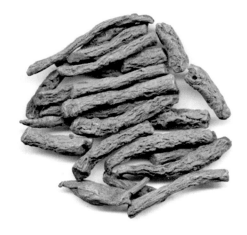

仙茅

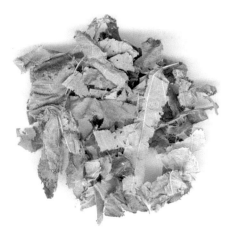

淫羊藿

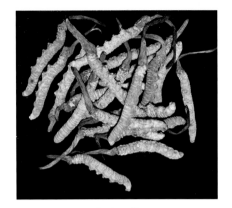

冬虫夏草

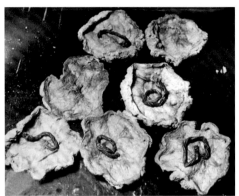

脐带

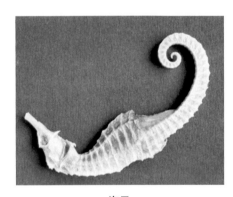

海马

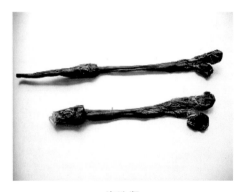

海狗肾

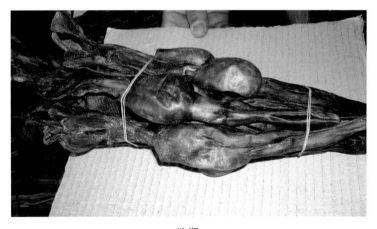

狗肾